Structural Heart Cases
A Color Atlas of Pearls and Pitfalls

结构性心脏病彩色图谱
成功经验与失败教训

原 著 [美] Paul Sorajja

主 译 张刚成 郑 璇

中国科学技术出版社
·北 京·

图书在版编目（CIP）数据

结构性心脏病彩色图谱 : 成功经验与失败教训 /(美) 保罗·索拉贾 (Paul Sorajja) 原著 ; 张刚成，郑璇主译 . — 北京 : 中国科学技术出版社 , 2020.7

ISBN 978-7-5046-8670-1

Ⅰ . ①结… Ⅱ . ①保… ②张… ③郑… Ⅲ . ①心脏病—诊疗—图解 Ⅳ . ① R541-64

中国版本图书馆 CIP 数据核字 (2020) 第 083768 号

著作权合同登记号 : 01-2020-2672

策划编辑	王久红　焦健姿
责任编辑	王久红
装帧设计	佳木水轩
责任印制	李晓霖

出　　版	中国科学技术出版社
发　　行	中国科学技术出版社有限公司发行部
地　　址	北京市海淀区中关村南大街 16 号
邮　　编	100081
发行电话	010-62173865
传　　真	010-62179148
网　　址	http : //www.cspbooks.com.cn

开　　本	889mm×1194mm　1/16
字　　数	380 千字
印　　张	18.5
版　　次	2020 年 7 月第 1 版
印　　次	2020 年 7 月第 1 次印刷
印　　刷	天津翔远印刷有限公司
书　　号	ISBN 978-7-5046-8670-1 / R·2540
定　　价	198.00 元

ELSEVIER

Elsevier (Singapore) Pte Ltd.

3 Killiney Road, #08-01 Winsland House I, Singapore 239519

Tel: (65) 6349-0200; Fax: (65) 6733-1817

译校者名单

主　　译　张刚成　郑　璇

副主译　吴　洋　张曹进

译　　者（以姓氏笔画为序）

邓晓娴	武汉亚洲心脏病医院	李丁扬	武汉亚洲心脏病医院
杨子阳	广东省人民医院	吴　洋	武汉亚洲心脏病医院
邱　丘	武汉亚洲心脏病医院	余　洁	武汉亚洲心脏病医院
沈群山	武汉亚洲心脏病医院	张刚成	武汉亚洲心脏病医院
张曹进	广东省人民医院	金博文	武汉亚洲心脏病医院
周　胤	广东省人民医院	周红梅	武汉亚洲心脏病医院
郑　璇	武汉亚洲心脏病医院	赵凯勋	广东省人民医院
胡　琼	武汉亚心总医院	胡海波	北京阜外医院
谢楠山	广东省人民医院	颜梦欢	武汉亚洲心脏病医院

学术秘书　邱　丘　颜梦欢　王　茜

内 容 提 要

　　本书引进自国际知名的 ELSEVIER 出版集团，是一部有关结构性心脏病介入治疗的专业图谱类参考书，由国际知名专家 Paul Sorajja 教授倾力打造，联合全球各地的众多专家结合其丰富的实践经验共同编写，反映了心脏介入治疗新技术和新材料应用的最新动态和前沿水平。著者以解剖病理进行分类，以图谱形式对 130 多个结构性心脏病病例的专业治疗进行了细致介绍，涉及二尖瓣疾病、主动脉瓣疾病、人工瓣膜疾病、先天性心脏病、心肌病和三尖瓣疾病等几乎全部结构性心脏病内外科介入手术。本书编排简洁，重点突出，图文并茂，便于读者快速查阅相关内容，同时附有大量高清影像图片，可视化展示心脏介入治疗的相关操作步骤，既可作为结构性心脏病专业从业人员的案头参考书，又可为广大心血管专业医师，特别是心内科和心外科临床工作者，提供实用参考。

著者名单

Samer Abbas, MD
Interventional Cardiology
Director, Cardiovascular Service
Director, Cath Lab
Community Hospital
Munster, Indiana

Shuaib Abdullah, MD
VA North Texas Healthcare System
University of Texas Southwestern
Dallas, Texas

Hasan Ahmad, MD
Division of Cardiology
Westchester Medical Center
Valhalla, New York

Gorav Ailawadi, MD
Chief
Division of Cardiovascular Surgery
Professor
Cardiac Surgery and Biomedical Engineering
Director
Minimally Invasive Cardiac Surgery Surgical
Director
Advanced Cardiac Valve Center
Director
Surgery Innovation Center
University of Virginia
Charlottesville, Virginia

Wail Alkashkari, MD
King Faisal Cardiac Center
King Abdulaziz Medical City for National Guard
Jeddah, Saudi Arabia

O. Alsanjari

Jason H. Anderson, MD
Assistant Professor of Pediatrics
Senior Associate Consultant
Division of Pediatric Cardiology
Mayo Clinic
Rochester, Minnesota

Judah Askew, MD
Cardiac Surgeon
Cardiac Surgery
Minneapolis Heart Institute Abbott Northwestern Hospital
Minneapolis, Minnesota

Lluis Asmarats, MD

Ganesh Athappan, MD
Minneapolis Heart Institute
Abbott Northwestern Hospital
Minneapolis, Minnesota

Rizwan Attia, PhD, MRCS

Vasilis Babaliaros, MD
Associate Professor
Medicine, Division of Cardiology
Emory University
Atlanta, Georgia

Richard Y. Bae, MD
Director
Echocardiography Laboratory
Director
Interventional Echocardiography
Minneapolis Heart Institute at Abbott Northwestern Hospital
Minneapolis, Minnesota

Charles M. Baker, MD
Children's Hospital
Minneapolis, Minnesota

Subhash Banerjee, MD
Chief of Cardiology
VA North Texas Healthcare System
University of Texas Southwestern Medical Center
Dallas, Texas

Vinayak N. Bapat, MCh, FRCS(CTh)
Consultant Cardiothoracic Surgeon
Cardiothoracic Surgery
St. Thomas's Hospital
London, United Kingdom

Colin M. Barker, MD
Interventional Cardiology
Houston Methodist Hospital
Houston, Texas

Itsik Ben-Dor, MD

Stefan Bertog, MD, PhD

Phillipe Blanke, MD, PhD

Peter Block, MD

Patrick Boehm, MD

Stephen Brecker, MD
St George's Hospital
University of London
London, United Kingdom

Emmanouil S. Brilakis, MD, PhD
Interventional Cardiologist
VA North Texas Healthcare System
University of Texas Southwestern Medical Center
Dallas, Texas
Minneapolis Heart Institute
Abbott Northwestern Hospital
Minneapolis, Minnesota

Marcus Burns, DNP
Minneapolis Heart Institute
Abbott Northwestern Hospital
Minneapolis, Minnesota

Christian Butter, Prof. Dr. (MD)
Heart Center Brandenburg in Bernau
Brandenburg, Germany

Allison K. Cabalka, MD
Professor of Pediatrics
Consultant
Division of Pediatric Cardiology
Mayo Clinic College of Medicine
Rochester, Minnesota

Barry Cabuay, MD
Senior Consulting Cardiologist
Division of Cardiovascular Surgery
Minneapolis Heart Institute
Minneapolis, Minnesota

Alex Campbell, MD
Senior Consulting Cardiologist
Minneapolis Heart Institute
Minneapolis, Minnesota
John D. Carroll, MD
Professor of Medicine
University of Colorado
Denver, Colorado
Director of Interventional Cardiology
Anschutz Medical Campus
Aurora, Colorado

Anson W. Cheung, MD, BSc, MSc, FRCSC
Clinical Professor
Surgical Director
Cardiac Transplant Program of BC
Active Staff
St. Paul's Hospital
Vancouver, British Columbia, Canada

Adnan K. Chhatriwalla, MD
Associate Professor of Medicine
University of Missouri – Kansas City
Medical Director
Structural Intervention
Saint Luke's Mid America Heart Institute
Kansas City, Missouri

Martin Cohen, MD
Division of Cardiology
Westchester Medical Center
Valhalla, New York

Mauricio G. Cohen, MD
Associate Professor of Medicine
University of Miami Miller School of Medicine
Director
Cardiac Catheterization Laboratory
University of Miami Hospital and Clinics
Miami, Florida

Frank Corrigan, MD

Cameron Dowling, MBBS
St George's Hospital
University of London
London, United Kingdom

Tanya Dutta, MD, MA
Westchester Medical Center
New York Medical College
Valhalla, New York

Mackram Eleid, MD
Associate Professor of Medicine
Department of Cardiovascular Medicine
College of Medicine
Mayo Clinic
Rochester, Minnesota

Robert Saeid Farivar, MD, PhD
Section of Cardiac Surgery
Minneapolis Heart Institute
Abbott Northwestern Hospital
Minneapolis, Minnesota

Ted Feldman, MD
Director, Cardiac Catheterization Laboratories
Evanston Hospital, Cardiology Division
Evanston, Illinois

Thomas Flavin, MD
Division of Cardiovascular Surgery
Minneapolis Heart Institute
Minneapolis, Minnesota

Jessica Forcillo, MD

Jennifer Franke, MD

Sameer Gafoor, MD
Medical Director, Structural Heart Disease
Cardiology
Swedish Medical Center
Seattle, Washington

Evaldas Girdauskas, MD, PhD
Surgical Director
Minimally Invasive Valve Surgery Program
Department of Cardiovascular Surgery
University Heart Center Hamburg
Hamburg, Germany

Steven L. Goldberg, MD
Director
Structural Heart Disease
Community Hospital of the Monterey Peninsula (CHOMP)
Monterey, California
Chief Medical Officer
Cardiac Dimensions
Kirkland, Washington

Mario Gössl, MD, PhD
Director, Transcatheter Research and Education
Program Director, Structural Interventional Fellowship
LAAC/Watchman Program
Senior Consulting Cardiologist
Minneapolis Heart Institute
Abbott Northwestern Hospital
Minneapolis, Minnesota

Mayra Guerrero, MD
Director of Cardiac Structural Interventions
Evanston Hospital, Evanston, Illinois
Clinical Associate Professor of Medicine
Pritzker School of Medicine
University of Chicago
Chicago, Illinois

Alexander Haak, PhD
Philips Healthcare
Andover, Massachusetts

Cameron Hague, MD

Eva Harmel, MD

Department of Cardiac Surgery
University Heart Center Hamburg,
Hamburg, Germany

Ziyad Hijazi, MD

David Hildick−Smith, MD, FRCP
Professor of Interventional Cardiology
Sussex Cardiac Centre
Brighton and Sussex University Hospitals
Brighton, United Kingdom

Ilona Hofmann, MD

Samuel E. Horr, MD
Cleveland Ciinic
Cleveland, Ohio

Nay M. Htun, MBBS, MRCP(UK), FRACP, PhD
St. Paul's Hospital
Vancouver, British Columbia, Canada

Shaw Hua (Anthony) Kueh, MBChB, FRACP
Department of Cardiology
Auckland City Hospital
Auckland, New Zealand
Vladimir Jelnin, MD
BSBME, affiliation is UVA School of Medicine

Brandon M. Jones, MD
Portland, Oregon

Ravi Joshi, MD
VA North Texas Healthcare System
University of Texas Southwestern Medical Center
Dallas, Texas

Rami Kahwash, MD
Associate Professor in Internal MedicineDivision of Cardiovascular
Medicine Section of Heart Failure/TransplantDirector of the
Heart and Vascular Research Organization The Ohio State
University Wexner Medical Center
Davis Heart and Lung Research Institute
Columbus, Ohio

Ankur Kalra, MD

Norihiko Kamioka, MD
Cardiology Research Fellow
Structural Heart and Valve Center
Emory University
Atlanta, Georgia

Samir R. Kapadia, MD
Professor of Medicine
Director
Catheterization Laboratory
Cleveland Clinic
Cleveland, Ohio

Ryan K. Kaple, MD
Interventional Cardiologist
Assistant Professor of Medicine
Yale – New Haven Hospital
Yale School of Medicine
New Haven, Connecticut

Judit Karacsonyi, MD
VA North Texas Healthcare System
University of Texas Southwestern Medical Center
Dallas, Texas
Division of Invasive Cardiology
Second Department of Internal Medicine and Cardiology Center
University of Szeged
Szeged, Hungary

Marc R. Katz, MD
Professor of Surgery
Medical University of South Carolina
Charleston, South Carolina

John J. Kelly, BA
Medical Student
Structural Heart and Valve Center
Emory University School of Medicine
Atlanta, Georgia

Samuel Kessel, BSBME
School of Medicine
University of Virginia
Charlottesville, Virginia

Ung Kim, MD, PhD
Division of Cardiology
Yeungnam University Medical Center
Daegu, Republic of Korea

Neal S. Kleiman, MD
Loretta and Carl Davis Professor of Cardiology
Director
Cardiac Catheterization Laboratories
Houston Methodist Hospital
Houston, Texas
Professor of Medicine
Weill Cornell Medical College
New York, New York

Thomas Knickelbine, MD
Division of Cardiovascular Surgery
Minneapolis Heart Institute
Minneapolis, Minnesota

Amar Krishnaswamy, MD

Vibhu Kshettry, MD
Division of Cardiovascular Surgery
Minneapolis Heart Institute
Abbott Northwestern Hospital
Minneapolis, Minnesota

Shaw−Hua Kueh, MD

Ivandito Kuntijoro, MD
Consultant
Department of Cardiology
National University Heart Center
Singapore

Shingo Kuwata, MD

Jonathon Leipsic, MD, PhD
Department of Medical Imaging and Division of Cardiology
University of British Columbia
Vancouver, British Columbia, Canada

Stamatios Lerakis, MD

John R. Lesser, MD
Director of Cardiovascular CT and MRI
Minneapolis Heart Institute
Minneapolis, Minnesota

Scott M. Lilly, MD PhD
Assistant Professor, Interventional Cardiology
Medical (Interventional) Director, Structural Heart ProgramDivision
of Cardiovascular Medicine, Interventional Section
The Ohio State University Wexner Medical Center
Heart and Vascular Center Columbus, Ohio

D. Scott Lim, MD
Director – Advanced Cardiac Valve Center
Professor of Medicine & Pediatrics
University of Virginia
Charlottesville, Virginia

David Lin, MD
Minneapolis Heart Institute
Minneapolis, Minnesota

Francesco Maisano, MD

Gurdeep Mann, MD

Christopher Meduri, MD
Co-Medical Director
Marcus Heart Valve Center
Piedmont Heart Institute
Atlanta, Georgia

Stephanie Mick, MD
Cleveland, Ohio

Michael Mooney, MD
Cardiology
Minneapolis Heart Institute
Minneapolis, Minnesota

A. Myat

Srihari S. Naidu, MD
Director
Cardiac Catheterization Labs
Director
Hypertrophic Cardiomyopathy
Westchester Medical Center
Associate Professor of Medicine
New York Medical College
Valhalla, New York

Michael Neuss, MD
Heart Center Brandenburg in Bernau/Berlin
Medical School Brandenburg
Department of Cardiology
Bernau/Berlin, Germany

Fabian Nietlispach, MD

Mickaël Ohana, MD, PhD
Radiology Department
Nouvel Hôpital Civil
Strasbourg University Hospital
Illkirch, France

Ioannis Parastatidis, MD

Tilak K. R. Pasala, MD

Ateet Patel, MD

Paul Pearson, MD, PhD
Professor of Surgery
Chief, Division of Cardiothoracic Surgery
Medical College of Wisconsin
Milwaukee, Wisconsin

Wesley R. Pedersen, MD
Senior Consulting Cardiologist
Minneapolis Heart Institute
Abbott Northwestern Hospital
Minneapolis, Minnesota

François Philippon, MD

Augusto Pichard, MD

Anil Poulose, MD
Senior Consulting Cardiologist
Minneapolis Heart Institute
Abbott Northwestern Hospital
Minneapolis, Minnesota

Alberto Pozzoli, MD

Matthew J. Price, MD
Director
Cardiac Catheterization Laboratory
Division of Cardiovascular Diseases
Scripps Clinic
La Jolla, California

Vivek Rajagopal, MD
Co-Medical Director
Marcus Heart Valve Center
Piedmont Heart Institute
Atlanta, Georgia

Claire Raphael, MBBS, PhD
Advanced Interventional Fellow
Department of Cardiovascular Medicine
Mayo Clinic
Rochester, Minnesota

Michael J. Reardon, MD
Professor of Cardiothoracic Surgery
Allison Family Distinguished Chair of Cardiovascular Research
Houston Methodist Hospital
Department of Cardiovascular Surgery
Houston, Texas

Evelyn Regar, MD

Josep Rodés-Cabau, MD
Cardiology
Quebec Heart and Lung Institute
Quebec, Canada

Jason H. Rogers, MD
Professor
Cardiovascular Medicine
Director
Interventional Cardiology
University of California, Davis Medical Center
Sacramento, California

Carlos E. Ruiz, MD, PhD
Director
Structural and Congenital Heart Center
Hackensack University Medical Center
Professor of Cardiology in Pediatrics and MedicineThe Joseph
M. Sanzari Children's Hospital
Hackensack University – School of Medicine
Hackensack, New Jersey

Michael Salinger, MD
Director
Cardiac Structural Interventions
Froedtert Memorial Lutheran Hospital
Professor of Medicine and Surgery
Medical College of Wisconsin
Milwaukee, Wisconsin

Muhamed Saric, MD, PhD
Associate Professor, Department of Medicine
Clinical Director, Non-Invasive Cardiology
New York University Langone Medical Center
New York, New York

Lowell Satler, MD

Jacqueline Saw, MD, FRCPC
Clinical Professor
Vancouver General Hospital
University of British Columbia
Vancouver, British Columbia, Canada

Lynelle Schneider, MD

Atman P. Shah, MD
Section of Cardiology
Department of Medicine
The University of Chicago
Chicago, Illinois

Rahul Sharma, MD

Mark Victor Sherrid, MD
Director
Hypertrophic Cardiomyopathy Program
Professor of Medicine
Department of Medicine
New York University Langone Medical Center
New York, New York

Joy S. Shome, MBBS, MRCP

Horst Sievert, MD, PhD

Gagan D. Singh, MD
Assistant Professor
Cardiovascular Medicine
University of California
Davis Medical Center
Sacramento, California

Thomas W. Smith, MD
Associate Clinical Professor
Division of Cardiovascular Medicine
University of California, Davis
Sacramento, California

Benjamin Sun, MD
Section of Cardiac Surgery
Minneapolis Heart Institute
Abbott Northwestern Hospital
Minneapolis, Minnesota

Hussam Suradi, MD
Director
Structural Heart & Valve Center
Interventional Cardiology
Community Hospital
Munster, Indiana
Assistant Professor of Internal Medicine & Pediatrics
Rush University Medical Center
Chicago, Illinois

Gilbert H. L. Tang, MD, MSc, MBA
Associate Professor
Cardiovascular Surgery
Mount Sinai Medical Center
New York, New York

Maurizio Taramasso, MD

Jay Thakkar, MD
Vancouver General Hospital
Vancouver, British Columbia, Canada

Vinod H. Thourani, MD
Professor of Surgery
Cardiac Surgery
Medstar Heart and Vascular Institute/Georgetown University
Washington, District of Columbia

Lowell Satler, MD

Stacey Tonne, BS, CVT

Imre Ungi, MD, PhD
Division of Invasive Cardiology
Second Department of Internal Medicine
Cardiology Center
University of Szeged
Szeged, Hungary

Laura Vaskelyte, MD

Joseph M. Venturini, MD
Section of Cardiology
Department of Medicine
The University of Chicago
Chicago, Illinois

Marko Vezmar, MD
Pediatric Cardiologist
The Children's Heart Clinic
Minneapolis, Minnesota

Ron Waksman, MD
Director
Medstar Cardiovascular Research Network
MedStar Washington Hospital Center
Washington, District of Columbia

Zuyue Wang, MD

John Graydon Webb, MD
Director
Interventional Cardiology
St. Paul's Hospital
Vancouver
McLeod Professor of Heart Valve Innovation
University of British Columbia
Medical Director
Transcatheter Valve Program
Province of British Columbia
Vancouver, British Columbia, Canada

Dominik M. Wiktor, MD
Assistant Professor of Medicine
Structural and Congenital Cardiac Interventions
University of Colorado School of Medicine
Aurora, Colorado

Mathew R. Williams, MD
Assistant Professor
Department of Surgery and Medicine
Columbia Medical Center
New York, New York

中文版序

结构性心脏病是心血管领域中涌现出的新兴分支。近年来，结构性心脏病的介入治疗适应证不断拓宽、新技术层出不穷，各种复杂心血管畸形的内外科镶嵌治疗、高龄心脏瓣膜患者的介入瓣膜置换、心源性卒中的介入治疗等临床应用，使传统治疗模式发生了巨大转变，展现了结构性心脏病介入治疗的广阔前景。

为进一步对结构性心脏病领域进行有益探索，让更多患者有机会体验微创、高效的诊疗服务，武汉亚洲心脏病医院心外科先心病中心的张刚成主任组织国内多家著名心脏中心的中青年专家们翻译了这部由美国明尼阿波利斯心脏中心瓣膜与结构性心脏病中心主任 Paul Sorajja 教授的最新著作 *Structural Heart Cases: A Color Atlas of Pearls and Pitfalls*。美国明尼阿波利斯心脏中心是心脏瓣膜疾病经导管介入治疗的领导者，长期致力于从根本上改变心血管疾病预防和治疗的方式。

武汉亚洲心脏病医院先心病中心创建十余年来，始终以先天性心脏病介入诊断与治疗、瓣膜病介入治疗、肺动脉高压诊治为专科特色，是湖北省首家"国家结构性心脏病介入培训基地"。该中心累计完成了各种结构性心脏病介入治疗 9000 余例。通过大量实践工作和坚持不懈的学习，该中心对各种结构性心脏病的诊断与治疗、术前评估与术后监护及康复，以及治疗心脏疾病与全身多器官综合管理、器械耗材的改进优化与创新产品的临床试验，都有了更加全面深入的理解和实践经验，诊断和治疗水平均位居全国前列。

本书收录了 130 余个临床病例，约 500 幅影像图谱，几乎涵盖了全部结构性心脏病内外科的介入手术，所介绍的技术大多数在国内尚未开展或即将开展，具有很强的前瞻性和指导性，参考价值颇著。

披阅全书，深觉内容详尽、构思新颖，虽部头不大，但心意甚殷。相信能为广大心血管专业医师，特别是心内科和心外科临床工作者，提供内容新颖且实用的参考，值得推荐并欣然为序。

武汉亚洲心脏病医院院长

译者前言

2019 年冬，初次翻阅本书时，眼前立刻浮现出 15 年前跟随朱鲜阳教授一起为先天性心脏病患者施行介入导管的情景。记得那时教授从血管穿刺到血流动力学分析、从先天性心脏病造影到介入治疗的一步步讲解，将我带入了全新的介入心脏病学领域，也让我对心血管疾病的认识越发深刻。

结构性心脏病（structural heart disease）是一大类以心脏和大血管结构异常为主要表现的心血管疾病，包括先天性心脏病、心脏瓣膜疾病和心肌病等。近年来，心血管介入技术飞速发展，令结构性心脏病的治疗从单纯外科手术向内外科镶嵌（hybrid）治疗及介入治疗转变。这种转变不但减轻了广大患者的治疗痛苦，而且为临床心血管医师开启了通往新兴领域的大门。

美国明尼阿波利斯心脏中心是一家高度创新的心血管专科医院，是心脏瓣膜疾病介入治疗的领航机构。Paul Sorajja 教授是心脏介入领域的顶级专家，曾于 2015 年率先在美国开展了介入二尖瓣置换。有幸获览 Sorajja 教授编写的这本 *Structural Heart Cases: A Color Atlas of Pearls and Pitfalls*，翻阅时发现书中病例生动有趣，细节讲解详尽，配图精当丰富。著者通过 130 余个病例，全面展示了从瓣膜病到心肌病，再到先天性心脏病及大血管疾病，几乎涵盖目前所有结构性心脏病的介入治疗案例。这些病例有看似简单的成功，也有充满挑战的失败；有成熟技术的提炼，也有前卫探索的尝试；但确实反映了心脏介入治疗新技术和新材料应用的最新动态和前沿水平。

本书的诸位译者均是在国内著名心脏中心长期从事临床一线工作的医师，在前所未有的新冠肺炎阴霾下，积极抗疫之余，辛苦编译，为本书早日与广大读者见面付出了巨大的努力和辛勤的汗水，在此一并表示衷心的感谢！

由于书中涉及的疾病众多，所使用的操作器械很多还未在国内上市，加之中外语言表达习惯有所差别，尽管翻译过程中我们反复斟酌，希望能够准确表述原著者的本意，但中文翻译版中仍可能存在一些表述不妥或疏漏失当之处，望诸位读者和学界同道们不吝赐教！

武汉亚洲心脏病医院先心病中心

原书前言

利用介入手段治疗结构性心脏疾病具有划时代意义。以往需开胸外科手术矫治的疾病现在仅需微创手段即可治疗，并可延长患者寿命。然而，这些微创技术可能比较复杂，描述起来比较困难或难以实施。同时，有关结构性心脏病的正规培训项目较少，甚至在某些范围内培训极为有限。因此，关于介入治疗结构性心脏疾病的上述问题就显得非常重要。

在本书中，我们以病例为主，介绍了结构性心脏病相关的基础和创新性介入治疗技术，形式简洁，要点突出。既介绍了一些非常独特的技巧，又对诸如建立外部轨道和高级成像等具有共性的介入技术基础进行了阐释。介入治疗的潜在风险与其后续中止的经验对于所有操作者都至关重要，亦是本书的重点。我们介绍和展示这些临床经验和教训，旨在强调结构性心脏病介入治疗的相关人员所应具备的专业性。

毫无疑问，结构性心脏病介入治疗还将继续快速发展。基于众多前辈、同僚的开创精神及患者的鼓励，我们在这一领域有所建树。结构性心脏病介入治疗的革新还需要我们继续开拓并尝试各种可能。正如书中所展示的那样，我们的终极目标是发现临床需求，改善患者健康，并教育同行，使更多生命获益。

致 谢

正是全体著者和团队的辛勤付出，以及众多患者们的生命之托，本书才得以顺利完成。感谢我的老师们，正是他们不断激励我热爱科学和医学，并保持对传道授业的激情。没有老师们的帮助，我无法在专业领域取得成功。特别感谢 Rick A. Nishimura 医师，他是我多年来的良师益友，使我获益匪浅。我还要特别感谢雅培西北医院 Minneapolis 心脏中心、Allina 健康和 Minneapolis 心脏中心基金会瓣膜研究中心的同仁们，正是他们的支持和信任促成了大量开创性的内容在书中得以介绍。同时，他们孜孜不倦的工作态度也为有所需求的众多患者提供了优质、卓越的医疗服务。

谨以此书献给我伟大的父母 Khoontol 和 Pornpimol Sorajja，正是他们让我发现了不一样的自己；献给我深爱的女儿们 Natali 和 Amalin Sorajja，正是她们让我看到了世间的美好；献给我此生的挚爱 Abbie Lea Young，正是她坚持不懈的鼓励让我不断发掘自身潜力并努力实现梦想。

目　录

Part 2 主动脉瓣疾病

Part 3　人工瓣膜

Part 4　心肌病

Part 5　先天性畸形、假性动脉瘤与分流

Part 6　三尖瓣疾病

Part 1

二尖瓣疾病
Mitral Valve Disease

Structural Heart Cases
A Color Atlas of Pearls and Pitfalls
结构性心脏病彩色图谱
成功经验与失败教训

1 利用 MitraClip 成功行经导管二尖瓣修复术

Paul Sorajja　著

郑　璇　沈群山　译

患者，91 岁，男性。因合并多种并发症及外科手术禁忌证，推荐利用 MitraClip（Abbott Vascular，Santa Clara，CA）行经导管二尖瓣修复。

图 A，经食管超声（TEE）图像显示退行性二尖瓣反流（MR）合并一处连枷瓣叶（箭头）。

图 B，彩色血流图像显示二尖瓣重度反流（箭头）。

图 C，TEE 二尖瓣交界处切面显示连枷瓣叶稍向内凸起（箭头）。

图 D，在距二尖瓣瓣叶结合点 3.9cm 处行房间隔穿刺。对于经典 MitraClip 系统，房间隔穿刺点高度约 4cm 已足够，但对于 NT.E 系统而言 4.5cm 穿刺高度更常用。

图 E，钳夹输送系统（CDS）经可控指引导管（SGC）送入并固定。左侧箭头固定标志，右侧箭头 SGC 头端。

图 F，利用 CDS 上的 M 按钮和尾部旋钮调整 CDS 朝向二尖瓣，随即张开钳臂。

图 G，TEE 3D 图像便于钳臂置于目标区域中心；钳臂垂直于二尖瓣环。

图 H，CDS 跨过二尖瓣后，钳臂旋转 120° 收闭，以便托住瓣叶。

图 I，一旦瓣叶落入钳臂，夹持器落下，夹臂于 60° 收闭。多切面超声确定瓣叶夹入。

图 J，钳夹完全闭合，随即评估二尖瓣反流减轻程度。该闭合过程最好在二尖瓣交界处切面同步彩色血流图像下进行，以便同时显示钳夹位置和二尖瓣反流减轻程度。

图 K，二尖瓣跨瓣压差评估可能存在的二尖瓣狭窄。

图 L，经食管超声提示钳夹完全释放后二尖瓣残余轻度反流。

Ao. 升主动脉；L. 侧面；LA. 左心房；LV. 左心室；M. 中间；RA. 右心房；RV. 右心室

要点

- 在经验丰富的中心，对于症状明显的二尖瓣重度反流，利用 MitraClip 行经导管二尖瓣修复是一种有效且安全的治疗手段。

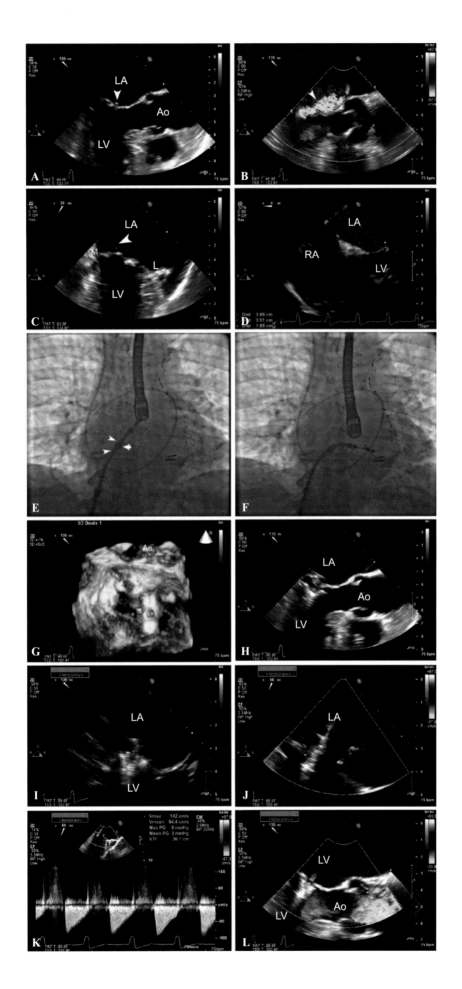

2 交界区二尖瓣反流治疗

Paul Sorajja　著
郑　璇　沈群山　译

患者，87 岁，女性。合并多种并发症，被转入介入中心进行 MitraClip（Abbott Vascular, Santa Clara, CA）治疗重度二尖瓣反流（MR）。

图 A 和图 B，经食管超声（TEE）左心室流出道影像显示二尖瓣纤维弹性组织缺乏和重度 MR（箭头）。

图 C 和图 D，交界处影像显示二尖瓣中部腱索断裂，彩色血流影像显示继发 MR（箭头）。

图 E，为有效抓住二尖瓣瓣叶，钳臂应当垂直于瓣环交界处平面。对于瓣叶中部出现反流，钳臂应当逆时针旋转，止于 11 点钟至 5 点钟之间。

图 F，此处放置钳夹能有效减少 MR。

图 G，TEE 三维影像显示二尖瓣的巨大开口（星号）。

图 H，TEE 合并彩色血流影像显示钳夹释放后 MR 减轻的最终结果。

Ao. 升主动脉；L. 侧面；LA. 左心房；LV. 左心室；M. 中间；RA. 右心房；RV. 右心室

要点

- 在瓣膜交界处二尖瓣反流的患者中，MitraClip 的钳臂必须转至垂直于二尖瓣瓣环平面，从而抓住瓣叶。将钳夹置于瓣膜交界处会引起不对称的双破口甚至单一破口，这种不对称性没有临床意义。

- 在瓣膜交界处移动二尖瓣钳夹造成腱索缠绕会引起严重不良后果。可以通过在瓣口上方小心对齐钳臂，同时减小钳臂通过二尖瓣瓣叶进入左心室后的旋转幅度来减少腱索缠绕。

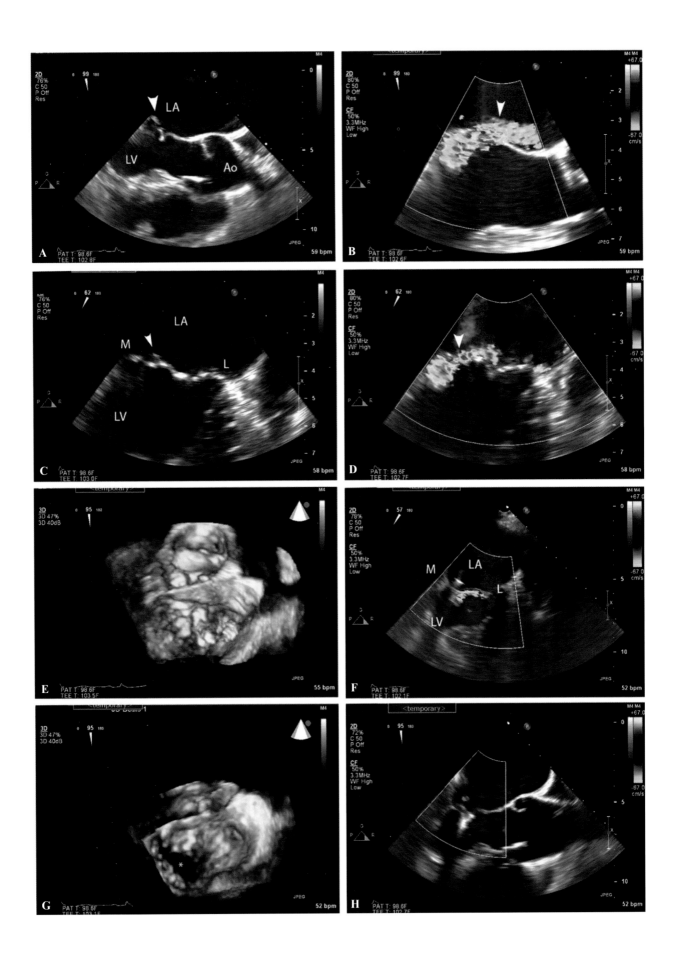

3 左心房内持续转向纠正主动脉环抱

Mario Gössl 著

郑 璇 沈群山 译

MitraClip 术进行穿刺的理想部位，位于二尖瓣后方，瓣叶交界处中部水平。因为转向套方向是由前向后的（图 A，箭头；图 G，箭头），不是垂直于二尖瓣瓣环水平（"主动脉环抱"），因此，一些穿刺部位太靠前，便引起瓣叶抓捕难度明显增加。

图 B，当瓣口巨大，瓣叶长度显著不对称，或存在二尖瓣瓣环钙化时，不通过垂直操作，试图同时抓住两个瓣叶极具挑战。一旦环抱主动脉发生，二尖瓣前叶抓捕非常困难（图 B，箭）。

引起主动脉环抱这种情况，多由于穿刺针在前进（多为拟穿刺部位上方）或通过卵圆孔时滑落引起。此时可重新在相对靠后的地方重新穿刺，或可采取如下策略进行调整。

图 C，二尖瓣和房间隔模型展示环抱主动脉轨道，该轨道从后至前朝向顶部。

图 D，为避免主动脉环抱，通过 "+" 调整可控指引导管（箭），进而调整转向套后移（箭头）。

图 E，下一步，通过 "A" 调整转向套至前外侧轨道（箭头）。

图 F，通过 "M" 将转向套置于二尖瓣中部。

图 H，复查三维心脏超声提示按上述策略操作后轨道的改善（箭头）。

Ao. 升主动脉；Ant. 前部；IAS. 房间隔；LA. 左心房；LV. 左心室；M. 中间；MV. 二尖瓣；Post. 后部

要点

- 房间隔穿刺需靠后，避免朝前。
- 如不垂直穿刺，尤其当瓣口巨大，瓣叶长度显著不对称，或瓣环钙化时，同时捕获双瓣叶非常困难。
- 当出现主动脉环抱，通过 "+" 调整可控指引导管，随即使用转向套上的 "A" 和 "M" 进行调整。这些持续处理策略能使转向套竖立，并使 MitraClip 更垂直于二尖瓣瓣环平面。

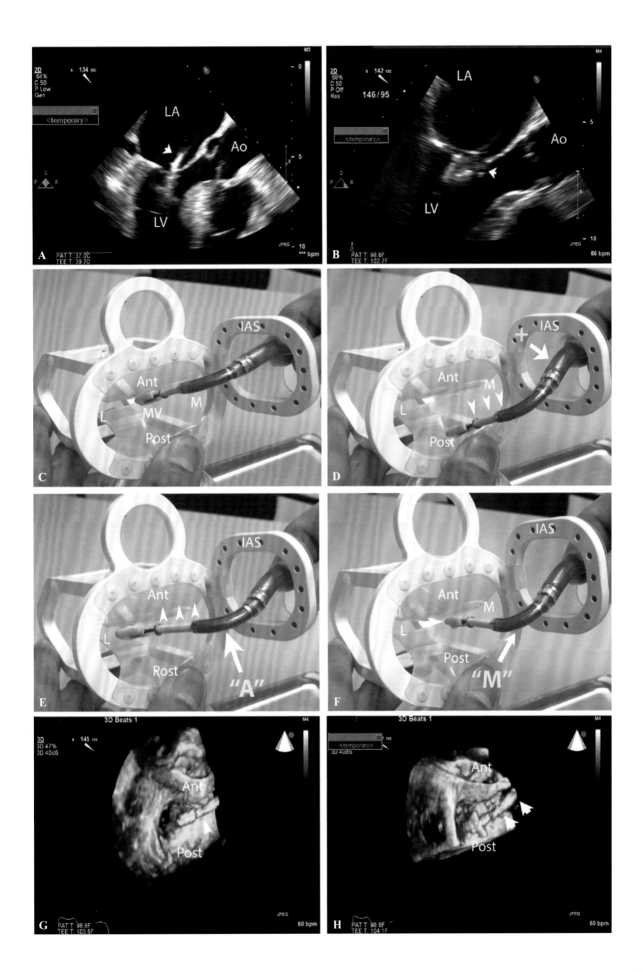

4 经导管治疗乳头肌断裂

Paul Sorajja   David Lin   Judah Askew   Michael Mooney   著

郑　璇　沈群山　译

患者，85 岁，男性。曾因主动脉重度狭窄经心尖行 Sapien S3 26mm 主动脉瓣置换术。术后患者因前外侧乳头肌断裂出现二尖瓣重度反流（MR）。因外科手术禁忌证，患者急诊行 MitraClip 介入治疗（Abbott Vascular, Santa Clara, CA）。

图 A，经食管超声（TEE）提示重度二尖瓣反流（MR）（箭头）。

TEE 图像提示收缩期左心房（图 B，箭）和舒张期左心室（图 C，箭）可见断裂乳头肌。

图 D，由于二尖瓣病变靠外，选择距二尖瓣相对较低的位置（4.0cm）行房间隔穿刺。

图 E，轻微行逆时针旋转后，钳臂调整垂直于二尖瓣外侧瓣环水平（箭）。

图 F，调整钳臂进入左心室（箭），断裂的乳头肌在左心房内外持续活动（箭头）。

图 G，在合适的时机，放下夹持器捕获二尖瓣叶，在左心室内固定断裂的乳头肌（箭头），从而最大程度减少二尖瓣反流。这种减轻可在左心室流出道切面看到。

图 H，交界处影像也提示乳头肌在左心室内卡住（箭头）。

图 I，随钳臂完全闭合，二尖瓣跨瓣压差显著增高至 19mmHg。

图 J，随钳臂开放至 30°，二尖瓣跨瓣压差降低至 7mmHg。

图 K 和图 L，随钳臂开放 30°，多切面影像提示仅有轻度残余二尖瓣反流（箭头）。

图 M，透视下提示钳臂最终角度为 30°（箭头）。

图 N，钳臂角度固定后释放钳夹（箭头）。

Ao. 升主动脉；Av. 人工主动脉瓣；LA. 左心房；LV. 左心室；RA. 右心房；RV. 右心室；SGC. 可控指引导管

要点

- 在行介入治疗主动脉瓣相关疾病时，器械缠绕二尖瓣可引起乳头肌断裂和二尖瓣重度反流。
- 乳头肌断裂可经导管行 MitraClip 有效治疗。理想状态下断裂的乳头肌可在左心室固定，进而最大程度减少二尖瓣反流。
- 由于自然病程短，二尖瓣环可能相对较小，并在钳夹释放过程中出现二尖瓣跨瓣压差升高。这种压差可以通过轻微打开钳臂减轻（开放到 30°）。
- 在释放过程中维持钳臂轻微张开，应在透视下观察钳臂角度，并在最终释放夹持器前常规评估该角度。

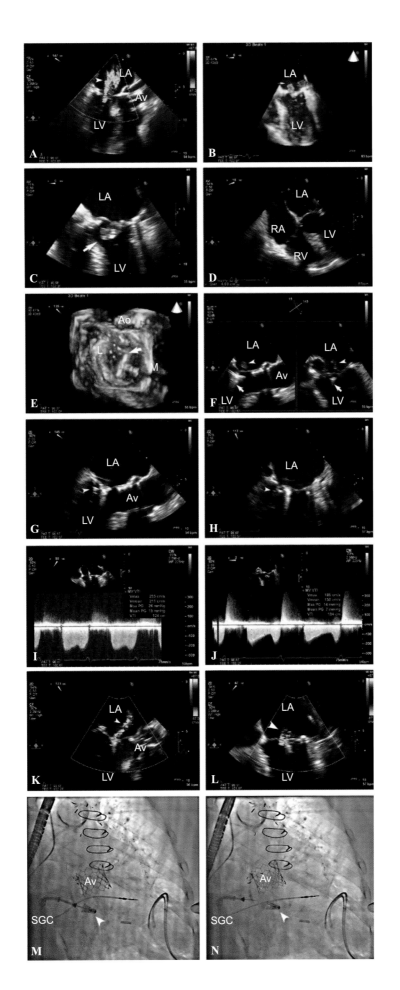

5 优化二尖瓣治疗过程中超声引导

Richard Bae　Paul Sorajja　著
郑　璇　译

经食管超声（TEE）是介入治疗二尖瓣疾病，如 MitraClip（Abbott Vascular, Santa Clara, CA）过程中的重要辅助手段。

图 A 至图 F，影像学引导房间隔穿刺（箭头）。

图 A，上下腔静脉切面提示穿刺上下轨道。

图 B，动脉瓣和房间隔短轴切面，展示前后轨道。

图 C，四腔切面用于测量穿刺点至二尖瓣环距离和高度。

图 D，反向四腔切面用于确定穿刺高度。

图 E 和图 F，通过 TEE，胸骨上窝（图 F）和二尖瓣瓣环平面 3D 图像确定轨道和相对瓣叶交界中部的穿刺点。

图 G 至图 I，钳臂必须旋转垂直于二尖瓣瓣环水平。

图 G，3D 图像显示当进入左心房二尖瓣上方时，钳臂（箭头）转至垂直于二尖瓣瓣环水平。

图 H，随着钳夹进一步进入左心室，降低增强的 3D 图像可见钳臂，无须经胃切面即可确定它们的转向（箭头）。此图像中，钳臂（箭头）转向错误。

图 I，进行逆时针旋转后，钳臂（箭头）正确指向垂直于二尖瓣瓣环。

图 J，X 平面双切面图像确认钳夹在左心室流出道切面对称可见（右图），同时在垂直交界切面不可见（左图）。

图 K 至图 N，"主动脉环抱"图。

图 K，在房间隔穿刺点太低或太前的情况下，钳夹输送系统轨道（箭头）会造成同时或均等抓捕前后瓣叶困难。

图 L，这个不理想的轨道很容易在钳臂输送系统相对二尖瓣平面侧方 3D 图像（箭）上发现。

图 M，在指引导管上按"+"，在转向套上按"A"即可纠正主动脉环抱，图像确认轨道更合适（箭）。

图 N，2D 图像上同样可见主动脉环抱被纠正和更理想的轨道（箭头）。

Ao. 升主动脉；IAS. 房间隔；LA. 左心房；LV. 左心室；MV. 二尖瓣；RA. 右心房；RV. 右心室；SVC. 上腔静脉

要点

- 经食管超声对于指导经导管二尖瓣修复非常重要。超声主要用于确定合适的房间隔穿刺部位（朝后且与二尖瓣有足够高度的距离），钳臂相对二尖瓣瓣叶水平转向，同时超声还用于调整转向套的轨道。

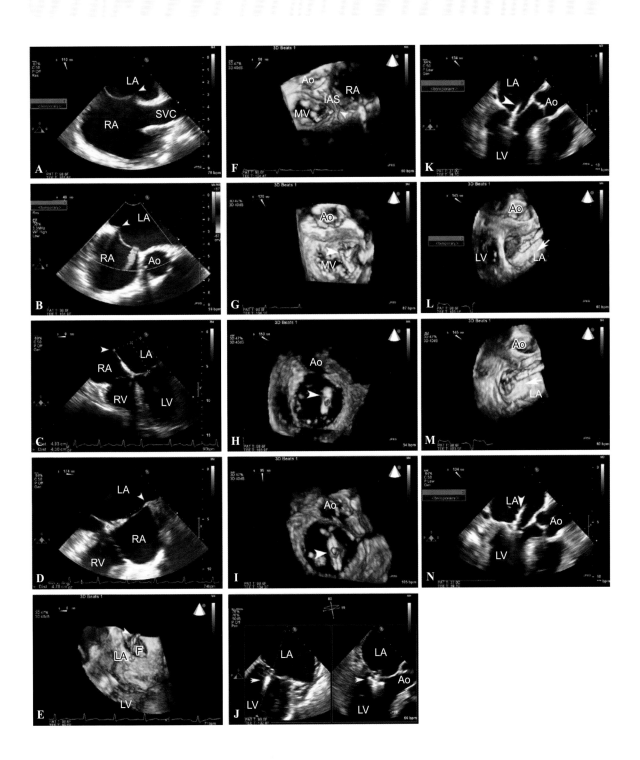

6 经导管治疗功能性二尖瓣反流的挑战

Thomas W. Smith　Gagan Singh　Jason H. Rogers　著
郑　璇　译

　　患者，78岁，男性。因进展性呼吸困难推荐进行二尖瓣相关疾病排查。心脏超声显示左心室扩大伴收缩功能严重减退，功能性二尖瓣重度反流。药物治疗后二尖瓣反流（MR）程度无法缓解。经心胸外科医师和多学科心脏团队评估后，该患者不适宜接受外科手术治疗MR，并推荐介入行MitraClip（Abbott Vascular, Santa Clara, CA）进行瓣膜病治疗。

　　图A和图B（箭，受限的腱索），经食管超声（TEE）显示开放受限的前后瓣叶合并瓣叶中部重度反流。

　　图C，第一枚钳夹置于重度反流内侧（A_2–P_2 中部），减少部分二尖瓣反流。

　　图D，第二枚钳夹置于反流的中部，造成结合处侧孔区域扭曲，随即出现二尖瓣反流显著增加。

　　图E，中部钳夹释放并向内侧移至 A_2–P_2 内侧边缘，使得结合区域更合适，二尖瓣反流明显减少。

　　患者出院时一般情况良好，30d时随访提示二尖瓣轻度反流，跨瓣压差5mmHg。

　　Ao. 升主动脉；LA. 左心房；Lat. 侧面；LV. 左心室；Med. 内侧

要点

- 合并活动受限的功能性二尖瓣反流，每一个钳夹都可能改变结合区域并影响反流程度。
- 每次钳夹捕获后，仔细行食管超声评估能有效发现意外瓣膜形态改变。
- 如仅用1枚钳夹在瓣膜中间捕获后，MR减轻不显著，可考虑行三孔MV修复（内侧1枚MitraClip，后侧1枚MitraClip）。

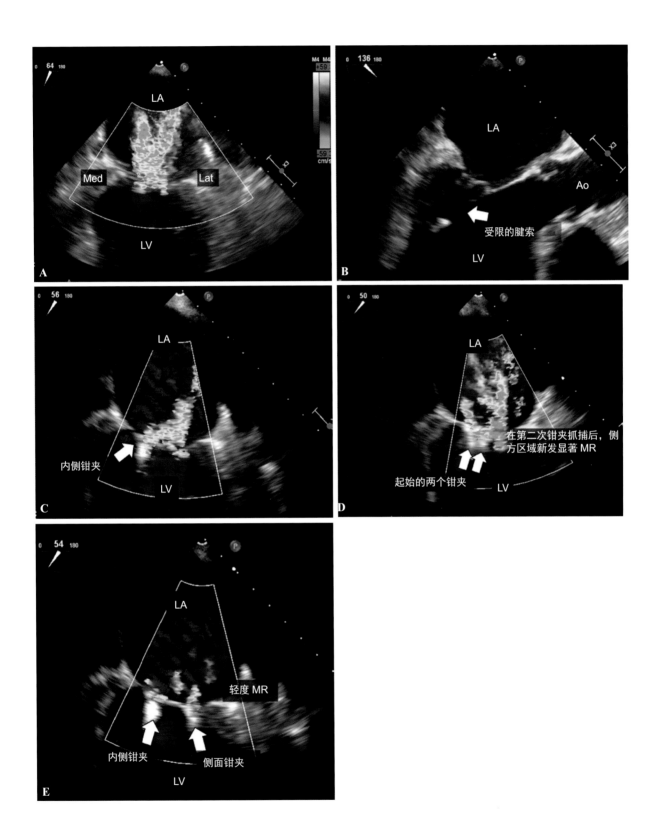

经导管二尖瓣修复中的锁－夹技术

Paul Sorajja 著

郑 璇 译

患者，90 岁，女性。二尖瓣重度反流（MR），不宜外科手术，建议介入行 MitraClip（Abbott Vascular, Santa Clara, CA）。

图 A，在经食管超声（TEE）中，由于多个腱索断裂，出现一处巨大腱索缝隙（箭头）。

图 B，由于腱索断裂出现重度 MR（箭头）。

图 C，TEE 二尖瓣结合处切面显示瓣膜反流的主要喷射血流位于内侧。多次尝试抓捕内侧部位不成功。

图 D，随后进目标区域靠内处尝试抓捕（箭）。该抓捕未改变 MR 程度（箭头）。

图 E，然而，内侧抓捕造成后部（箭头）更靠近（如"捆扎"或"锁住"），进而缩小缝隙便于增加钳夹。

图 F，二尖瓣结合处切面图像提示第三枚钳夹到位后残余 MR 微不足道。

图 G，TEE 3D 图像提示置入三枚钳夹后形成组织桥。

图 H，最终心脏超声结果显示，术后残余二尖瓣轻度反流。

Ao. 升主动脉；L. 内侧；LA. 左心房；LV. 左心室

要点

- "锁－夹技术"是 MitraClip 介入治疗二尖瓣疾病中能有效缩小巨大缝隙的方法。
- 在该技术中，第一枚钳夹或许对二尖瓣反流无影响，而术者需保证第一枚钳夹减少缝隙距离，便于后续钳夹置入。
- "锁闭"最好从瓣膜结合处开始操作，朝向二尖瓣中部、无腱索的区域。
- 对于接受多枚钳夹置入的患者，必须保证能置入全部钳夹的足够位置，从而不必担心造成二尖瓣狭窄。

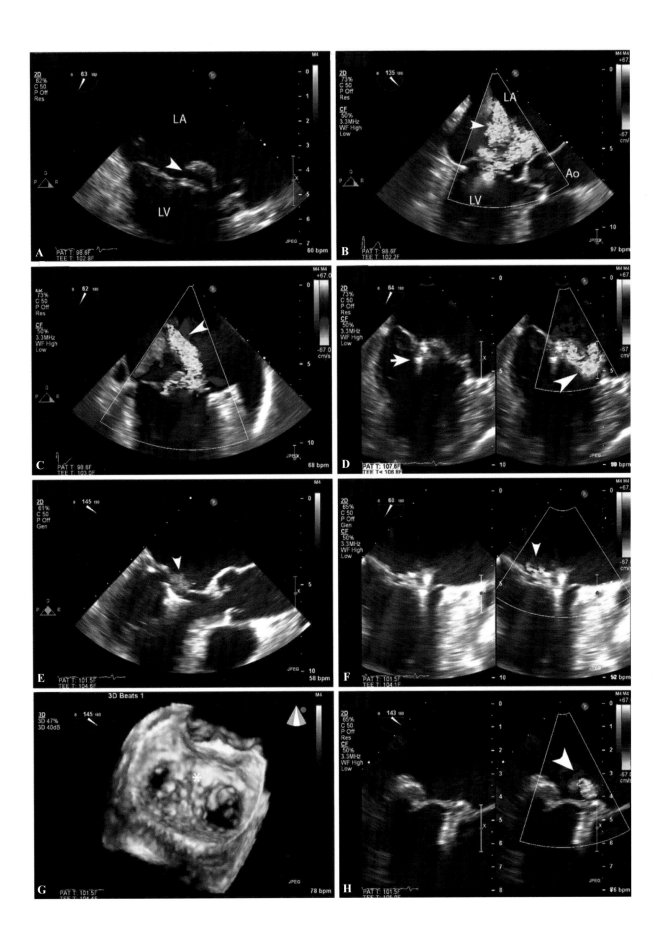

8 二尖瓣瓣环钙化和经导管二尖瓣修复

Paul Sorajja 著

郑 璇 译

患者，90岁，女性。因二尖瓣反流相关症状推荐行 MitraClip（Abbott Vascular, Santa Clara, CA）。既往史提示患者慢性肾功能不全（eGFR 32ml/min）和长期高血压。

图 A，经食管超声（TEE）提示腱索断裂并二尖瓣后叶撕裂（箭），伴后侧瓣环显著钙化（MAC，箭头）。

图 B，外科医师视角心脏超声 3D 图像提示二尖瓣瓣环后侧钙化（箭头）。平均二尖瓣跨瓣压差仅 1mmHg（未展示）。

图 C，为保证钳夹输送系统转向套管在 MAC 周围最大程度活动，房间隔穿刺点需尽可能选择靠后的位置。该位置在 TEE 主动脉瓣短轴最容易定位（箭头）。房间隔穿刺点距二尖瓣 4.7cm（未显示）。

图 D，转向套置于相对主动脉靠后（箭头），钳臂可置于 MAC 和二尖瓣后叶之间。

图 E，随钳夹置入，断裂的腱索治好，二尖瓣残余轻度反流。

图 F，TEE 3D 影像显示钳夹释放后形成的组织桥（箭头）。

Ao. 升主动脉；LA. 左心房；LV. 左心室；RA. 右心房

要点

- 对于二尖瓣瓣环钙化的患者，可利用 MitraClip 经导管治疗二尖瓣反流。此类患者二尖瓣区域不应出现显著狭窄，适于钳夹置入。
- 靠后的房间隔穿刺点能帮助 MitraClip 转向套在 MAC 周围操作进而治疗二尖瓣反流。

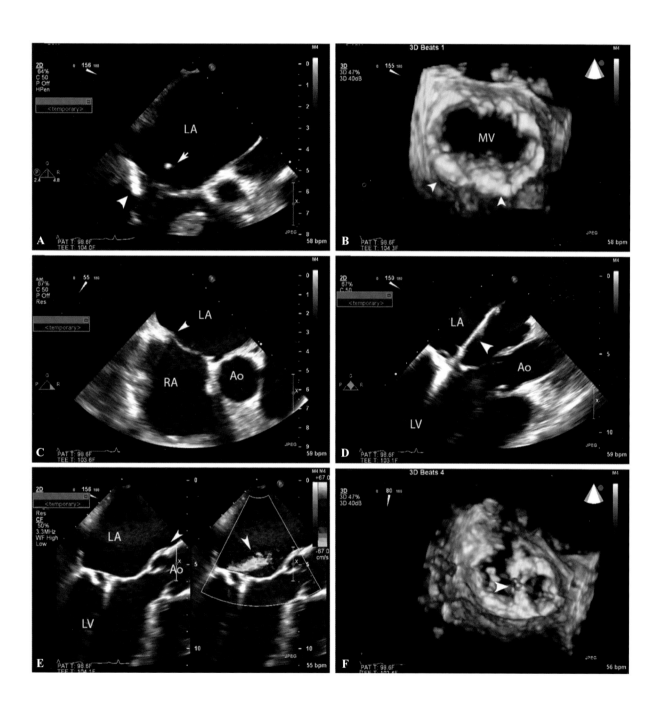

9 优化 MitraClip 置入

Paul Sorajja　著
郑　璇　译

患者，83 岁，男性。因二尖瓣退行性重度反流（MR）合并多种并发症推荐介入行 MitraClip（Abbott Vascular, Santa Clara, CA）。

图 A，术前经食管超声彩色图像提示重度 MR（箭头）。

图 B，1 枚钳夹置于 MR 处，钳住适量瓣叶。

图 C，第一次置入（箭头）后，在钳夹两侧均出现反流，二尖瓣反流明显。

图 D，该钳夹移至内侧（箭头），在位于二尖瓣 A_2–P_2 处为第二枚钳夹留出足够空间，用于治疗残余反流。

图 E，第二枚钳夹置入（箭），位于第一枚钳夹后方（箭头）。

图 F，2 枚钳夹置入后，二尖瓣残余轻度反流。

Ao. 升主动脉；L. 后侧；LA. 左心房；LV. 左心室；M. 内侧

要点

- 在 40% ~ 50% 接受 MitraClip 治疗的患者中，需要 2 枚钳夹来减轻二尖瓣反流。对于这些患者，术者必须优化第一枚钳夹的位置，进而便于第二枚钳夹置入。

- 钳夹置入位置需考虑因钳夹引起的组织变化，以及二尖瓣反流的部位。出现在钳夹两侧的组织变化可能很难由心脏超声发现。

- 理想状态下，后续钳夹需依次由第一枚钳夹靠近瓣膜结合处，排列至二尖瓣中间。这种排列能尽可能避免在瓣膜结合处进行后续钳夹相关操作，因为这些操作可能引起缠绕腱索。

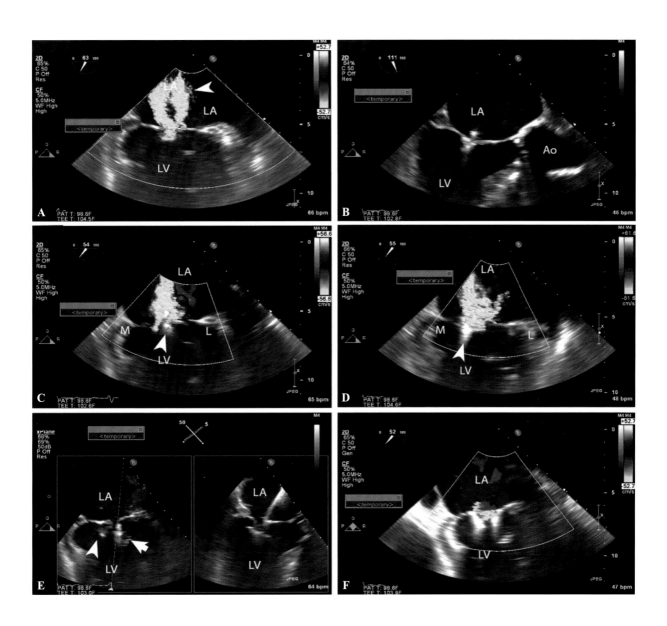

10 血流动力学评估残余反流的重要性

Paul Sorajja 著

郑 璇 译

患者，84岁，男性。因多种复杂、高危并发症（如既往脑梗死、慢性肾衰竭、体弱），建议治疗二尖瓣重度反流（MR）。该患者因二尖瓣后叶脱垂出现二尖瓣反流，并介入行 MitraClip（Abbott Vascular，Santa Clara，CA）。

图 A，经食管超声显示二尖瓣后瓣叶脱垂涉及 P$_2$ 部（箭头）。

图 B，以外科医师视角，二尖瓣（MV）3D 超声影像清楚显示脱垂部位（箭头）。

图 C，第一枚钳夹（箭头）置于目标脱垂部位，使二尖瓣 A$_2$–P$_2$ 部位贴合。

图 D，尽管第一枚钳夹置入后瓣膜脱垂得以治疗，残余二尖瓣反流仍存在（箭头）。

图 E 和图 F，在置入第二枚钳夹前，测量左心房压力。在我们临床工作中，当体循环收缩压 150mmHg 时，需测量左心房压，从而可以在 MitraClip 术前评估二尖瓣反流血流动力学情况和心房灌注容积。这种血流动力学检测通常需要使用去氧肾上腺素。对于该患者，体循环收缩压 147mmHg 时测得左心房平均压 38mmHg（图 E）。随钳夹置入，复测血流动力学指标显示体循环收缩压 152mmHg 时，左心房平均压 13mmHg（图 F）。

该变化表明二尖瓣残余反流与静息下左心房高压或动态操作无关。因此，未行第二枚钳夹置入，患者在后续随访中一般情况良好，无相关症状。

Ao. 升主动脉；LA. 左心房；LV. 左心室；LAP. 体循环收缩压

要点

- 二尖瓣反流和它对左心房高压的影响是动态性的。
- 全面进行心脏超声评估后，静息状态和激惹（如高血压）状态下测量左心房压力能为 MitraClip 术后评估残余反流的临床意义提供额外帮助。
- 应在钳夹释放前后测量激惹状态下的左心房压力，从而辅助评估手术效果。
- 左心房压力降低不明显可能继发于残余二尖瓣反流、医源性二尖瓣狭窄、大量术中补液（如麻醉摄入或钳夹释放时保持液体滴注）或显著舒张功能不全。

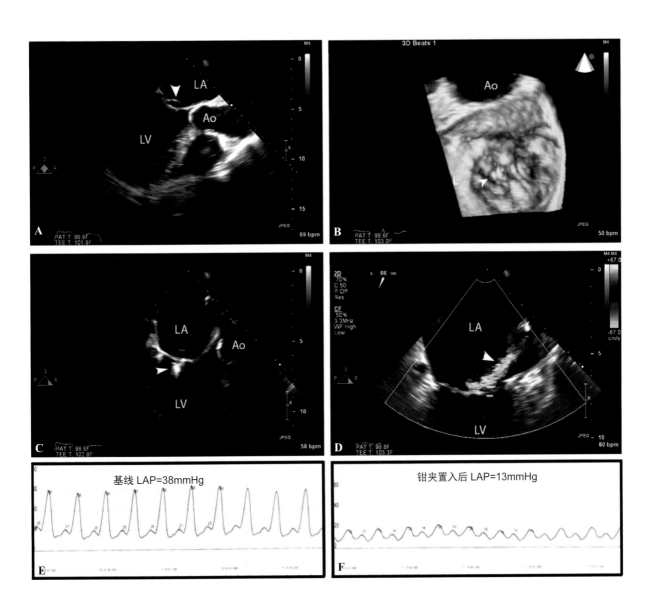

11 经导管二尖瓣治疗术中利用小导管连续监测左心房压力

Claire E. Raphael　Mackram F. Eleid　著

郑 璇 译

患者，88岁，女性。患有二尖瓣重度反流（MR），因肺水肿住院治疗。她既往患有冠状动脉疾病、慢性肾衰竭急性加重、房颤、肥胖症。患者因手术禁忌证无法行外科二尖瓣修复。经食管超声（TEE）显示继发于后叶 P$_2$ 处脱垂的二尖瓣重度、偏心性反流（图 C）。患者于基础麻醉，TEE 引导下行 MitraClip（Abbott Vascular, Santa Clara, CA）。选择高后位进行房间隔穿刺。1 根 4F 多功能导管置入右上肺静脉进行连续测压。

图 A，24Fr 钳夹可控指引导管置于左心房（LA）。

图 B，TEE 引导下放入钳夹。

图 D，第一枚钳夹横向置入后，二尖瓣反流减轻，左心房压力 v 波从 50mmHg 降至 35mmHg，然而，二尖瓣内侧仍有喷射血流，同时 v 波持续升高。

图 E，第二枚钳夹置于内侧，随即左心房 v 波进一步下降至 18mmHg。仅残余二尖瓣轻度反流。

要点

- 4F 多功能导管可以安全地置于肺静脉，并不影响 MitraClip 置入。
- MitraClip 术中持续左心房压力监测为 TEE 提供补充信息，并帮助指导术中制订决策。

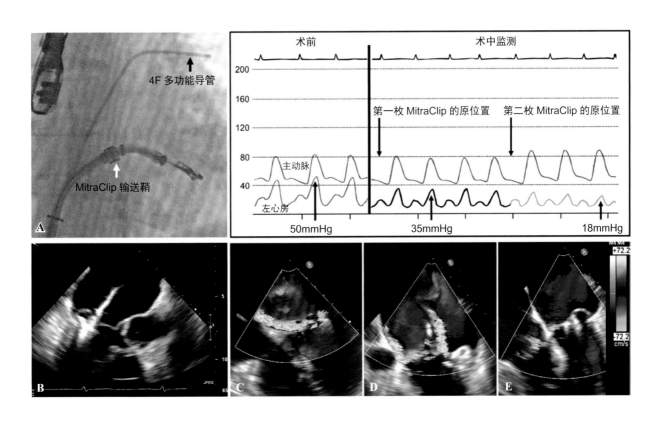

12 Barlow 综合征的治疗

Christopher Meduri　Vivek Rajagopal　著
郑　璇　张刚成　译

患者，67 岁，男性。因二尖瓣脱垂（Barlow 综合征）出现二尖瓣反流（MR）相关严重临床表现。经食管超声显示，脱垂瓣叶（图 A，箭头）合并重度 MR（图 B，箭）。因患者合并帕金森引起的行动不便，我们心脏团队认为他外科手术风险极高，因此选择 MitraClip（Abbott Vascular，Santa Clara，CA）为他进行瓣膜修复。二尖瓣脱垂高度约 1cm，我们决定在距瓣环约 4.5cm 处行房间隔穿刺进而增加距离。由于多个瓣缘脱垂，我们认为需要 3 枚钳夹。因瓣缘 A_1–P_1 处脱垂距离最小，我们于该处置入第一枚钳夹。经过多次尝试捕获，前叶始终在夹持器内凸起，使得我们无法向夹持器内送入足够瓣叶。因此，我们经静脉置入 1 枚临时起搏器。在快速心室率起搏下（每分钟 180 次），瓣叶游移减小，从而让我们能够用钳夹捕获瓣叶（图 C 和图 D，箭）。这次捕获后，第一枚钳夹内侧仍有重度 MR（图 E，箭）。我们利用快速心室起搏，在 A_2–P_2 处置入第二枚钳夹（图 F，箭头），将 MR 减少到中度。测量二尖瓣跨瓣压差后（2mmHg），我们置入第三枚钳夹处理 A_3–P_3 处的脱垂（图 G，箭头）。MR 减轻至轻度，最终二尖瓣跨瓣压差仅 3mmHg（图 H，箭头）。尽管因帕金森病，患者活动仍受限，但其心功能表现明显改善（纽约心功能评级 I 级）。在随后 1 年随访中，所有钳夹仍保持在瓣叶上，残余二尖瓣轻至中度反流。

A. 前侧；L. 后侧；LA. 左心房；LV. 左心室；LVOT. 左心室流出道；M. 内侧；P. 后侧；TPM. 临时起搏器；SGC. 可控指引导管

要点

- 对于 Barlow 综合征，可行介入瓣膜修复，但极具挑战。介入治疗可用于外科手术风险极高的患者。
- 介入治疗 Barlow 综合征通常需要多枚钳夹。
- 当选择房间隔穿刺点距离时，尤其当缝隙较大时，需考虑到二尖瓣舒张时的游离瓣距离。
- Barlow 瓣膜存在瓣叶鼓出、隆起，因此捕获非常困难。可以考虑快速心室率起搏帮助抓捕瓣叶。瓣叶冗长可能对确定瓣叶置入钳臂造成挑战，瓣叶置入过程必须仔细操作，从而尽可能降低单个瓣叶装置置入的风险。

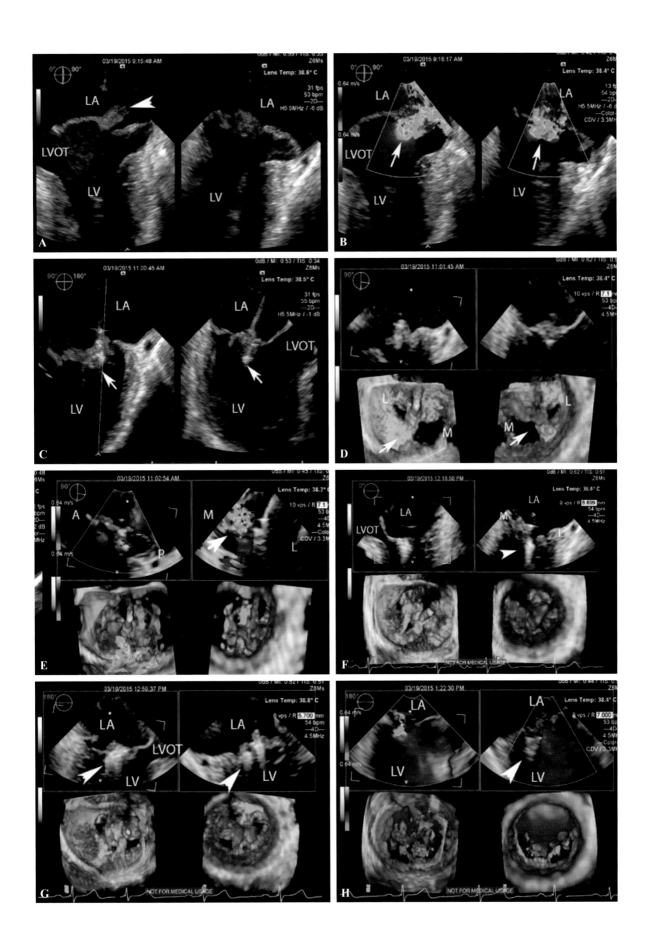

13 经导管二尖瓣修复术治疗急性左心衰竭

Ryan K. Kaple　Gilbert H. L. Tang　著
郑　璇　张刚成　译

　　患者，79 岁，女性。出现心源性休克，既往痴呆、体弱、低体重（BMI，20.6kg/m²）、血小板减少、房颤。行气管插管治疗其急性低氧性呼吸功能衰竭，开始以正性肌力药物辅助，随后行血管内球囊反搏（IABP）维持血流动力学稳定。

　　经食管超声（TEE）显示因二尖瓣 P₂ 部广泛脱垂出现重度二尖瓣反流（MR）（图 A 至图 C）。左心室射血分数（LVEF）维持在 65%，中度右心室功能不全。左心导管显示轻度非阻塞性冠状动脉疾病。在升压药和 IABP 辅助下行右心导管显示，肺动脉压力 31/19mmHg，肺毛细血管楔压 15mmHg，心输出量（CO）2.49L/min，心指数（CI）1.61L/（min·m²）。该患者评估无外科手术适应证，因此利用 MitraClip（Abbott Vascular，Santa Clara，CA）行介入二尖瓣修复术。

　　通过常规房间隔穿刺，TEE 引导下置入 2 枚钳夹，MR 减少至轻至中度（图 D 至图 F）。最终二尖瓣跨瓣压差为 6mmHg。术后即刻患者脱机拔管。术后（POD）第一天，CO 增至 3.6L/min，无须正性肌力药物。随后撤除 IABP。IABP 撤除 4h 后，患者出现烦躁不安、手足冰凉。TEE 提示 LVEF 15% ~ 20%，广泛左心室运动功能减退，中度右心室（RV）功能不全，伴轻度 MR。此时怀疑出现急性后负荷失衡，置入 IABP，开始使用肾上腺素和米力农。POD 8，LVEF 改善至 45%，停用 IABP 和肾上腺素。POD 12，LVEF 60%，停用米力农。随后患者出院至康复中心并最终回家。在 6 个月随访中，心脏超声提示患者 LVEF 65%，右心室功能正常，二尖瓣轻度反流。

要点

- 外科手术高危患者出现因急性二尖瓣重度反流引起的心源性休克，无论是首选治疗或是为外科手术行桥接治疗，均应考虑行介入二尖瓣修复术。

- 二尖瓣修复或置换术后（外科或介入）出现急性后负荷失衡的高危因素包括 LVEF 降低和肺动脉高压。然而，急性后负荷失衡也可能出现于无高危风险的患者。

- 介入二尖瓣修复术后心源性休克需考虑急性后负荷失衡引起。延长机械性辅助和（或）正性肌力药物或许可以帮助心室功能恢复。

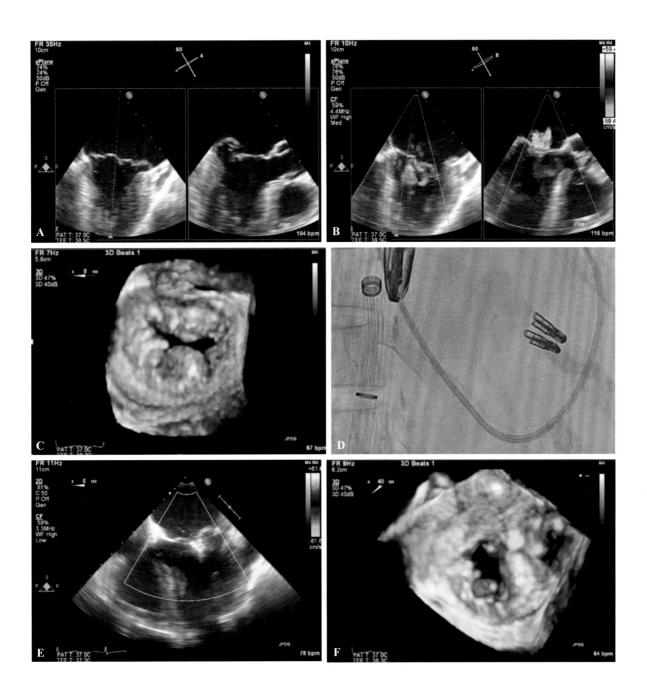

14 MitraClip：瓣叶固定空间太小无法进行第二次夹闭

Paul Sorajja　著

胡海波　译

患者，84岁，女性。患有严重二尖瓣反流（MR），手术风险非常高，因此采用 MitraClip（Abbott Vascular, Santa Clara, CA）来进行经导管二尖瓣修复。

图 A，经食管超声心动图（彩色对比），显示由于原发性或退行性 MR 引起的严重的侧向反流（箭头）。

图 B，左心房三维超声心动图（外科医师视角）显示 MitraClip 沿二尖瓣的外侧结合处（箭头）对齐。该位置是钳夹可以放置的最远位置。

图 C，钳夹置入会导致组织桥的形成（箭），并形成残余侧口（箭头）。

图 D，通过钳夹旁侧口（箭头）MR 持续存在。

图 E，随后尝试将第二枚钳夹穿过侧口，三维超声心动图显示钳夹通过在侧口上方定位（箭）。

图 F，钳夹拟闭合侧口，但卡在二尖瓣腱索下（箭）。尝试使用外翻、旋转夹持器和导管重新定位等方式来移除钳夹，都不成功。

图 G，只能将第二枚钳夹释放，留在二尖瓣腱索中，术后伴有持续性 MR。

Ao. 升主动脉；L. 侧面；LA. 左心房；LV. 左心室；M. 中间

要点

- 要放置更多钳夹，必须有足够的空间输送和打开钳夹，并且能机动地抓住瓣叶的前部和后部。
- 如果没有足够的空间，夹持器和它们的附件很容易与二尖瓣腱索缠绕在一起，并与先前放置的钳夹发生相互干扰作用。
- 当没有足够的空间时，需考虑残余 MR 的程度，左心房压力血流动力学及放置额外钳夹的难度，以评估进一步治疗的必要性。
- 另一种治疗残余漏的方法是使用封堵装置，如动脉导管封堵器、血管塞（vascular plugs）等。

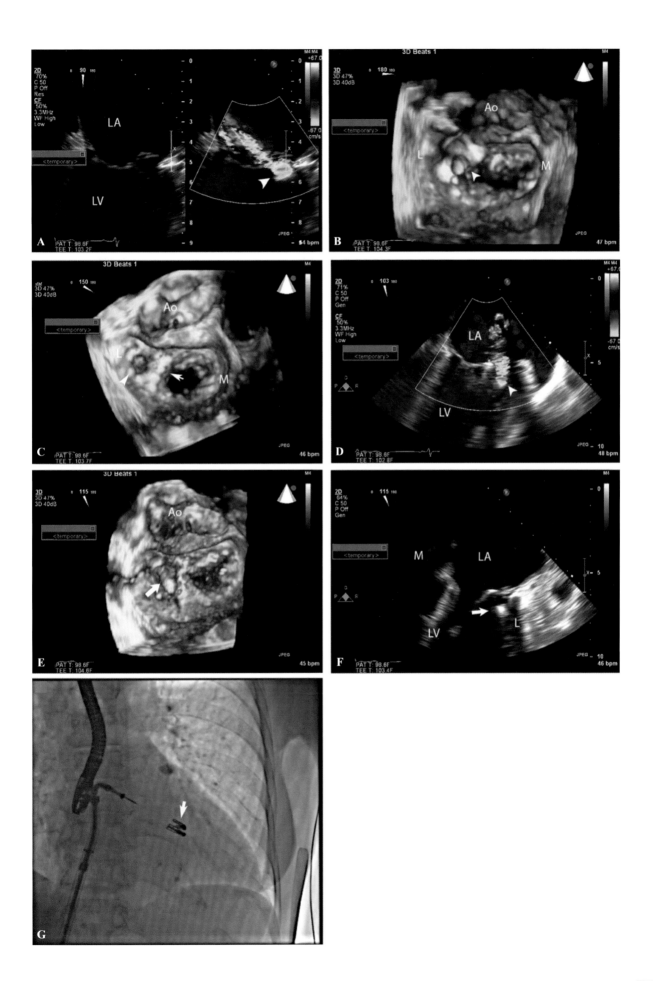

15 血管塞治疗瓣膜穿孔

Paul Sorajja　著

胡海波　译

患者，72岁，男性。患有二尖瓣反流（MR），伴有临床症状。曾使用 MitraClip（Abbott Vascular，Santa Clara，CA），行经导管二尖瓣修复术。3个月前，患者接受 MitraClip 治疗时，在二尖瓣内侧放置1枚钳夹。钳夹置入后，二尖瓣 A_2 段出现了穿孔。

经食管超声心动图（TEE）左心房三维视图（外科医师视角），可显示先前的钳夹，以及位于 A_2 段侧面的穿孔（图 A，箭头）。

在彩色多普勒成像上可见穿孔导致重度 MR（图 B，箭头）。

使用标准置入技术创建释放区，在穿孔的侧方置入第二枚 MitraClip（图 C，箭）。

使用 8.5Fr 中弯 Agilis 导管（St.Jude Medical，St. Paul，MN），在 TEE 的引导下将 0.035in、260cm 超硬导丝（Terumo）穿过穿孔处，然后放置1枚 12mm 的 AVP-Ⅱ Plug（图 D，箭，St. Jude Medical，St. Paul，MN）。

Plug 置入后，TEE 的左心室流出道切面（图 E）和瓣膜交界切面（图 F）上仅见少量残余 MR。

透视下显示穿过缺损的导丝（图 G），在左心室内释放血管塞（图 H）及2枚 MitraClip 的最终位置（图 I）。

Ao. 升主动脉；LA. 左心房；LV. 左心室

要点

- Amplatzer 血管塞和 PDA 封堵器等可用于治疗 MitraClip 术后二尖瓣其他部位的残余反流。
- 在这一病例中，通过置入第二枚钳夹来为 AVP-Ⅱ血管塞的置入提供着陆区，并减少血管塞的移动性、栓塞风险及瓣叶损伤。

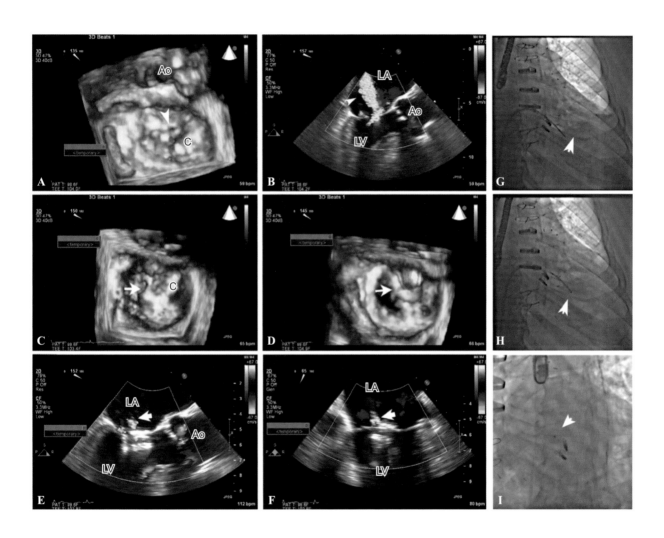

16 封堵器治疗经导管瓣膜修补术后残余二尖瓣关闭不全

Gagan D. Singh Thomas W. Smith Jason H. Rogers 著
胡海波 译

患者，88岁，男性。被诊断为多瓣膜病变所致心力衰竭，心功能 NYHA Ⅲ级，患者无阻塞性冠状动脉疾病。经胸超声心动图显示左心室功能正常，主动脉瓣重度狭窄（平均跨主动脉瓣压差 42mmHg，主动脉瓣面积为 0.69cm^2）和重度（4+）二尖瓣关闭不全。经食管超声心动图（TEE）显示原发性二尖瓣反流（MR）伴后叶摆动（P$_2$/P$_3$ 区瓣叶脱垂伴腱索断裂），并伴有 P$_2$/P$_3$ 之间的裂隙和由此产生的前外侧射流（图 A，图 B）。

患者首次手术进行了经股动脉主动脉瓣置换术，成功置入 26mm Edwards Sapien S3（Edwards，Irvine CA）。进行了 30d 随访后出现持续的心功能 Ⅲ 级症状，因此采用 MitraClip 系统（Abbott Vascular，Santa Clara，CA）进行经导管二尖瓣修复术。手术策略包括，用 MitraClip 跨越裂隙（第一枚钳夹在裂隙的内侧，第二枚钳夹在裂隙的外侧）（图 C）。

在如上所述放置 2 枚钳夹之后，MR 从 4+ 下降到 2+ ～ 3+。TEE 现在显示了从"钳夹间"（图 D）产生的严重偏心射流。TEE 显示后部瓣叶组织间距不足，不能在夹间再使用额外钳夹，也不能将 2 枚钳夹移动得更近。经 TEE 检查，残余钳夹间隙为 4.8mm×5.1mm。此时，决定在 2 枚钳夹间放置 Amplatzer 血管塞（AVP）Ⅱ（St.Jude Medical，St.Paul，MN）。

在 MitraClip 引导导管到位后，将 6Fr 侧臂鞘管插入到引导导管后端止血阀中，然后将 1 根 6Fr，110cm 的 MP 指引导管插入左心房，在透视和三维 TEE 的帮助下，将 1 根弯头导丝通过钳夹间隙进入左心室（LV）（图 F）。然后小心地将 MP 导管顺着导丝穿过钳夹间隙进入左心室腔。

撤出导丝（图 G），根据缺损大小选择单个 10mm AVP Ⅱ。

AVP Ⅱ通过导管向前推进，然后展开远端固定盘（图 H）。

导管系统回撤，直到感觉到中央腰部处于合适的位置（在钳夹间隙的中间），在该位置处固定输送导丝，回撤 MPA 指引导管，AVP Ⅱ 释放并完全展开（图 I）。

透视和 TEE 显示 AVP Ⅱ 位置稳定，MR 跨瓣压差明显下降至 2mmHg（图 E）。

要点

- 当由于解剖学限制（如裂隙、瓣叶组织不能抓取）不能合理放置钳夹时，就会发生夹间 MR。当 MR 产生于钳夹间隙时，使用额外的钳夹来减少残留 MR 不可行。
- 在这种情况下，可以使用诸如 AVP II（如本例所示）或 ADO II 的封堵器来减少夹间 MR。
- 封堵器的大小对于封堵完全率至关重要。
- 这项技术最适用于小的钳夹间隙（直径 5mm 或更小）。使用封堵器治疗较大的钳夹间隙存在栓塞、封堵不完全和溶血（由于持续血流而导致）的风险。

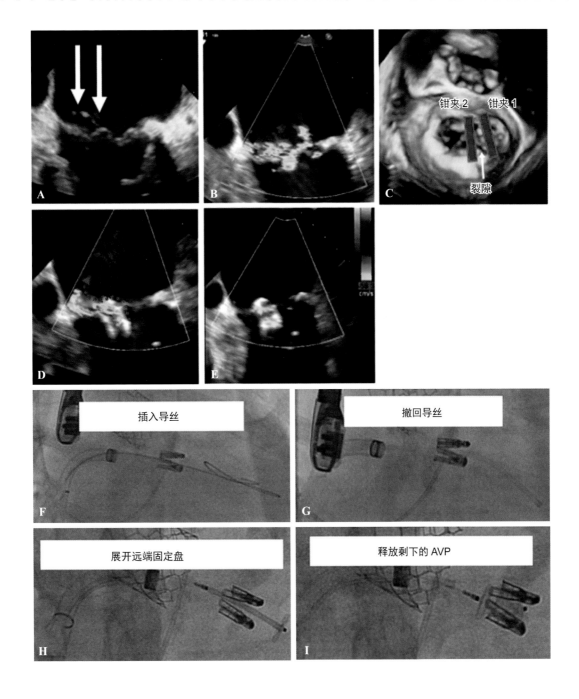

17 MitraClip 经导管修复外科瓣环成形术后重度 MR

Paul Sorajja　著

胡海波　译

患者，86 岁，男性。因严重二尖瓣反流（MR）就诊，此症状在先前心脏外科手术后产生。1 年前，患者曾接受二尖瓣外科修复术，切除并放置了 32mm 的 Carpentier–Edwards Physio Ⅱ 瓣环。

经食管超声心动图（TEE）显示瓣叶的前叶比较大（图 A，箭），与成形环接合不良，后叶明显发育不良（图 B，箭头）。

这些瓣叶改变与瓣环成形术后残留的重度 MR（图 C，箭）相关。MR 位于瓣叶前叶尖端与成形环之间。

图 D，二尖瓣基线跨瓣压差为 1mmHg。

图 E 和图 F，患者接受经导管二尖瓣（MV）修复术，使用了 MitraClip（Abbott Vascular, Santa Clara，CA）。将钳夹（箭）固定在瓣叶前叶与外科成形环的后部。

图 G，可控套管的后向轨道保证钳夹将瓣叶前叶与瓣膜成形环（箭）固定。

图 H，TEE 可见残余少量 MR（箭）。

Ao. 主动脉；LA. 左心房；LV. 左心室

要点

- 夹合部瓣叶的长度是应用 MitraClip 进行经导管修复能否成功的重要指标。因此，瓣叶后叶发育不良会给经导管二尖瓣修复带来挑战。
- 在某些情况下，可以进行经导管二尖瓣修复术，但应考虑钳夹锚定位置是否合适、钳夹是否仅会夹住单个瓣叶、钳夹栓塞的风险。房间隔穿刺的位置应使可控套管尽可能靠近瓣环后方及发育不良的后叶。

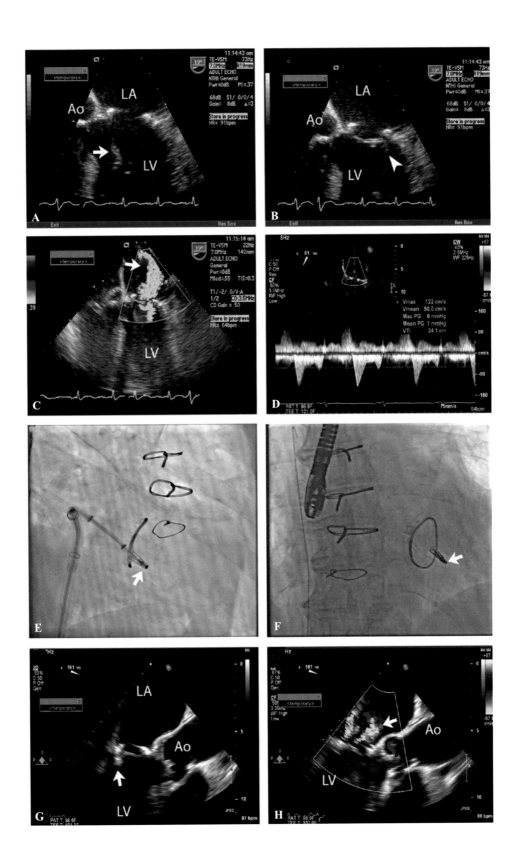

Paul Sorajja　著

胡海波　译

　　患者，86 岁，女性。既往外科二尖瓣修复术后被诊断为重度二尖瓣反流（MR）。患者 7 年前接受了二尖瓣（MV）手术，切除了二尖瓣后叶，并放置了 32mm 的 Cosgrove 部分成形环。外科手术非常成功，但患者在过去的 6 个月里出现了严重的呼吸困难，被推荐接受 MitraClip（Abbott Vascular, Santa Clara, CA）手术治疗。

　　图 A，经食管超声心动图（TEE）显示左心房的三维切面（外科医师视角），显示外科成形环（箭头）和被保留的二尖瓣前叶。

　　图 B，彩色多普勒显示二尖瓣重度反流（箭头）。

　　图 C，二尖瓣被保留的前叶 A$_2$ 区（箭头），而后叶有明显发育不良（箭）。

　　图 D，房间隔穿刺位置选在偏后部，使得可控套管可以放在非常靠后的位置（箭头）。

　　图 E，二尖瓣前叶贴于夹臂上，后叶和该区域的组织在被可控套管牵引时成为一团（箭头）。

　　图 F，钳夹后臂被拉靠在左心室后壁和成形环上，然后下移夹臂并将钳夹闭合到 60°。

　　图 G，3D TEE 显示钳夹放置后形成的组织桥（星号）。

　　图 H，显示钳夹放置的最终位置。

　　钳夹放置后，左心室流出道（图 I）和瓣叶联合处（图 J）的超声心动图上可见少量残余二尖瓣反流。

　　A. 前叶；Ao. 升主动脉；LA. 左心房；LV. 左心室：PW. 左心室后壁

要点

- 在使用 MitraClip 进行经导管二尖瓣修复时，考虑的关键因素包括：①残留的瓣叶组织是否可供抓取，因为瓣叶切除在外科修复中很常见；②二尖瓣瓣口的大小，因为二尖瓣狭窄是治疗禁忌证。

- 当后叶组织发育不良或部分缺失时，经房间隔穿刺必须尽量靠后方，以确保可以尽可能多抓住后叶组织。

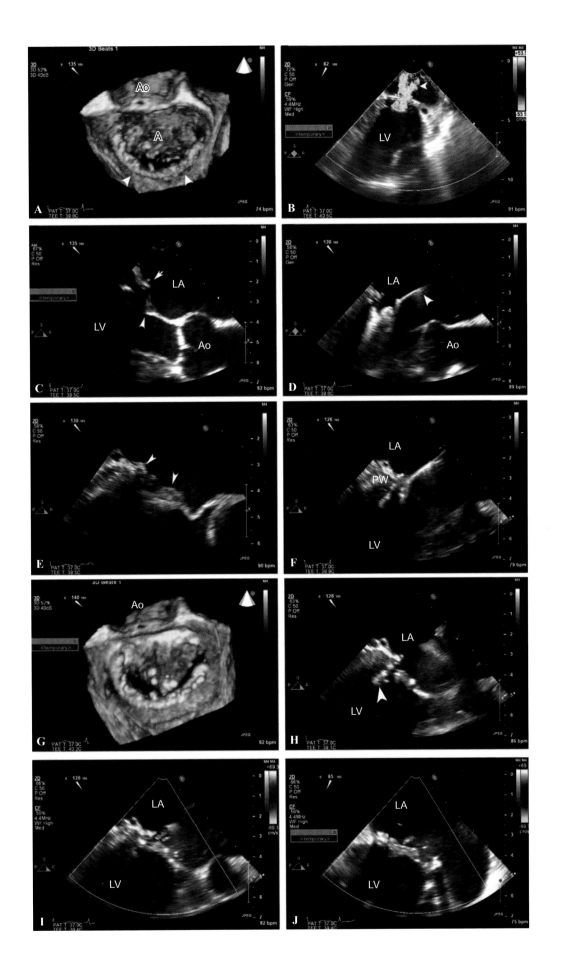

19 心脏外科术后经导管二尖瓣修复失败

Paul Sorajja　著

胡海波　译

患者，52 岁，男性。外科瓣膜修复术后残存重度二尖瓣反流伴并有临床症状。两年前，患者行心脏外科手术置入 1 枚 30mm Edwards Physio Ⅱ 半刚性成形环（Edwards Lifesciences，Irvine，CA）。术后患者症状并未得到改善，患者希望使用 MitraClip 技术（Abbott Vascular，Santa Clara，CA）进行经导管修复，以避免接受二尖瓣原瓣膜的置换。

图 A，经食管超声心动图（TEE）显示二尖瓣瓣叶（箭头）对合不良。

图 B，瓣叶对合不良与重度二尖瓣反流（箭头）相关。

图 C，TEE 三维成像显示成形环的基线位置（箭）。

图 D，瓣膜交界切面显示反流（箭头）横跨二尖瓣的整个接合平面。

图 E，钳夹输送系统（CDS）的轨道太靠前（箭头）。

图 F，可控指引导管操作选"＋"，套管上操作选"A"，CDS 重新对齐，以获得更有利的抓取轨迹（箭）。

图 G，将 1 枚钳夹成功放置于二尖瓣中间（箭）。

图 H，多视角显示钳夹夹住足够的瓣叶组织（箭头）。

然而，在 TTE 的左心室流出道（图 J，箭）和瓣叶接合（图 K，箭）切面上除了显示中重度二尖瓣反流外，还有明显的二尖瓣狭窄，平均跨瓣压差为 7mmHg（图 I）。由于仍有残余反流，部分打开钳夹来缓解狭窄效果不大，同时二尖瓣狭窄也不允许放置更多钳夹。

鉴于以上，二尖瓣置换是该患者唯一的选择。尽管患者二尖瓣仍有中度狭窄和明显残余反流，我们仍选择释放钳夹（图 L，箭）。

在随访中，患者的症状没有改善，最终接受了外科二尖瓣置换。

A. 前；Ao. 升主动脉；L. 侧壁；LA. 左心房；LV. 左心室；M. 内侧；P. 后

要点

- 使用 MitraClip 系统对既往接受外科瓣环成形术的患者行经导管二尖瓣修复时，二尖瓣狭窄加重的可能是影响手术成功的主要挑战。

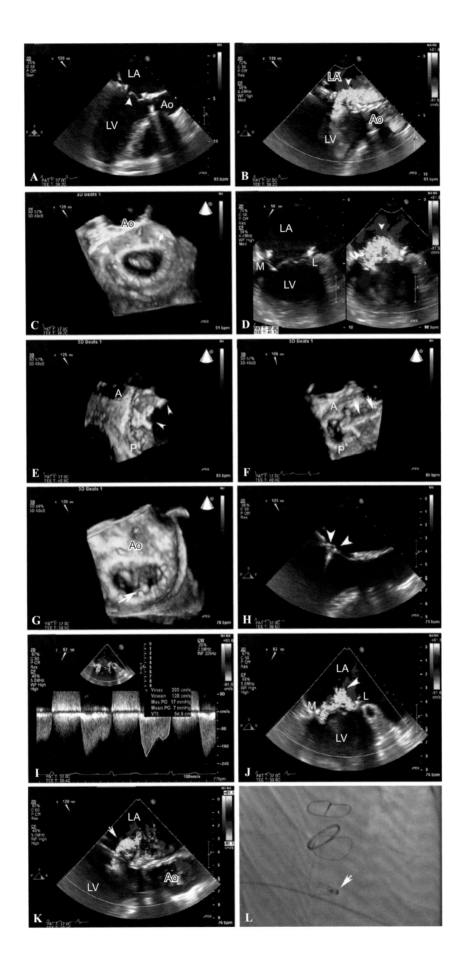

20 放射性心脏病患者应用 MitraClip

Wesley R. Pedersen Stacey Tonne **著**

胡海波 **译**

患者，48 岁，女性。患有严重呼吸困难（NYHA III 级）和重度二尖瓣反流（4+ 级）。并且有重症肌无力病史及胸骨切开胸腺瘤切除术史，于 20 年前曾接受放射治疗。8 年前，由于二尖瓣退行性变，接受了二尖瓣外科成形术。18 个月前，患者发生成形环开裂，继发出现腹主动脉栓塞。

图 A，经胸和经食管超声心动图显示重度二尖瓣反流（箭头）和瓣叶增厚。反流射流的起源主要来自二尖瓣的 A_2–P_2 段。

图 B，基线水平测量平均跨瓣压力为 4mmHg，二尖瓣瓣口面积为 $2.68cm^2$。从心尖四腔切面测量的二尖瓣瓣环周长为 24mm。

图 C，采用经股静脉途径、经穿房间隔入路，用 MitraClip 系统（Abbott Vascular, Santa Clara, CA）对二尖瓣 A_2–P_2 节段（箭）进行经导管二尖瓣修复术，反流得以极大纠正。

图 D，然而，此时出现了重度的二尖瓣狭窄。

图 E 和图 F，调整钳夹位于多个位置（外侧、中部和内侧），部分张开夹臂至 30°（箭）时，在心率每分钟 60～70 次时二尖瓣平均跨瓣压差仍旧大于 10mmHg，此时二尖瓣残留中度反流（箭头）。由于存在严重的二尖瓣狭窄，手术中止，钳夹未行释放。

Ao. 升主动脉；LA. 左心房；LV. 左心室；MV. 二尖瓣

要点

● 使用 MitraClip 系统可以有效地减少放射治疗后继发性重度二尖瓣反流，但这些患者存在术后二尖瓣重度狭窄的风险。

● 术前应采用超声心动图仔细评估包括二尖瓣跨瓣压差、瓣环直径和二尖瓣口面积等指标，以确定经导管二尖瓣修复术后二尖瓣狭窄的风险。

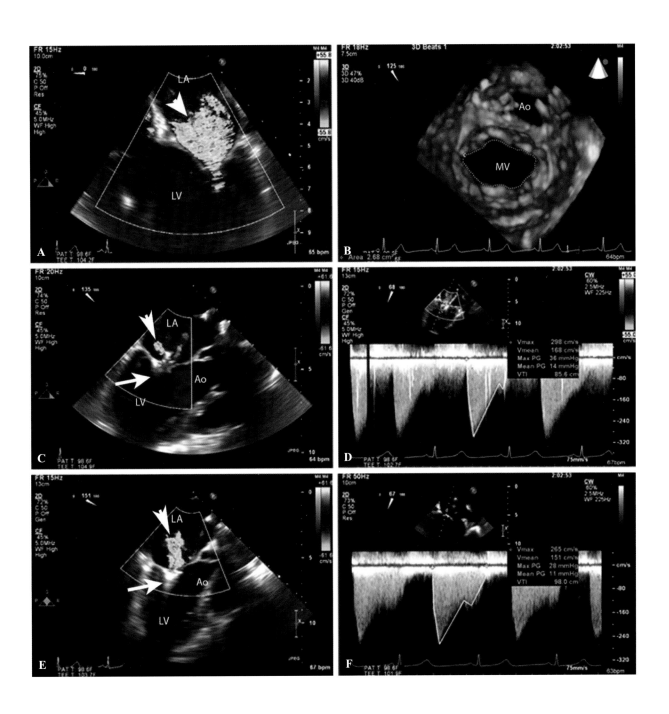

Brandon M. Jones   Samir R. Kapadia   著

胡海波   译

　　患者，91 岁，男性。由于二尖瓣 P_2 区呈扇形（图 A 至图 C）大段脱垂和摆动，表现为进行性呼吸困难和重度前向性二尖瓣反流（MR）。由于患者的年龄和众多并发症，被认为有很高的手术风险。患者在杂交手术室进行 MitraClip 装置置入（Abbott Vascular，Santa Clara，CA）。

　　经穿房间隔入路，第一枚钳夹定位于 A_2–P_2 处（图 D），其能很好地抓紧两个瓣叶。

　　此时经食管超声心动图显示由于后叶与第一枚钳夹间残留脱垂导致了 2+ ～ 3+ 二尖瓣反流（图 E 和图 F）。

　　继续放置第二枚钳夹，将其放置在第一枚钳夹的一侧来处理摆动的瓣叶（图 G）。

　　置入第二枚钳夹后已经将二尖瓣反流降低到 1+ ～ 2+，但第二枚钳夹活动度较高。左心房 v 波仍明显抬高，为了稳定第二枚钳夹并进一步减少反流，在前述 2 枚钳夹侧面放置第三枚钳夹（图 H）。

　　第三枚钳夹解决了活动度过大的问题，并且二尖瓣反流降低到微量程度，v 波明显减少。最终的超声三维成像显示 A_2–P_2 区域有 3 枚相邻的钳，内侧和外侧联合处各有一个开口（图 I）。

　　在每个钳夹释放之前都对二尖瓣顺行压差进行评估，未见明显升高。最终二尖瓣跨瓣压差为 4mmHg（图 J）。

要点

- 面积脱垂 / 摆动的二尖瓣通常需要放置多枚钳夹才能有效治疗。
- 虽然钳夹可能已经捕获足够多的瓣叶，但如果钳夹位于大的连枷瓣叶上，会出现明显活动度增大。此时放置额外紧邻的钳夹可以起到稳定现有钳夹的作用，并进一步降低二尖瓣反流。

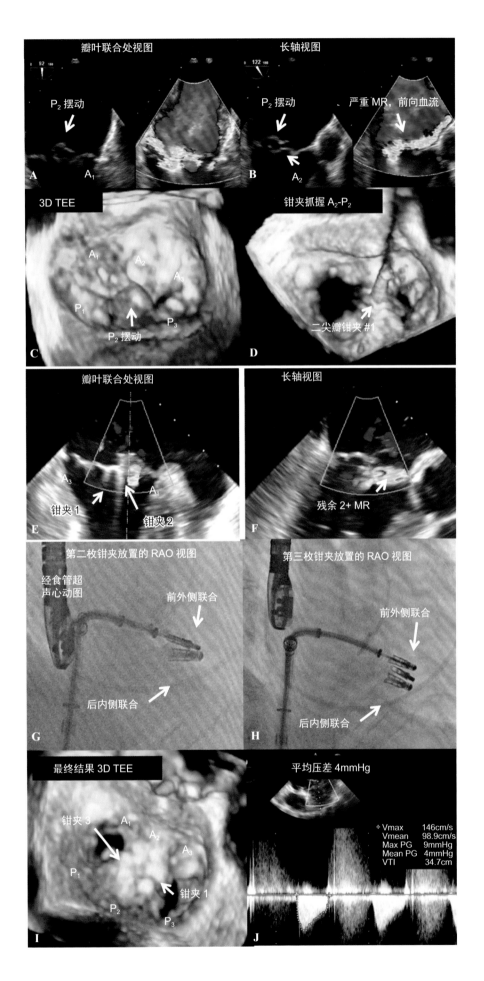

22 房间隔卡顿

Paul Sorajja 著
胡海波 译

患者，89 岁，女性。患有二尖瓣反流，有临床症状且有外科手术禁忌证，因此推荐使用 MitraClip 系统（Abbott Vascular, Santa Clara, CA）进行经导管二尖瓣修复术。房间隔穿刺后插入 24Fr 可控指引导管（SGC），将钳夹输送系统（CDS）送入患者体内。当试图送入钳夹输送系统时，输送导管（DC）手柄在插入导向器时不能伸缩。透视下（顶部）可以明显看出不能伸缩，转向套管（箭）上的跨隔标记位于指引导管标记（箭头）的正下方，尽管此时钳夹已经很好地推送进入左心房。

图 A，经食管超声心动图（TEE）主动脉短轴切面，显示套管（箭）穿过房间隔（IAS）。

图 B，在尝试将钳夹缩回导管时，SGC 和套管（箭头）掉入右心房。此时，钳夹位于左心房而套管位于右心房，前进和收回钳夹输送系统都有相当大的难度。

图 C，在进一步操作 SGC 后，钳夹输送系统（箭头）最终完全进入左心房。

图 D，在钳夹放置并移除导管和钳夹输送系统后，出现医源性大房间隔缺损（箭头）。

图 E，TEE 图像显示有明显的房间隔破损（箭头）。

图 F，之后房间隔缺损用 32mm Amplatzer ASD 封堵器封堵（箭头；St. Jude Medical, St. Paul, MN）。

IAS. 房间隔；LA. 左心房；RA. 右心房

要点

- 对于使用 MitraClip 经导管行二尖瓣修复的患者，将钳夹输送系统插入指引导管时，输送导管手柄必须完全缩回，以实现可控套管的连接。

- 放置房间隔封堵器后可能不允许指引导管再次穿过房间隔，因此不允许再次行 MitraClip 治疗。因此，在房间隔损伤的情况下，操作者应预见到房间隔缺损需要治疗，并在房间隔缺损关闭前通过置入合适数量的钳夹尽可能减少二尖瓣反流。

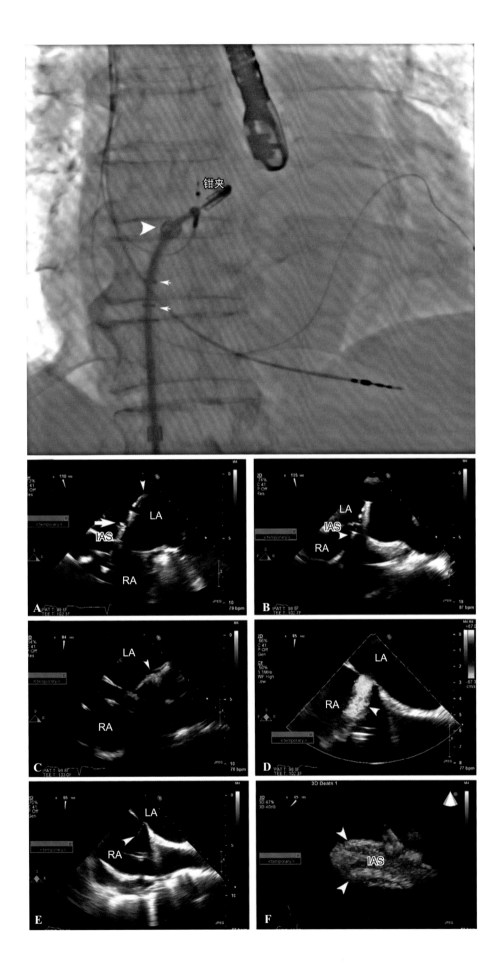

23 确保二尖瓣瓣叶插入

Paul Sorajja　著

胡海波　译

对于使用 MitraClip 系统（Abbott Vascular, Santa Clara, CA）进行经导管二尖瓣修复术的患者，确保前、后瓣叶的充分插入对于降低钳夹仅抓取单瓣叶及钳夹栓塞非常必要。

图 A，MitraClip NT 夹臂和夹持器视图。夹持器的接触固定元件位于远端或心室侧（箭头）。因此，瓣叶必须充分放置在夹持器和夹臂之间。

图 B，夹持器放置在夹臂上方的位置（箭头），镍线环（箭）穿过夹持器，调节旋钮使夹持器能够下降或升高。

图 C，术中经食管超声心动图（TEE）显示夹持器（箭头）。该视角下可以很容易地看到二尖瓣前叶（箭）。

图 D，当瓣叶明显插入时，可以看到夹持器随着心室收缩而上升（箭头）。这是由于二尖瓣叶组织（箭）推动夹持器和软镍丝造成的。

LA. 左心房；LV. 左心室

要点

- 在使用 MitraClip 进行经导管二尖瓣修复时，二尖瓣瓣叶充分插入对于降低钳夹仅抓取单瓣叶和钳夹栓塞的风险至关重要。通常使用超声心动图综合评估瓣叶在 2 个夹臂上的位置。
- 在关闭夹臂之前，还应寻找瓣叶插入夹持器和夹臂之间的可视化图像。在二尖瓣收缩运动期抬起夹持器可更好地确保二尖瓣叶插入。

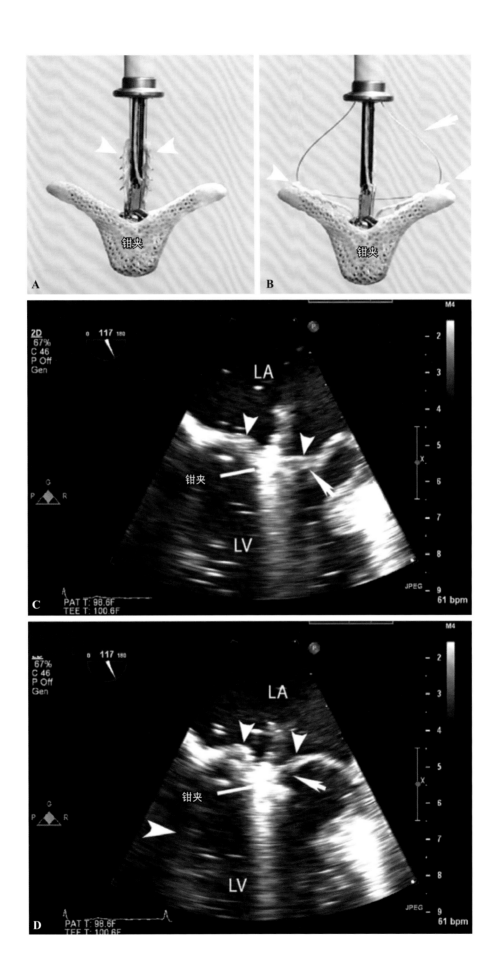

经导管处理二尖瓣修补术失败：经导管环中瓣和环周渗漏封堵术

Gagan D. Singh　Thomas W. Smith　Jason H. Rogers　著

胡海波　译

患者，69 岁，女性。因外科二尖瓣（MV）修复术失败继发呼吸困难。患者之前曾接受过二尖瓣修复外科手术，置入 26mm 半刚性 Physio 1 成形环。经食管超声心动图（TEE）显示严重的环内反流（图 A 和图 I），二尖瓣跨瓣压差为 8mmHg（图 B）。

由于众多并发症（STS-PROM，15%），患者被推荐行经导管二尖瓣环环中瓣置入术（TMViR）。采用经股静脉 - 房间隔（TF-TS）入路。在卵圆窝上后方行房间隔穿刺术。使用 14mm 半顺应性球囊预扩张房间隔。

将 1 根 0.035in 弯头导丝送入左心室（LV），然后换成 0.035in 的 Amplatz 超硬导丝（尖端 7mm 柔性部分预成形为 U 形），从而形成左心室轨道（图 C）。之后 23mm Edwards Sapien S3 瓣膜被推进（开口引导）右心房。

将二尖瓣环在视野调整为"平面"，整个系统随后穿过房间隔，进入左心房，最终穿过二尖瓣环（图 D）。

在适当对准、定位 [经导管主动脉瓣置换术（TAVR）球囊的中间标记在成形环的中心平面] 并保持同轴度后，在快速起搏下利用小压力充盈球囊将瓣膜展开。请注意小压力球囊扩张时（图 E，图 F）人工瓣在成形环平面（蓝圈）中的移动。

TEE 评估显示瓣膜位置良好，无瓣内反流，但出现了严重的"环周"反流（PRR）[图 G（蓝箭）和图 I]。

环周漏的发生可能继发于瓣膜展开过程中一过性成形环开裂（图 E，图 F）。TEE 测量缺损大小为 6mm×15mm。

将一个 14F 的 Agilis NxT 鞘管推送到左心房，1 根 0.035in 弯头导丝通过环周缺损进入左心室。通过导丝将 6Fr 的 MP 导管推进至左心室。重复这一过程，将另 1 根 6F MP 导管推进至左心室。将 2 枚 10mm 的 Amplatzer Plug Ⅱ（AVP Ⅱ）通过 MPA 导管送入。2 枚 Plug 远端盘都被放置在紧邻新放置 Sapien 瓣膜下方的心室侧，之后将 AVP 完全释放（图 H）。

在确认封堵器安全放置及消除环周漏后，AVP Ⅱ 从各自的输送导丝上脱离。最终 TEE 证实完全消除了二尖瓣反流（环内和环周围）（图 I）。

LA. 左心房；LV. 左心室

要点

- 经股静脉 – 房间隔入路建立左心室内轨道为 TMViR 手术提供了另一种途径，该入路避免了胸部切口，可降低外科手术相关并发症。
- 放置瓣膜时保持同轴性是此方法的主要技术挑战。
- TMViR 置入时可能导致成形环自身形状变形，从而导致开裂和由此产生环周漏。
- 继发于 TMViR 后的环周漏可用血管塞治疗。

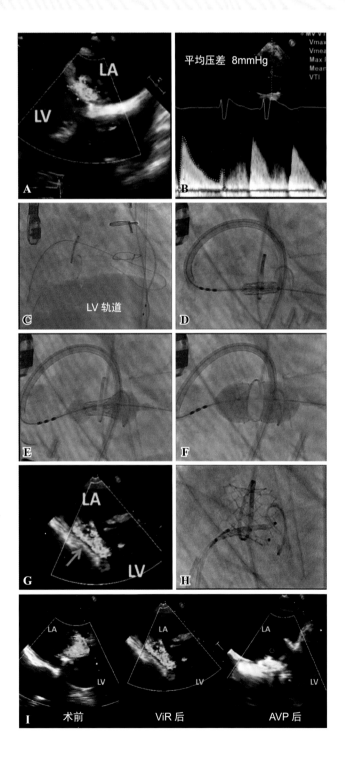

25 MitraClip 单叶附着

Paul Sorajja 著

吴 洋 张刚成 译

患者，87 岁，女性。既往行经导管 MitraClip 二尖瓣修复（Abbott Vascular, SantaClara, CA），因新发呼吸困难而返回医院。

图 A，经食管超声心动图（TEE）显示二尖瓣（箭头）前叶上 MitraClip 的单叶附着（SLDA）。

图 B，此外，后叶（箭头）有连枷部分。

图 C，利用三维 TEE 首先在 SLDA 侧边（箭头）置入第二枚钳夹（箭）。

图 D，在钳夹通过二尖瓣进入左心室时，X 线平面成像用于检查位于第一枚钳夹（箭）附近的第二枚钳夹位置（箭头）。

图 E，可见夹持器和瓣叶（箭头），瓣叶位于已释放的钳夹内（箭）。

图 F，三维经食管超声心动图显示后续放入的第一枚钳夹（箭）最终定位。

图 G，后续放入第二枚钳夹（箭）放置在 SLDA 内侧。

图 H，在经食管超声心动图前后联合切面上能更好地显示后续放入的第二枚钳夹轨迹和靠内的位置（箭头）。

图 I，透视显示后续置入的第二枚钳夹位置。

图 J，透视显示后续置入的第三枚钳夹位置。

图 K，同时可见可控套管和正在放入的钳夹，从而有助于确保瓣叶置入钳夹。

图 L，三维经食管超声心动图显示 3 枚钳夹位置正常。

A. 前方；Ao. 升主动脉；L. 侧面；LA. 左心房；LV. 左心室；M. 内侧；P. 后方

要点

- 当 SLDA 发生在 MitraClip 治疗期间时，必须放置额外的钳夹来锚定 SLDA 以降低栓塞的风险。理想情况下，在 SLDA 两侧放两个尽可能靠近的钳夹，以减少瓣叶运动。

- 当准备后续继续放入钳夹时，为了确保瓣叶插入，在一个图像中看见可控套管和钳夹释放必不可少。

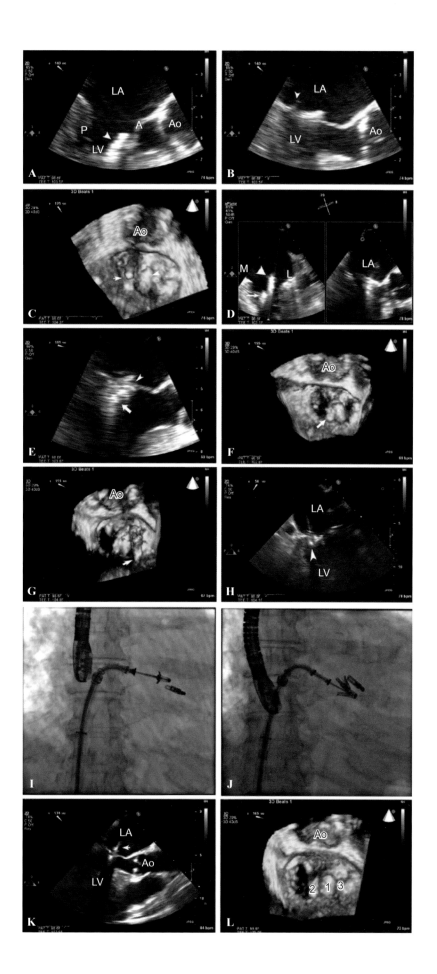

26　从一个棘手的 MitraClip 病例中吸取教训：经皮二尖瓣修复术后瓣膜黏液样变性进展

Marc R. Katz　Gorav Ailawadi　D. Scott Lim　著

吴　洋　张刚成　译

患者，68岁，女性，菲律宾人。因重度二尖瓣反流（MR）来院治疗。患者既往重症肌无力、左侧肺切除术、脑血管意外、双侧硬膜下血肿，接受支架和弹簧圈左颈动脉瘤术和冠状动脉疾病介入治疗。基于她的症状及病史，她接受了 Mitralclip（Abbott Vascular，Santa Clara，CA）经皮二尖瓣修补术，术后疗效显著，仅有 1+ ～ 2+ 二尖瓣残余分流。18 个月后，她因严重呼吸困难及二尖瓣反流加重而再次住院。

经食管超声心动图显示瓣膜脱垂（图 A），在上次置入的 4 个钳夹附近存在二尖瓣脱垂重度反流（图 B）。在二尖瓣侧面瓣叶联合处发现进展的黏液样病变。

图 C，平均二尖瓣压差为 3.2mmHg。

图 D，在第二次手术中，在 A_1–P_1 段放置第 5 枚钳夹，导致（E）轻微的残余反流。在放置了第五枚钳夹后，二尖瓣压差降至 1mmHg。

要点

- 二尖瓣（MV）黏液样病变疾病不是静态的，需要密切随访，并向患者和医师说明复发或进展的可能性。
- 在重度二尖瓣反流中，二尖瓣跨瓣压差可能是"欺骗性"升高的，并不主要是由于二尖瓣狭窄，而是来自舒张期反流流量升高。
- 二尖瓣瓣叶联合处的异常可行介入治疗。
- 合适的手术计划和术中超声心动图评估可以用于经皮治疗的评估和治疗黏液瘤复发。

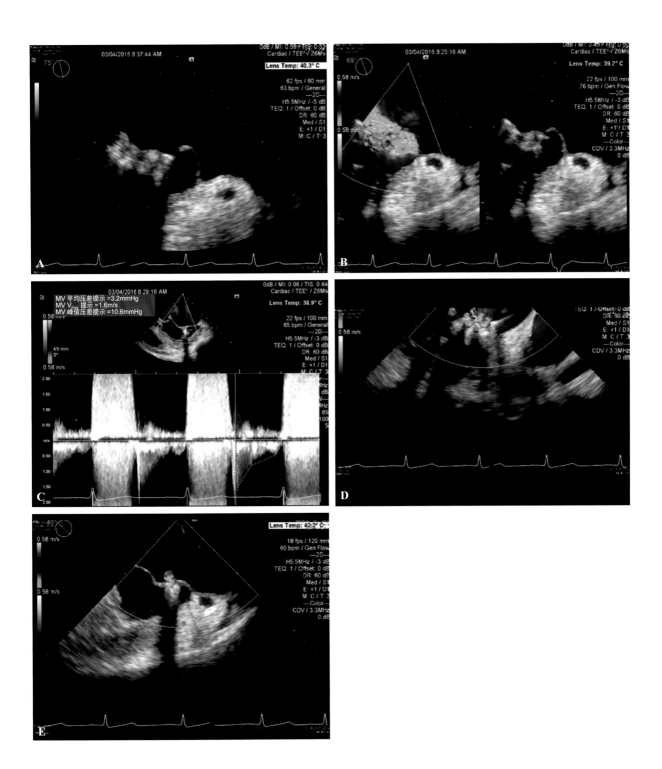

27 介入治疗左心室功能障碍及继发性二尖瓣反流（AccuCinch 心室成形术）

Christian Butter   Michael Neuss   著
吴 洋   张刚成   著

患者，78 岁，女性。因心力衰竭多次入院。此次由于中至重度功能性二尖瓣反流而推荐行介入治疗。由于左心室功能重度下降（射血分数，15%），左心室明显增大（舒张末期内径，78mm），且伴有很多并发症，患者手术风险很大。最后决定行导管辅助的瓣下 AccuCinch 心室成形术（Ancora Heart, Santa Clara, CA）。

图 A，经胸超声心动图显示左心室扩张，中至重度继发性二尖瓣反流。

图 B，右前斜位透视显示 Ancora Heart 指引导管逆行穿过主动脉瓣，导管的预弯使其能到达二尖瓣（MV）瓣环下方左心室。然后，用 NavCath 导管导入 V18 导丝（Boston Scientific, Nantick, MA），在沿着瓣下腱索的后方行进，并顺行出主动脉瓣。经食管超声心动图确认所有腱索游离，没有被导丝缠绕。TracCath 传输系统经导丝送入。每个不透线的标记条代表一个视角，该视角指导在后壁置入器械时每个接合面之间可保持等距。

图 C，放置 6 号锚。锚放置深度是由 0.014in 不透线导丝在 90°～120° 偏转角决定的。力学分配部件（FDM；箭）或间隔器置于每个锚之间。

图 D，在夹紧之前，所有 12 个锚都被放置到心肌中；锚和间隔器在超高分子聚乙烯导线上松散地排列。置入夹子和锁定导管顶住最后 1 枚锚，随即开始夹紧。

图 E，AccuCinch 完全夹住并锁定在适当的位置。按最初设计，随设备置入，心室直径缩小 29%（35.7mm）。间隔器之间残留空隙允许心室在收缩期和舒张期能移动。

图 F，左心室造影显示锚位于二尖瓣环下约 2cm 处且几乎与瓣环平行。在血管造影上，仅见轻微的反流。

图 G，置入 3 个月后，经胸超声心动图可清晰显示结合处之间的锚呈半环形覆盖心室后壁 180°（箭头）的范围。

图 H，3 个月随访，超声心动图只显示轻度残留二尖瓣反流。

FDM. 力学分配部件；LA. 左心房；LV. 左心室；MV. 二尖瓣；RA. 右心房；RV. 右心室

要点

- 对于扩张性心肌病患者来说，导管基础上的心室缩减是一种很有前途的修复左心室和减少继发性二尖瓣反流的治疗方法。
- 评估瓣膜下空间和肌壁内放置镍钛锚并用钢缆连接是一个挑战，但是一个良好的结构认知和程序标准化很有帮助。
- 对于安全和成功的置入，把握患者适应证同时具备一个训练有素的介入和超声心动图成像小组是至关重要的。

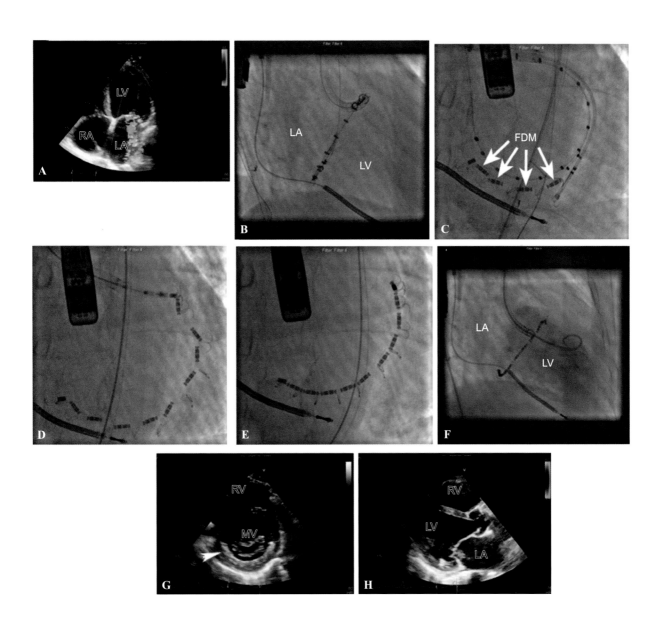

28　应用 Cardioband 行介入瓣环成形术治疗严重二尖瓣反流

Shingo Kuwata　Maurizio Taramasso　Alberto Pozzoli　Fabian Nietlispach
Evelyn Regar　Francesco Maisano　著
吴　洋　张刚成　译

患者，83 岁，男性。有重度的功能二尖瓣反流及相关症状，拟介入行二尖瓣瓣环成形术入院。他之前接受了 MitraClip（Abbott Vascular，Santa Clara，CA）经导管二尖瓣修复术。

图 A 和图 B，经食管超声心动图（TEE）显示由于瓣环扩张（图 A，瓣叶联合处切面；图 B，左心室流出道切面）引起的残留重度二尖瓣反流（MR）。我们的心脏小组对他进行了评估，并推荐使用 Cardioband 系统（Valtech Cardio，Or Yehuda，Israel）进行直接环形成形术。在全麻、透视及 TEE 指导下进行 Cardioband 治疗。用与 MitraClip 治疗时同一个房间隔穿刺部位，无须额外穿刺。

图 C，Cardioband 传送系统进入左心房。

图 D，在三维 TEE 指导下将第一个锚置入到二尖瓣联合处侧面。

图 E，接下来，沿后侧瓣环置入另外的锚，直到到达二尖瓣瓣叶联合处内侧。

图 F，使用尺寸调整工具，将二尖瓣环缝合。

尽管有 MitraClip 造成的图像伪影，Cardioband 仍可成像和置入。功能二尖瓣反流程度由重度降低到轻度，二尖瓣环面积由 $10.8cm^2$（图 G）相应降低到 $6.2cm^2$（图 H）。

要点

- 在经导管二尖瓣介入治疗中，可采用分阶段或联合 Cardioband 和 MitraClip 治疗，从而可以分别提高两种方法的疗效。
- 对于二尖瓣反流，应该在瓣叶治疗之前行 Cardioband 经导管直接瓣环成形术。因为这一方法有助于保持后续的治疗选择。但是，联合治疗的最佳顺序和时间应是进一步研究的主题。

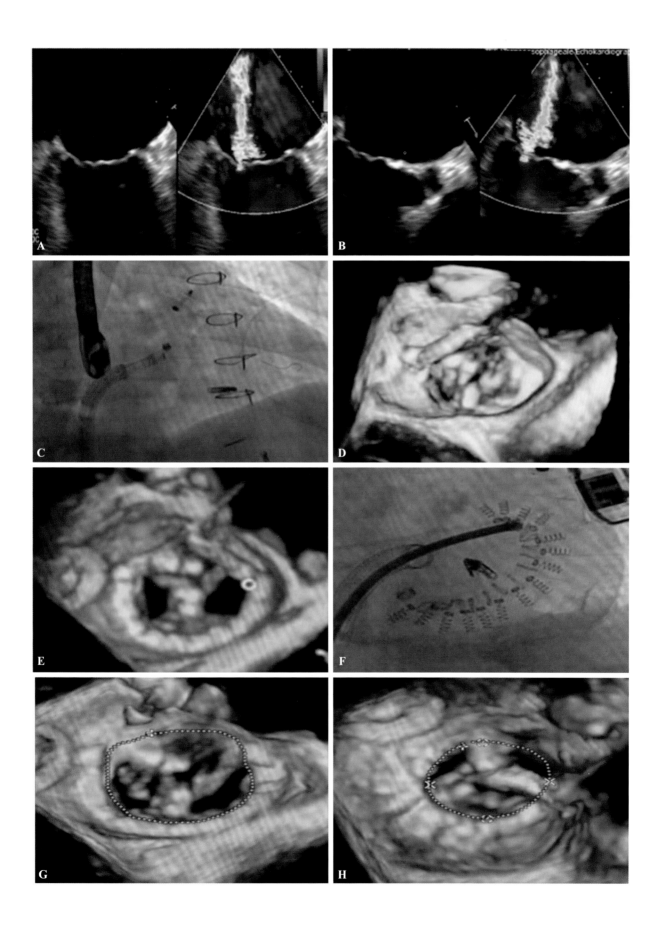

29 利用左心室调节装置治疗功能性二尖瓣反流：iCoapsys Device（Myocor）

Wesley R. Pedersen　Stacey Tonne　**著**

吴　洋　张刚成　**译**

患者，74岁，男性。因有重度功能性二尖瓣反流（FMR）且有相关症状而入院。他1年前遭遇过下侧壁心肌梗死而并发二尖瓣反流（MR）和进行性左心室重构。经胸超声心动图显示左心室严重增大，舒张末期直径为68mm。左心室功能严重降低，射血分数为25%。

考虑到该患者二尖瓣反流由心室改变引起，我们选择尝试一种经导管心包内行左心室和瓣环重塑治疗，即 iCoapsys Device（图A）。该手术复杂，需在透视下进行，透视包括冠状动脉造影。手术过程还需超声心动图辅助，包括使用心包和经食管方式。心包间隙通路是用一个54Fr鞘建立的，通过它置入所有导管。

图B，可控导管置于心包后侧和前侧表面。

图C，后经心室由后方镍钛针捕获，镍钛拉绳建立并拉出。一个带有垂直导向器的后垫被沿可控导管送入，并连接到心包后侧表面2cm房室间隔（AV）的顶端。前垫以类似的方式传递到距左冠状动脉前降支内侧2cm处。

图D，在超声心动图的指导下，心包垫用尺寸调节装置拉到一起（用经心室拉绳使其连接），二尖瓣反流降低到轻度。

在前后心包垫合位后（图E，圆圈；图F，箭头），经胸超声心动图（图G，短轴切面，箭；图H，心尖长轴切面，箭）可见瓣环前 – 后直径减少30%。剪断拉绳，垫片固定在心外膜表面。在30d的随访中，有残留1～2级的二尖瓣反流和轻微症状（纽约心功能评级Ⅱ级）。

Ao. 升主动脉；LA. 左心房；LV. 左心室；MV. 二尖瓣；RV. 右心室

要点

- 功能性二尖瓣反流是一种心室相关性疾病，可以用一种针对扩张心室的装置来治疗。

- iCoapsys 装置是一个经导管的系统，其大小是由患者的解剖和二尖瓣反流的程度而定。

- 在相似患者群体的随机对照临床试验（Restor-MV）中，用 iCoapsys 装置的死亡率比二尖瓣外科治疗有所降低。

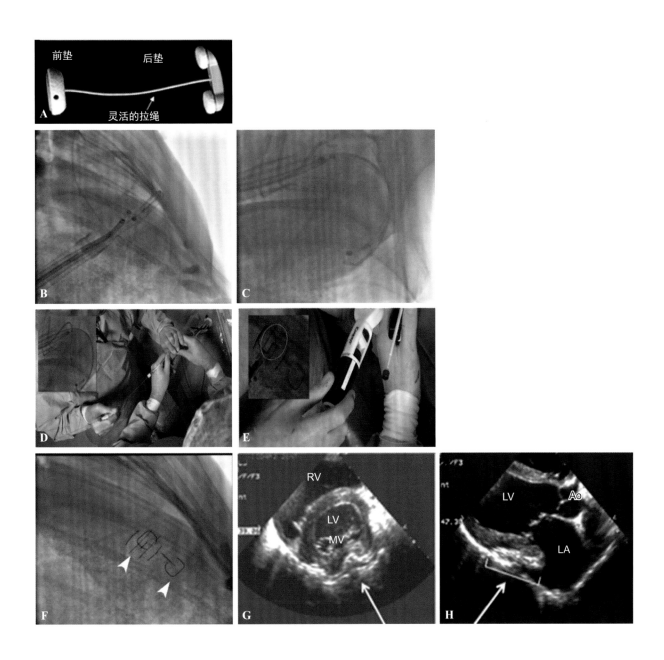

30 应用 Carillon Device 经皮二尖瓣瓣环成形术治疗功能性二尖瓣反流

Samuel E. Horr　Samir R. Kapadia　Steven L. Goldberg　著

吴　洋　张刚成　译

患者，61 岁，女性。出现呼吸困难，心功能为纽约心功能评级 Ⅲ 级，尽管进行了最大限度的治疗，仍然因缺血性心肌病和充血性心力衰竭而频繁住院。

图 B 和图 C，经胸超声心动图显示左心室扩张（舒张末期内径，68mm）、心功能降低（射血分数，26%）及重度功能性二尖瓣反流（MR）。

她不适宜行外科二尖瓣修补术或心脏再同步化治疗，因而选择在心导管室置入（图 A）Carillon Mitral Contour 系统（Cardiac Dimensions，Kirkland，WA）。镇静条件下，在其右颈内静脉放置一个 9Fr 血管鞘，右股动脉中放一个 6Fr 血管鞘。

图 D，冠状动脉造影显示左回旋支中段闭塞。

图 E，冠状动脉窦静脉造影 Carillon 锚的大小为静脉尺寸的 2 倍。选择 9mm×20mm×60mm Carillon 装置，预留 5cm 用于调节张力。

图 F，左旋支动脉在置入后无变化（装置，箭头）。

图 G，手术后超声心动图显示二尖瓣反流减少，在 12 个月时进行的超声心动图随访反流程度持续改善（残余反流分级，1+ ～ 2+）。在 36 个月的随访中，患者没有再因心力衰竭住院治疗，仅反馈心功能 NYHA Ⅱ 级相关症状。

LA. 左心房；LV. 左心室

要点

- 是一种经皮瓣环成形装置，可在镇静下用于治疗功能性二尖瓣反流。
- 在置入时必须注意避免影响冠状动脉回旋支。
- Carillon Mitral Contour 系统可使二尖瓣反流、相关症状和功能得到改善。

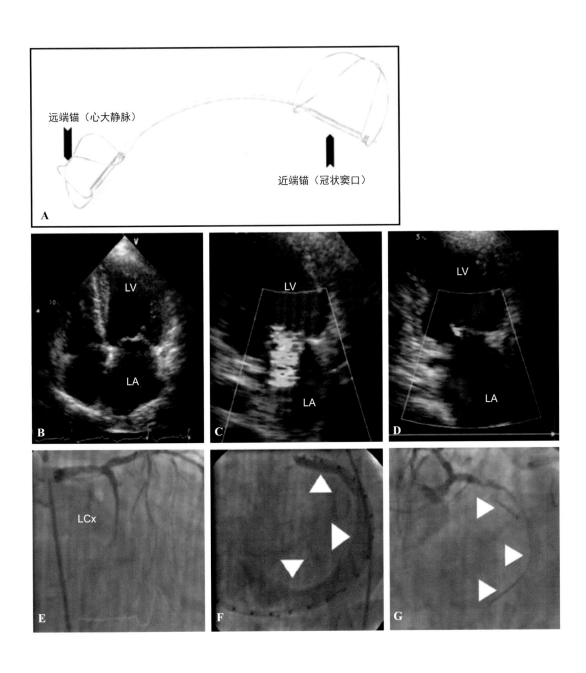

31 外科二尖瓣瓣环成形术后残余反流的介入封堵治疗

Paul Sorajja 著

吴 洋 译

患者，65岁，男性。因劳力性呼吸困难入院治疗，既往行外科二尖瓣修复术。3年前，他因退行性二尖瓣反流（MR）接受外科手术放置一硬性的成形带，并切除二尖瓣后瓣。活动性心内膜炎评估呈阴性。

图A，经食管三维超声心动图在左心房切面（外科医师视角）显示一个大的裂口（箭头）位于二尖瓣环后内侧附近。

图B，多普勒血流显像显示通过裂口的（箭头）反流。

图C，经房间隔穿刺后，在左心房（LA）放置1根8.5Fr Agilis中弯导管（SG，St.Jude Medical，St.Paul，MN）和5Fr可伸缩导管和6Fr多功能导管。图像增强器角度调整定位到可获得外科瓣环成形带（箭头）的垂直视角。1根0.035in弯头交换长超滑导丝（箭；Terumo，Somerset，NJ）通过缺损处并进入左心室（LV）。

图D，6Fr多功能指引导管用于输送12mm的Ⅱ型Amplatzer血管塞（St. Jude Medical，St. Paul，MN），在左心室（箭头）内释放远端盘面，随后退外鞘回拉将血管塞留置于缺损处。

图E，经食管三维超声心动图显示多功能输送导管（箭头）跨越瓣旁缺损。

图F，超声心动图显示血管塞位于左心房侧的盘面。

图G和图H，推拉血管塞（箭头）确认稳定性，然后撤除输送导丝（箭）。

图I，经食管超声图像确认释放后血管塞的位置。

图J，多普勒彩色血流成像显示血管塞放入后二尖瓣反流消失。

Ao. 升主动脉；LA. 左心房；LV. 左心室；MP. 多功能导管；MV. 二尖瓣；Post. 后侧；RA. 右心房；SG. 可控指引导管

要点

- 涉及外科瓣环环旁的反流可采用类似修复人工瓣缺损的治疗方式。
- 既往行二尖瓣瓣叶外科修复的患者，其原生二尖瓣叶情况决定了二尖瓣功能，因此在介入治疗外科瓣环成形术后瓣周漏时，必须注意确保原瓣叶不会被影响。
- 在瓣叶有裂隙的患者接受介入治疗瓣周反流前，必须排除活动性心内膜炎。

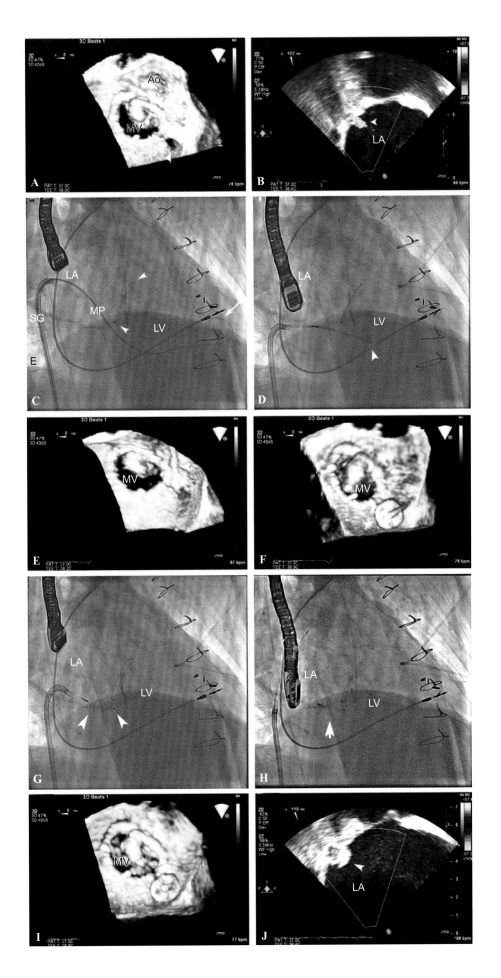

智能解剖与图像融合在经导管二尖瓣修补复术中的应用

Alexander Haak　John D. Carroll　著
吴　洋　译

　　患者，73 岁，男性。有重度二尖瓣反流（MR）相关临床症状，同时合并外科手术禁忌证。该患者被送入心导管室利用 MictroClip（Abbott Vascular，Santa Clare，CA）行经导管二尖瓣（MV）修复术。手术开始时，利用 EchoNavigator（Philips，Best，Netherlands.）将超声图像融合到 X 射线成像系统中，在三维超声心动图基础上，生成一个具有标记［左心耳入口平面（LAAO），二尖瓣平面］的动态三维心脏模型。

　　图 A，建立心脏模型了解解剖背景，在此基础上与二维和三维超声心动图以及彩色多普勒图像进行叠加，用于推测术中对心脏解剖结构显示最佳的 X 射线投照角度，并用于指导特殊操作。

　　图 B，房间隔穿刺图像（TSP，箭）。

　　图 C，将导丝置入左上肺静脉（PV）以避开左心耳入口。

　　图 D，将钳夹传送系统（CDS）送至二尖瓣平面。

　　图 E，调整 CDS 与二尖瓣叶对齐。

　　图 F，将钳臂与二尖瓣反流束对齐。

　　图 G，定位二尖瓣侧面残余反流。

Ao. 升主动脉；CDS. 钳夹传送系统；LA. 左心房；LV. 左心室；RA. 右心房；TSP. 房间隔穿刺

要点

- 患者特定的解剖及在介入手术中需要使用不同成像方法都是结构性心脏病介入操作的学习内容。
- 将三维心脏模型和 X 线透视下的图像融合，可以帮助术者快速评估各个解剖关系，优化 X 线投射角度，并通过显示特定心腔和自动生成的标记来引导后续操作。

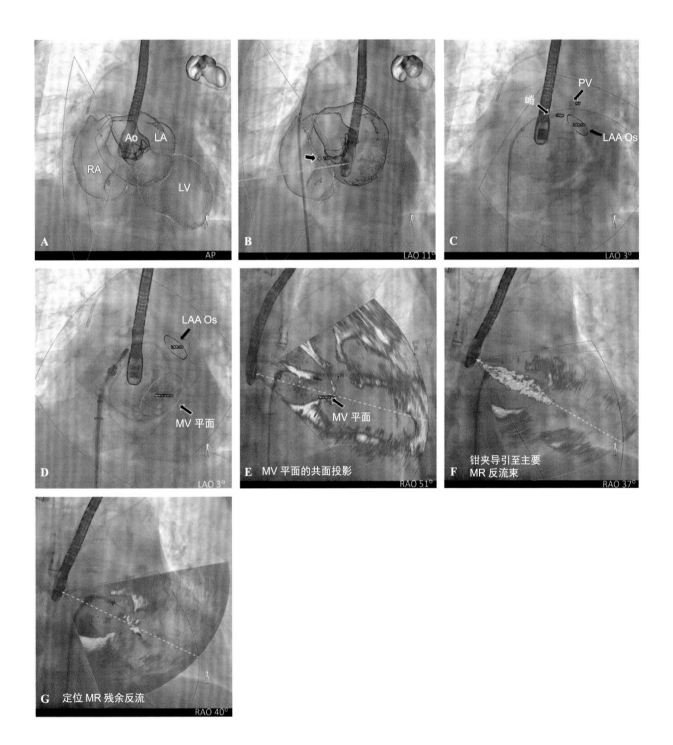

33 亚临床瓣叶血栓形成

Ung Kim　Shaw-Hua Kueh　Mickaël Ohana　Jonathon Leipsic　著
吴　洋　译

患者，81 岁，女性。因急性呼吸困难并进行性加重而入院。8 年前曾行二尖瓣（MV）人工生物瓣置换术，使用了 1 枚 25mm Edwards Magna 瓣膜（Edwards, Irving, CA）。当时入院时，经胸超声心动图显示左心室射血分数为 60%，属于正常范围内，但 MV 平均跨瓣压差为 12mmHg，评估瓣口面积为 $0.7cm^2$。随后行心脏 CT 检查，发现生物瓣严重钙化。由于她再次手术死亡风险很高，不能进行二次行外科二尖瓣置换手术，因此对她进行心尖路径经导管二尖瓣瓣中瓣置入术，术中使用 26mm 的 Sapien XT 经导管心脏瓣膜（Edwards）。术后第 6 个月，她再次出现了呼吸困难，并进行性加重。

图 A 与图 B，三维容积图像显示位于二尖瓣解剖位置的 25mm Magna 人工生物瓣膜。

图 C 与图 D，通过瓣中瓣手术，26mm Sapien XT 人工瓣膜位于理想位置。

图 E 与图 F，经导管心脏瓣膜（Sapien XT）瓣叶明显增厚，在瓣叶上可见异常低密度影（红箭），瓣叶活动受限。

3 个瓣叶中，有 2 个瓣叶受累，可在短轴切面（图 E）、三腔心切面（图 F）及四腔心切面（图 G）显示。

要点

- 心脏 CT 是评价经导管二尖瓣置换术术前及术后二尖瓣形态的非常有用的检查方法。
- 对于生物瓣置换失败且再次手术风险高的患者，经导管二尖瓣瓣中瓣置换术是一种新的治疗方法。
- 经导管二尖瓣瓣中瓣置换术后，亚临床瓣膜血栓的发生率并不少见，置入术后患者的密切随访对其早期发现非常重要。

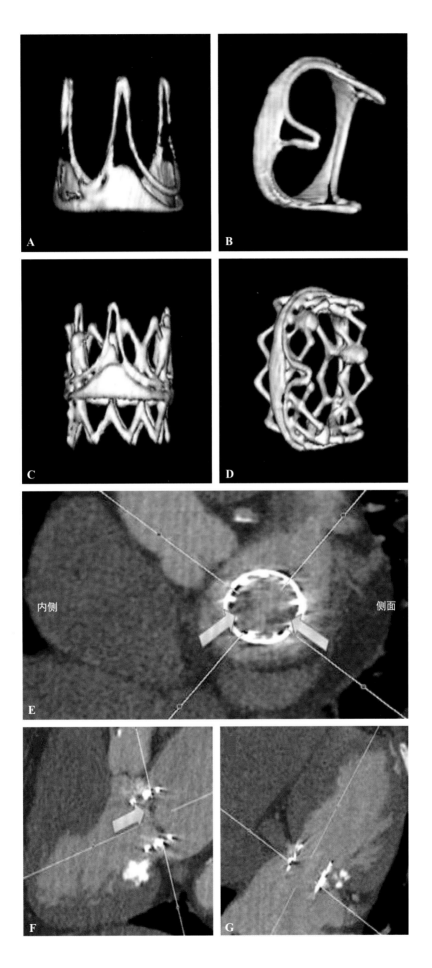

34 逆行经导管二尖瓣置换术（Intrepid）

Robert Saeid Farivar　Paul Sorajja　著

吴　洋　译

患者，78岁，男性有继发性的重度二尖瓣反流，入院进行介入治疗。患者既往有心肌梗死病史，现在左心室射血分数为33%。

图A，在基线，经食管超声心动图（TEE）长轴切面可见严重的二尖瓣反流（箭头）。

图B，建立经心尖路径，Intrepid瓣（图B，箭头；图C，箭）部分置入左心房（LA），在食管超声心动图上定位人工瓣放置的位置。

图D，随快速心脏起搏，二尖瓣人工瓣膜（箭）完全放置在原生二尖瓣的位置上。瓣膜材质是镍钛合金的，它有一个对称的外固定环，该环硬度不一，从而有助于将瓣膜像软木塞一样固定于二尖瓣瓣环上。同时，这个外环也有助于适应二尖瓣瓣环的活动特性。它的内环可容纳一个27mm的瓣膜。

图E，在置入术后，经食管超声心动图及彩色多普勒成像显示人工瓣膜置入术后未见反流（箭头）。

图F，经左心室（外科医师视角）进行食管三维超声心动图，显示人工瓣膜位置正常（MV）。

图G，在透视下可见，随输送鞘穿过二尖瓣，人工瓣膜位于左心房（箭头）内。

图H，瓣膜置入后，透视可见，人工瓣膜完全展开。

图I，在舒张期，人工二尖瓣的平均跨瓣压差只有2mmHg。

图J，术后第二天，经胸超声心动图胸骨旁长轴切面显示人工瓣膜位置正常。

Ao. 升主动脉；LA. 左心房；LV. 左心室；MV. 二尖瓣人工瓣；RV. 右心室

要点

- 对于那些重度二尖瓣反流、并可通过人工瓣膜置换术受益的患者，利用Intrepid人工瓣膜行经导管二尖瓣置换术已被证明是一种有效的治疗方法。
- Intrepid人工瓣膜的相关临床试验正在进行中。

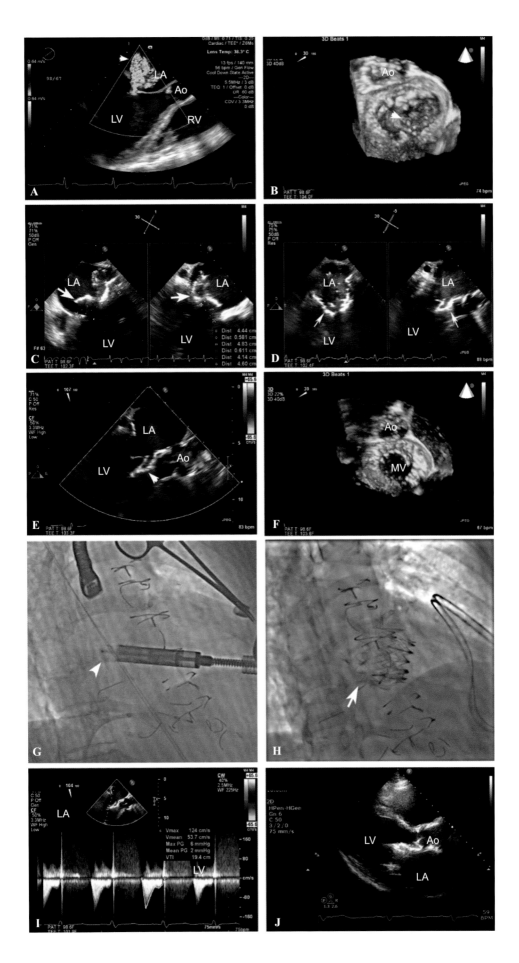

Paul Sorajja　Wesley R. Pedersen　Robert Saeid Farivar　著
吴洋　译

患者，75 岁，男性。有继发性的重度二尖瓣反流，需要进行手术治疗。由于该患者有明显的反流症状，预测会有很高的手术风险，因此对他使用 Tendyne 瓣膜（Tendyne，Abbott Vascular，Roseville，MN 公司产品）进行经导管二尖瓣（MV）置换术。

图 A，经食管超声心动图（TEE）的心尖长轴切面可见严重二尖瓣反流（MR）（箭），左心室射血分数为 35%。

图 B，经食管三维超声心动图（TEE）的左心房（LA）切面（外科医师视角）可见介入治疗前的二尖瓣。

图 C，手术切开进入，术者在左心室（LV）上选择一个位置，该位置在瓣叶连合平面（左）和室间隔 - 侧壁平面（右）将二尖瓣平分为二等份。利用左心室的压迹以及同步超声心动图确认该位置（箭）。

图 D，采用心尖穿刺路径，缓慢释放 Tendyne 人工瓣膜（箭），然后旋转，使人工瓣膜符合原生二尖瓣的解剖形状。通过连接心外膜垫的系带来固定人工瓣膜，这种系带还可以止血。

图 E，瓣膜放置后，多普勒彩色血流显像显示无瓣膜残余反流。

图 F，经食管三维超声心动图（TEE）的左心房切面显示人工瓣膜位置正常。

图 G，术前的左心室造影显示严重的二尖瓣反流，可见造影剂在左心房以及数支肺静脉滞留（箭）。

图 H，在置入 Tendyne 人工二尖瓣（箭）后，左心室造影显示未见二尖瓣残余反流。

Ao. 升主动脉；LA. 左心房；LV. 左心室；MV. 二尖瓣人工瓣

要点

- 对于重度二尖瓣反流患者，采用 Tendyne 人工瓣膜行经导管二尖瓣置换术是一种很有效的治疗方法。
- 为了更广泛的临床应用，这种人工瓣膜的研究正在进行中。

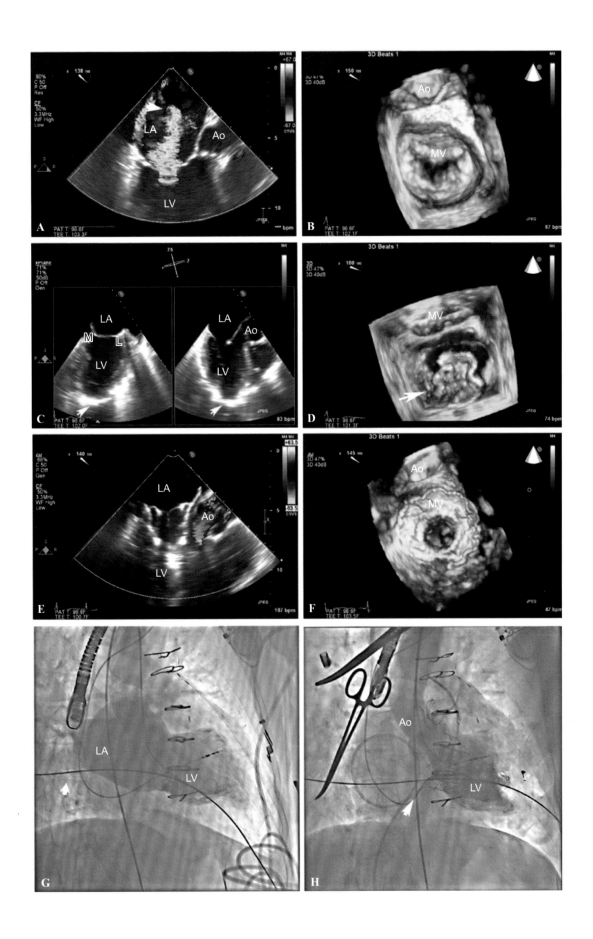

36 逆行经导管二尖瓣置换术治疗二尖瓣反流（Tiara）

Anson Cheung　John Graydon Webb　著
吴　洋　译

患者，68 岁，女性。既往有风湿性心脏病病史，曾于 2004 年行主动脉瓣机械瓣置换治疗。2013 年因瓣膜血栓形成，再次行急诊主动脉瓣置换，置入 1 枚 Epic Porcine 生物瓣（St.Jude Medical，St.Paul，MN）。如今患者的左心室功能明显恶化（射血分数仅为 25%），怀疑其源于冠状动脉栓塞和严重二尖瓣反流（MR）。心脏再同步化治疗无法改善患者的临床症状和左心室功能。由于二尖瓣（MV）瓣口面积小以及二尖瓣叶纤维化，患者也不适合行 MitraCilp（Abbott Vascular，Santa Clara，CA）治疗。胸外科评分和欧洲评分（EuroSCORE Ⅱ）预测的手术死亡率分别为 7.7% 和 17.1%。二尖瓣心脏研究小组认为该患者适合用 1 枚 35mm 的 Tiara-TAMI 瓣膜（Neovasc Inc.，BC，Canada）行经导管二尖瓣置换术。

图 A，瓣膜置入前，心脏 CT 扫描确定二尖瓣瓣环尺寸，采用虚拟 Tiara 瓣膜测量新的左心室流出道（LVOT）。

图 B，导丝从左心室心尖部穿过二尖瓣进入左心房。在经食管三维超声心动图（TEE）的引导下，将传送装置置于中尖。

图 C 和图 D，Tiara 生物瓣膜心房侧部分退出鞘外。在经食管三维超声心动图引导下，旋转 D 形 Tiara 瓣使其符合原生二尖瓣解剖结构。

图 E 和图 F，人工瓣心房侧衬边置于二尖瓣环上同时释放心室锚定。

图 G，Tiara 瓣膜放置完成。

图 H，Tiara 瓣膜功能正常，无残余二尖瓣反流或瓣周漏。

（译者注：图 E 至图 H 原文描述匹配度欠佳。图 G，展示心室锚定释放过程。图 H，展示瓣膜释放完成。）

要点

- 术前完善包括经胸超声心动图、TEE 和心脏 CT 的检查，对确定患者是否能做经导管二尖瓣置换术非常重要。
- 经心尖路径为经导管二尖瓣置换术提供了一种简单、直接、二尖瓣同轴位的通路。
- 对于一些有症状的二尖瓣反流患者，Tiara 人工瓣膜的二尖瓣置换术能保证瓣膜固定牢固，保持血流动力学稳定，并且无左心室流出道阻塞或瓣周漏。

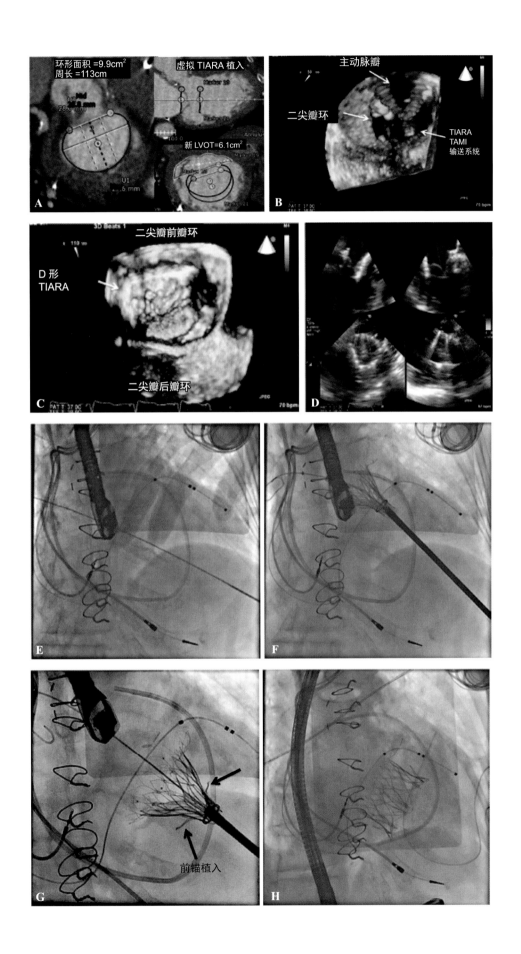

37 经导管修复心肌梗死后乳头肌断裂致二尖瓣反流

Michael Neuss　Christian Butter　著

金博文　译

　　患者，51岁，男性。因急性心力衰竭转入我院。4d前患者成功进行了亚急性后壁心肌梗死的介入治疗。术后早期恢复良好，后突发肺水肿。

　　行经胸心脏超声提示二尖瓣后侧乳头肌头部断裂（图A）及二尖瓣重度关闭不全（MR，图B）。经心脏科团队讨论评估，对患者施行了介入治疗以桥接后续永久性瓣膜置换手术。

　　图C，采取经静脉、穿房间隔入路行经皮二尖瓣（MV）修复术，术中置入2枚MitraClip（Abbott Structural, Santa Clara, CA）。由于患者瓣叶相距甚远，为钳夹的可视性带来了很大挑战。

　　图D，术后即刻仅可见瓣膜少量残存反流（箭）。

　　图E，术后早期患者病情稳定，后突然出现肺动脉压力升高（箭）。

　　图F，复查超声心动图显示1枚钳夹（箭）局部脱落，导致重度二尖瓣反流复发（图G）。

　　随后，患者经急诊行二尖瓣置换术。术后肺炎及败血症导致恢复过程较曲折，但仍于术后2周出院行康复治疗。

　　Ao. 升主动脉；LA. 左心房；LV. 左心室；RA. 右心房；RV. 右心室

要点

- 二尖瓣脱垂较重将导致经皮二尖瓣置换较为困难。对于此例患者，乳头肌活动也导致脱垂进一步加重。
- 乳头肌乳头的重量和残余运动将导致钳夹脱落风险增加。

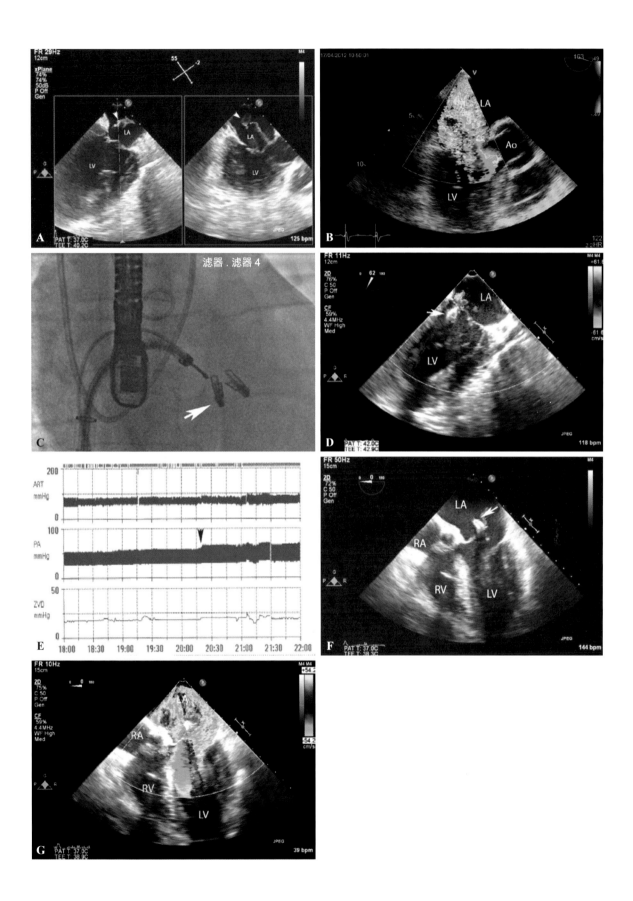

滤器，滤器 4

38 经导管穿房间隔行二尖瓣瓣中瓣置换

Mayra Guerrero   Michael Salinger   Paul Pearson   Ted Feldman   著
金博文   译

患者，69 岁，女性。患有严重慢性阻塞性肺疾病、冠心病三支病变及重度二尖瓣反流（MR），接受冠状动脉旁路移植术并应用 5mm Edwards Perimount 生物瓣（Irving，CA）行二尖瓣（MV）置换术。

患者因生物瓣重度狭窄导致症状进行性加重（图 A 和图 B）。虽然经胸外科协会风险评分评估患者行二尖瓣置换的死亡率仅为 4%，但由于之前的手术术后应用了 2 周的机械通气，恢复困难，所以认为她行二次开胸行二尖瓣置换的风险极高。因此患者被推荐接受介入治疗。经多学科结构性心脏病团队建议可入组 MITRAL 临床试验（NCT 02370511），行经导管穿房间隔二尖瓣置换术（TMVR）进行瓣中瓣置入（V-in-V）。

图 C 和图 D，心脏 CT 显示二尖瓣半环内径 23mm，瓣口面积 410mm²。尽管瓣中瓣技术建议应用 26mm Edwards Sapien 3 生物瓣膜，但经 CT 评估，包括应用虚拟瓣膜模拟确认后，研究小组决定置入 23mm Sapien 3 瓣膜。

图 E，估测重建后左心室流出道（LVOT）面积约 244mm²，提示左心室流出道梗阻风险较低。

图 F，通过 CT 分析确定透视下瓣膜展开角度及房间隔穿刺位置（图 G）。

图 H，患者在全麻、经食管超声心动图（TEE）引导下，用 23mm Sapien 3 瓣膜经房间隔行 TMVR 术。房间隔穿刺后，交换 8.5Fr Agilis 鞘管并送入 Safari 2 导丝至左心室心尖处。

图 I，应用 12mm 球囊完成房间隔造口。抽取 2ml 造影剂作为 23mm Sapien 3 瓣膜的对比剂，瓣膜安装时需注意方向与股动脉入路行经导管主动脉瓣置换术（TAVR）相反。除了可保证瓣叶方向正确，还确保了心房侧具有密封垫。将瓣膜输送系统沿 Safari 导丝送入，保持 Edwards 标志朝下，从而使输送系统曲向与 TAVR 输送系统相反方向。将瓣膜系统送至生物瓣处，调整临时起搏频率至每分钟 160 次，迅速扩张球囊打开瓣膜。

图 J，向球囊内注射额外的 2ml 造影剂在左心室侧进行后扩张。

图 K，TEE 显示瓣膜的位置和功能良好，二尖瓣跨瓣压差为 2mmHg，无二尖瓣分流。

复查心脏 CT，可见 TMVR 术后瓣膜位置良好，左心室侧瓣膜支架轻度扩张，无移位。

要点

- 运用心脏 CT 进行全面术前评估可辅助经导管穿房间隔二尖瓣置入术。
- 对于经导管心脏瓣膜大小的选择，应考虑 CT 测量的结果。
- 可通过心脏 CT 评估左心室流出道梗阻的风险。
- 准备瓣膜时必须保证密封垫位于心房侧。
- 建议用额外的造影剂扩张球囊使经导管瓣膜支架的心室边缘张开，以防止栓塞。

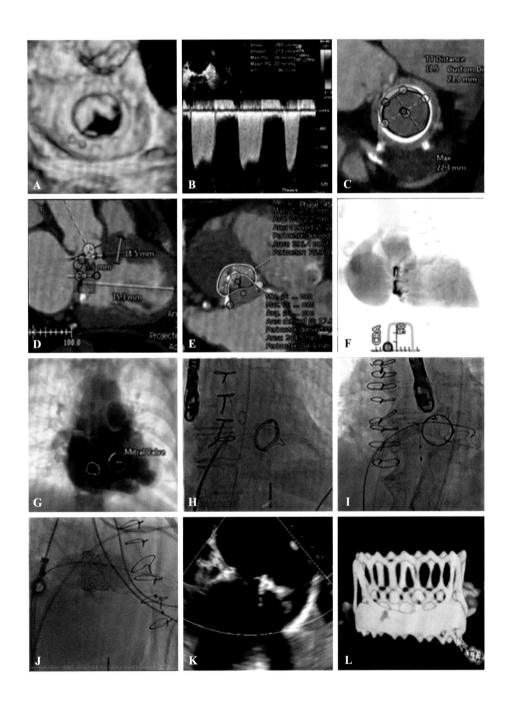

39 自膨式人工瓣用于合并重度二尖瓣瓣环钙化患者

Christopher Meduri Vivek Rajagopal 著

金博文 译

患者，75 岁，女性。因患有外周血管疾病、主动脉瓣重度狭窄（跨瓣压差 40mmHg）和二尖瓣环重度钙化（跨瓣压差 15mmHg），表现为急性舒张性心力衰竭。心脏导管检查发现左主干远端三支严重病变。由于患者主动脉钙化严重（瓷化主动脉），最终决定选择经导管介入治疗。左主干置入支架后，我们完善了心脏 CT 用于制订经导管主动脉瓣置换术（TAVR）和经导管二尖瓣置换术（TMVR）手术计划。

CT 结果显示二尖瓣瓣环周围钙化（MAC），并选择了用于置入人工瓣的区域（面积 =568mm^2；周长 =87.2mm；平均直径 =26.9mm）。然而，患者主动脉与二尖瓣成角为 106°，同时存在室间隔肥厚（18mm），及其他征象提示术后左心室流出道（LVOT）梗阻高危（图 A 至图 D）。

因此，我们认为患者的心内解剖结构不宜行 TMVR 术，决定仅行 TAVR 治疗，并希望通过它改善患者症状。冠状动脉介入术后 1 个月，我们选择应用 1 枚 23mm Sapien XT 瓣膜（Edwards，Irving，CA）进行经心尖主动脉瓣置入，术后无并发症。尽管术后复查，患者主动脉瓣瓣膜功能正常，有轻微瓣周漏，但患者仍有持续呼吸困难［纽约心功能评级（NYHA）Ⅲ级］。因此我们决定在患者的钙化二尖瓣瓣环行经导管二尖瓣置入术治疗。为了减少该患者术后 LVOT 梗阻的风险，我们在 TMVR 术前预防性地进行了室间隔乙醇消融术。室间隔乙醇消融术已被认为是 TMVR 术后 LVOT 梗阻的一种抢救手段。

经美国食品药品管理局（FDA）许可，鉴于可重置瓣膜能精确地控制置入深度，并且如果术中出现了明显的 LVOT 阻塞，可以将其回收，我们利用 1 枚 Lotus 瓣膜（Boston Scientific，Maple Grove，MN）进行此例 TMVR 手术。经心尖穿刺后置入 1 枚 27mm Lotus 瓣膜（图 E 至图 H），术后超声心动图提示瓣膜位置满意，无瓣周漏。

患者于术后第 3 天出院口服抗凝治疗，1 个月后症状改善，评估 NYHA Ⅰ级，6 个月后对患者进行随访，仍为 NYHA Ⅰ级，复查心脏 CT，显示瓣膜位置稳定，瓣叶功能正常，无左心室流出道梗阻（图 I 和图 J）。

要点

- TMVR 术后左心室流出道梗阻的危险因素包括主动脉 - 二尖瓣成角过小、室间隔肥厚和左心室偏小等。因此在预估术后新成形的 LVOT 尤为必要。
- 对于合并室间隔肥厚的患者，TMVR 术前行乙醇室间隔消融可以降低术后 LVOT 梗阻的风险。
- Lotus 瓣膜可经心尖输送，具有可复位和可回收的优点，可增加手术的有效性和安全性。

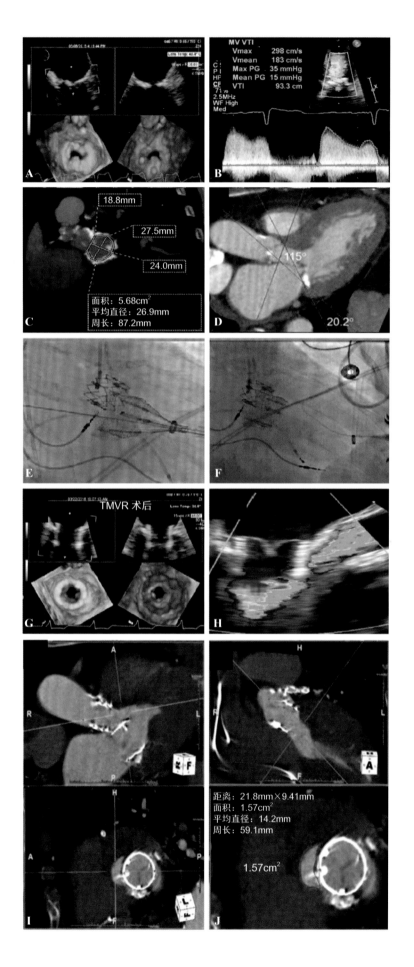

40 应用定制人工瓣膜的经导管二尖瓣置换术治疗重度二尖瓣瓣环钙化

Paul Sorajja　Mario Gössl　Richard Bee　Judah Askew
Robert Saeid Farivar　著
金博文　译

患者，75 岁，女性。因重度二尖瓣环钙化（MAC）而出现症状严重的二尖瓣关闭不全（MR）。重度 MAC 患者外科手术治疗可导致房室沟破裂危及生命，因此手术风险极高。此外，由于可能出现左心室流出道（LVOT）梗阻、栓塞和瓣周漏，因此介入治疗也存在一定的相对禁忌。此病例为首例使用定制第二代 Tendyne 二尖瓣人工瓣膜（Tendyne Holdings，a subsidiary of Abbott Vascular，Santa Clara，CA）治疗的重度 MAC 患者。

图 A，经胸超声心动图提示患者重度二尖瓣瓣环钙化（箭头）。

图 B，彩色多普勒血流提示重度 MR（箭头）。

图 C，二尖瓣瓣环及瓣下结构钙化（箭头）。

图 D，增强 CT 显示，二尖瓣（MV）前叶可见一处较大钙化（箭头）。

图 E，选取 8.5Fr 可控指引导管（SGC），应用 0.018in 的 Nitrex 导丝及 20mm GooseNeck 圈套器（箭头）建立经房间隔 – 心尖输送轨道。

图 F，首先沿输送轨道顺行送入 28mm Inoue 球囊行二尖瓣球囊成形术，使二尖瓣前叶钙化松动，以便 Tendyne 瓣膜的输送系统可更顺利到达目标位置。

图 G，球囊导管（箭头）沿轨道送入后未与腱索发生缠绕。

图 H，透视下确认 Tendyne 瓣膜的位置。

图 I，经食管超声心动图（TEE）三维成像显示人工瓣膜外支架结构（箭头尖处）与左心房贴壁良好，二尖瓣（MV）瓣口保持开放。

图 J，TEE 提示术后二尖瓣无反流。

术后心脏 CT 提示瓣膜位置良好（图 K），环形内膜保持开放（图 L），瓣膜于钙化的瓣环内固定良好（星号）。

Ao. 主动脉；LA. 左心房；LV. 左心室；RA. 右心房；RV. 右心室

本病例已发表，引自 Sorajja P，et al. Severe mitral annular calcification：first experience with transcatheter therapy using a dedicated mitral prosthesis. *J Am Coll Cardiol Intv* 2017;10:1178–79.

要点

- 严重 MAC 的患者外科手术风险较高，经导管治疗风险更小，收益更高。
- Tendyne 瓣膜系统在治疗这些患者方面具有独特的优势，包括其解剖结构和密封垫（可减少瓣膜反流）、回收和重置的能力（可降低 LVOT 阻塞的风险）及一套与心外膜牢固连接的锚定系统（可降低栓塞风险）。

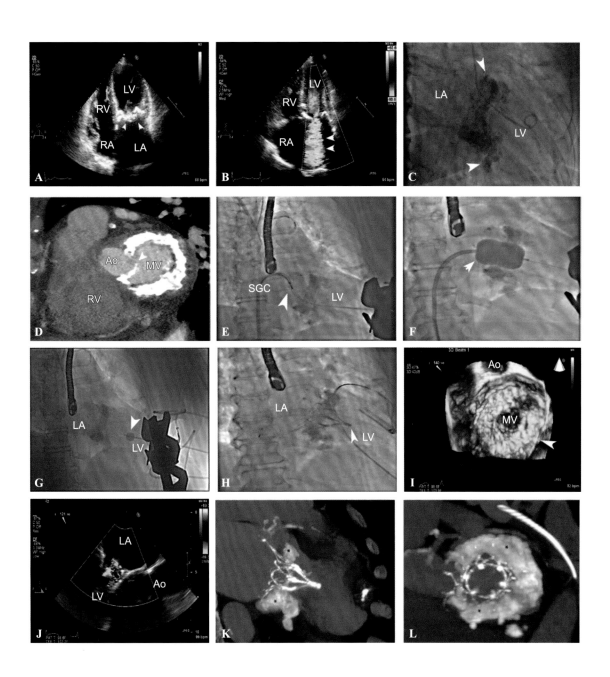

41 利用 Sapien 3 人工主动脉瓣膜治疗严重二尖瓣环钙化

Samuel Kessel   Ivandito Kuntjoro   Gorav Ailawadi   著
金博文   译

患者，81 岁，女性。表现出"极度疲劳"和呼吸困难，几乎没有胸痛症状。该患者既往有冠心病及主动脉瓣狭窄的病史。5 年前患者在外院行冠状动脉旁路移植术置入 4 根血管桥及主动脉瓣置换术。术后因并发纵隔感染，部分切除胸骨并行胸大肌皮瓣闭合伤口。

图 A，术前超声心动图显示重度二尖瓣狭窄（MS）（平均跨瓣压差 14mmHg），重度二尖瓣反流（MR）和明显的二尖瓣环钙化（MAC）及射血分数保留性心力衰竭。考虑到患者 MAC 较为严重，不适宜行传统二尖瓣置换（MVR）手术。

为避免先前的纵隔伤口感染和移植的冠状动脉旁路产生问题，患者在 5mm 胸腔镜的辅助下选择右胸廓切开入路进行手术，并对腋动脉和股静脉插管进行体外循环。给患者降温并维持低体温至 28℃，诱发室颤以避免切开心房时出现空气栓塞。术中探查未见明显二尖瓣脱垂，但患者重度瓣环钙化严重限制了瓣叶的运动，使其无法行常规二尖瓣修复治疗。

患者术中切除了二尖瓣前瓣 A_2 段的一部分，来降低术后左心室流出道（LVOT）梗阻的风险。虽然此病例并不一定需要，但仍可通过此入路进行外科间隔肌束切除术。依次使用 26mm 及 28mm BardTrue 扩张球囊（Bard Peripheral Vascular，Tempe，AZ）确定二尖瓣瓣环直径。尽管 26mm 球囊扩张后瓣周反流明显，但 28mm 球囊扩张后仍有少量瓣周反流。考虑患者存在二尖瓣狭窄，现有的 Sapien 3 人工瓣膜（译者注：经导管主动脉瓣置换的瓣膜）可能更为匹配。对于仅有 MAC 合并 MR 的患者，术前必须行心脏 CT 详细评估，确定原生瓣不至于超过最大的 Sapien 3 瓣膜（29mm）。从心房侧，沿 MAC 瓣环放置 6 根带棉片的 2-0 号缝线，随后沿瓣环环形放置 1cm 厚垫片。在低容量直视下放置瓣膜，将近端支架部分留在左心房内。发现小瓣周漏后，向 Edwards 球囊充入 3ml 生理盐水再次扩张。

图 B，利用带棉片缝线穿过 Sapien 3 瓣膜支架并进行捆绑。

图 C，使用另外的带棉片缝线将心房组织缝合在瓣膜上，来解决 P_3 段一个小瓣周漏。

图 D，术后超声心动图提示瓣膜旁有微量反流，左心室跨瓣压差（4mmHg），较术前明显改善，无左心室流出道梗阻。

患者术后恢复良好，1 年后随访结果无异常。

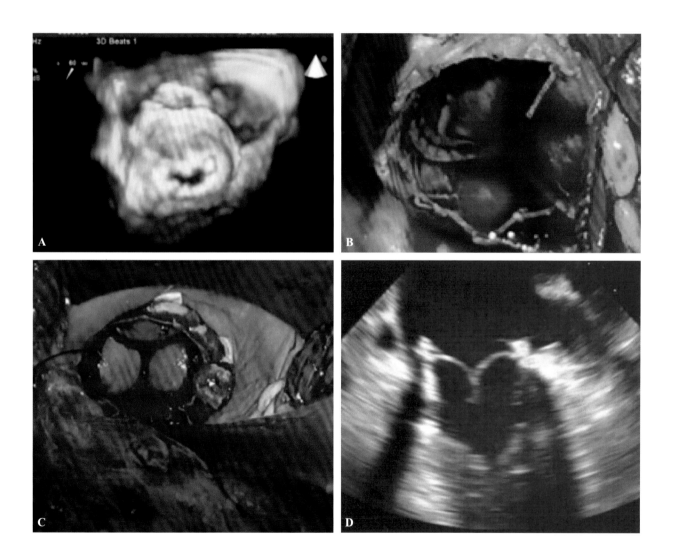

42 经导管二尖瓣置换术（TMVR）致左心室流出道梗阻的处理

Mayra Guerrero　Michael Salinger　Paul Pearson　Ted Feldman　著

金博文　译

患者，67 岁，女性。因重度钙化性二尖瓣狭窄（二尖瓣面积 1.23cm²，平均跨瓣压差 17mmHg）和重度二尖瓣环钙化（MAC）拟行经导管介入治疗（图 A 至图 C）。

尽管胸科医师协会的死亡风险评分为 4.4%，但由于患者除重度 MAC 外，还存在多种合并疾病（肾癌、乳腺癌、结肠癌；既往肺栓塞、最近由于胫骨骨折而轮椅制动、严重的慢性阻塞性肺疾病长期家庭氧疗），因此认为患者接受常规外科二尖瓣（MV）置换术的手术风险非常高。多学科结构心脏小组评估后建议进入 MITRAL 临床试验（mitral implantation of transcatheter valves，NCT 02370511），行经导管二尖瓣置换（TMVR）。

图 D 和图 E，心脏 CT 显示重度 MAC，且主要累及后部瓣环和前瓣叶。

图 F，测量二尖瓣瓣环面积为 520mm²，使用 26mm 经导管心脏瓣膜（THV）模拟评估重建后的左心室流出道（LVOT）面积为 337mm²，提示 LVOT 阻塞的风险较低。经术前评估，考虑经房间隔穿刺路径风险较大，因此选择了经心尖入路。

图 G，患者在全麻、经食管超声心动图（TEE）及透视引导下经心尖入路置入 1 枚 26mm Sapien XT 瓣膜（Edwards，Irving，CA）。

图 H 和图 I，瓣膜置入后即刻出现严重的 LVOT 梗阻，LVOT 最大压差为 120mmHg，血流动力学不稳定。在静脉补液及输注去氧肾上腺素下，患者急诊接受经皮酒精室间隔消融术，未进行机械通气，随即病情稳定。

图 J，术中向第一间隔穿支注入 98% 无水乙醇 4.5ml，测得 LVOT 压差降至 35mmHg，同时患者血压稳定。患者夜间血流动力学稳定，但随后第二天出现低血压，需要更大剂量去氧肾上腺素维持。TEE 表现为 LVOT 梗阻复发，测量 LVOT 的峰值流速为 5m/s，怀疑是由于室间隔水肿导致。并且发现多发瓣周漏，考虑由于心室压升高引起。在仔细评估后，研究小组决定继续进行外科手术干预。

图 K 至图 M，行外科手术取出 Sapien XT 瓣膜后，切除二尖瓣前叶，以防止 LVOT 梗阻。患者继续接受利用 Sapien XT 瓣膜的经心房 TMVR 术。由于 26mm 瓣膜置入可见多股瓣膜旁反流，故重新选用 29mm Sapien 3 瓣膜。用 3 条缝线固定瓣膜以防止栓塞。术后 TEE 显示二尖瓣叶功能良好，无二尖瓣反流或左心室流出道梗阻。

图 N 至图 P，术后 3 周复查超声心动图平均 MV 跨瓣压差为 4.5mmHg，LVOT 压差为 5mmHg。

要点

- MAC 患者前瓣不全钙化可能导致置入瓣膜前移，造成 LVOT 阻塞。

- 在术前评估 TMVR 引起 LVOT 阻塞的风险时，重建 LVOT 面积不是唯一的考虑因素。

- 由于室间隔组织水肿，乙醇消融术后 24 小时内 LVOT 压差可能会反弹增加。

- 在 TMVR 术前几周进行的预防性乙醇室间隔乙醇消融术可能比在急诊情况下进行手术收益更大。

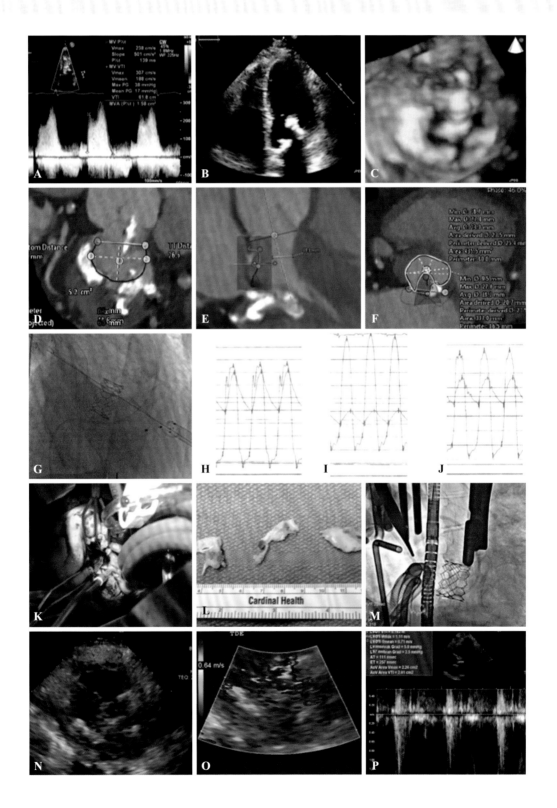

43 经导管于二尖瓣瓣环行二尖瓣置入术

Joy S. Shome　Rizwan Attia　Vinayak N. Bapat　著
金博文　译

患者，43 岁，男性。考虑到严重混合二尖瓣（MV）疾病及相关症状和既往胸骨切开病史，拟行"环内瓣"（VIR）方式经导管二尖瓣膜置入术（TMVI）。6 年前，患者曾因感染性心内膜炎接受了急诊主动脉瓣置换术（AVR）置入 1 枚机械瓣，并行左心室流出道（LVOT）重建术。不幸的是，2 年后患者复发感染性心内膜炎，再次接受了机械瓣 AVR，并使用 26mm Physio 环（Edwards, Irving, CA）行二尖瓣修复术（MVP）（图 A）。3 年后，患者出现呼吸困难加重（纽约心功能评级Ⅲ级）。

图 B 至图 D，超声心动图提示主动脉机械瓣位置及功能正常，但有重度的二尖瓣狭窄（MS）和反流（MR）。患者多次开胸术后，再次行外科心脏手术风险过高，因此患者转为接受经导管"环内瓣"手术。

图 E，心脏 CT 测得二尖瓣环面积为 2.8cm^2，3D 周长为 63mm，主动脉瓣 – 二尖瓣夹角为 120°。由于心室腔小，二尖瓣前叶较大，存在左心室流出道梗阻（LVOTO）的可能性。因此，我们决定使用可复位和可回收的瓣膜装置。

图 F 至图 J，患者接受了 VIR 方式的 TMVI 手术，经心尖途径在透视引导下置入 25mm Lotus Edge 瓣膜（Boston Scientific, Marlborough, MA）。鉴于患者主动脉瓣 – 二尖瓣夹角较大，在瓣膜释放前需进行 LVOTO 评估，以最大限度地降低 LVOTO 的可能性。

图 K 至图 N，瓣膜释放后心脏超声提示瓣膜功能正常，无残余狭窄或反流。

患者顺利康复。

要点

- 由于二尖瓣几何结构更为复杂，钙化程度比主动脉轻，而且通常缺少透视标志物用于辅助瓣膜输送系统进入，因此 TMVI 具有挑战性。
- 既往带修复环的 MV 修复术为 TMVI 术提供了术中透视标记，使 VIR TMVI 变得可行。
- 由于保留的 MV 前瓣撞击 LVOT，因此手术存在 LVOTO 的风险。需要注意主动脉瓣 – 二尖瓣夹角，以帮助预见这种并发症。使用可复位可回收的瓣膜系统可能有助于避免这种并发症发生。

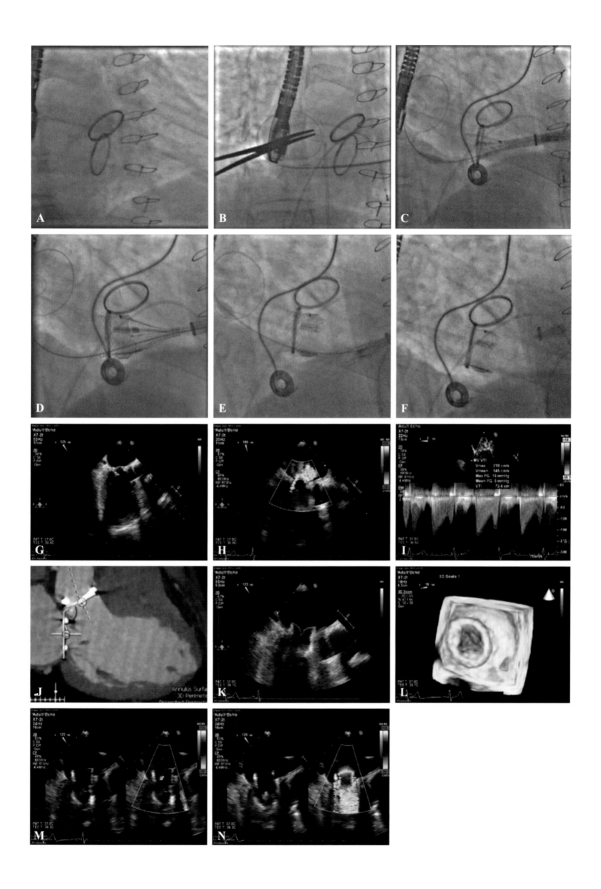

44 二尖瓣病变的血流动力学评估

Paul Sorajja 著

金博文 译

对于大多数二尖瓣狭窄患者，多普勒超声心动图对确定瓣膜病变的严重程度有很高的准确性。当需要有创血流动力学评估时，测量二尖瓣跨瓣压差的最佳方法是经房间隔穿刺，同时直接测量左心室（LV）和左心房（LA）压力。

图 A，同时记录肺毛细血管楔压（PCWP）和左心房压（LA），绝大多数患者这两种压力的平均值是相同的。然而，正如图 A 中标记的 v 波时像的差异显示，PCWP 存在短暂的延迟。更重要的是，由于 y 峰下降的斜率不同，单纯平移 v 波去匹配是不够的。在 PCWP 的波形中，y 下降的斜率是逐渐衰减的，并且相对平坦。综上所述，当使用 PCWP 记录代替 LA 压力时，会导致二尖瓣跨瓣压差高估 50% 或更多。

图 B，使用 PCWP 替代左心房压获得的错误的二尖瓣跨瓣压（深色阴影）。

图 C，在同时测量 LV 和 LA 压力时，获得的正确的二尖瓣跨瓣压差（浅色阴影）。

图 D，将左心房压，PCWP 和左心室压向叠加，以说明使用 PCWP 作为 LA 压力替代时的高估误差。

LA. 左心房；LV. 左心室；PCWP. 肺毛细血管楔压

要点

- 对于需要有创性评估二尖瓣狭窄的患者，最准确的方法是经房间隔穿刺直接测量 LA 和 LV 的压力。
- 由于 PCWP 波形的衰减及其暂时延迟，因此不建议将 PCWP 用作 LA 压力的替代。

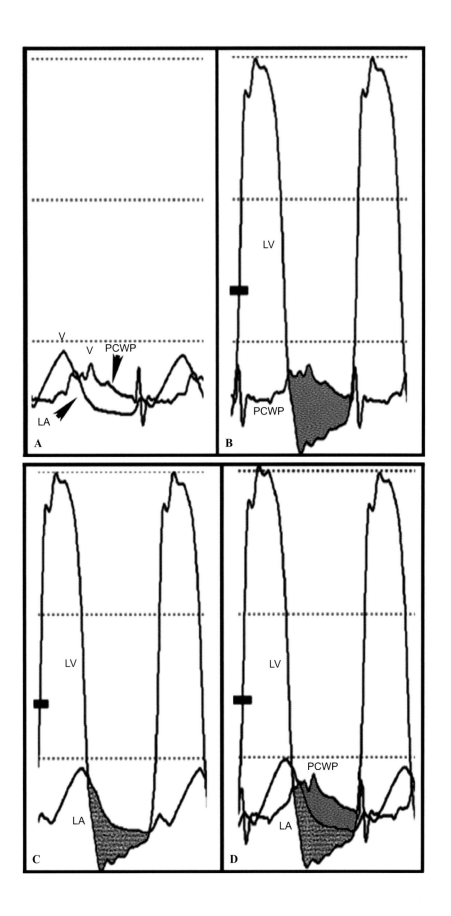

45 球囊二尖瓣成形术治疗风湿性二尖瓣狭窄

Mario Gössl 著

金博文 译

患者，57 岁，女性。患有严重的风湿性二尖瓣狭窄，接受球囊二尖瓣成形术。

图 A，经胸超声心动图显示二尖瓣（MV）呈典型的"鱼嘴征"，Wilkins 评分为 6 分，无明显的钙化（星号）。平均二尖瓣跨瓣压为 11mmHg，计算出的二尖瓣面积为 0.9cm^2，与平面测量法测得的面积（红色）相一致。

图 B，有创血流动力学评估中，平均二尖瓣跨瓣压差为 13mmHg，计算的二尖瓣面积为 0.5cm^2，并有严重的肺动脉高压。患者身高 169cm。使用公式［大小 = 身高（mm）/10+10］计算［译者注：根据原文理解，此处公式身高仅选择以 cm 为单位的数字部分，进行计算。为避免混淆，建议按照大小（mm）= 身高（cm）/10+10 进行计算］，选择了 28mm 的 Inoue 球囊（Toray，Tokyo，Japan）。经房间隔穿刺并用 14Fr 扩张器扩张后，正确制备 Inoue 球囊，置于 Inoue 导丝上避免过度拉扯。然后，将延伸管推进内导管中，并用锁紧 Luer 锁扣，然后将内管推进到 W 型连接器中。当球囊完全穿过房间隔时，延伸管（银）回撤 2～3cm，使球囊沿导丝进一步深入左心房。然后，将内导管（金）与银色延伸管一起回退，直到遇到阻力，此时球囊进一步前进。撤出 Inoue 导丝和银色延伸管，然后插入探针。逆时针旋转探针的同时并回退探针，使球囊将跨过 MV。充盈球囊前端助其进入左心室。

确定球囊没有缠绕腱索后，部分充盈球囊远端（图 C，左图）。谨慎回撤球囊至触及二尖瓣后迅速充盈球囊（图 C，右图，箭；星号为二尖瓣；图 D，箭）。根据术者经验及个人偏好，可选择在透视下或超声下完成上述操作。

图 E，在 MV 球囊成形术中，由于 MV 血流完全阻塞，体循环压力暂时下降。

图 F，在使用 27mm 和 28mm 的球囊成功扩张两次之后，患者的瓣膜粘连顺利分开（箭），而没有明显的 MV 反流。

图 G，血流动力学评估显示跨瓣压差降至 5mmHg。撤出球囊时，先撤出探针，然后送入装有延伸管的 Inoue 导丝，然后，通过使用与之前相反的顺序进行操作，将球囊再次在导丝上［在左心房（LA）内］回撤。小心地拔出球囊，然后以八字形缝合，缝合器或手动压迫来对穿刺点止血。

Ao. 升主动脉；LA. 左心房；LV. 左心室；PA. 肺动脉；RA. 右心房

要点

- 对于瓣膜粘连处存在钙化的患者，应避免行二尖瓣球囊成形术。瓣膜钙化比 Wilkins 评分更能预测患者预后。

- 可使用以下公式计算最佳起始 Inoue 气囊大小：大小 = 身高（mm）/10+10（译者注：此处请参考前述）。如首次扩张效果不明显，且没有并发症（如严重的二尖瓣反流），则可以逐步增大球囊大小。

- 回退探针同时逆时针旋转常便于引导球囊穿过 MV。

- 球囊扩张后，应利用有创手段评估跨瓣压差（如 Inoue 球囊置于 LA 和猪尾导管置于左心室）。进行最终的血流动力学评估之前，应留出足够的时间使因球囊阻塞的二尖瓣血流恢复。

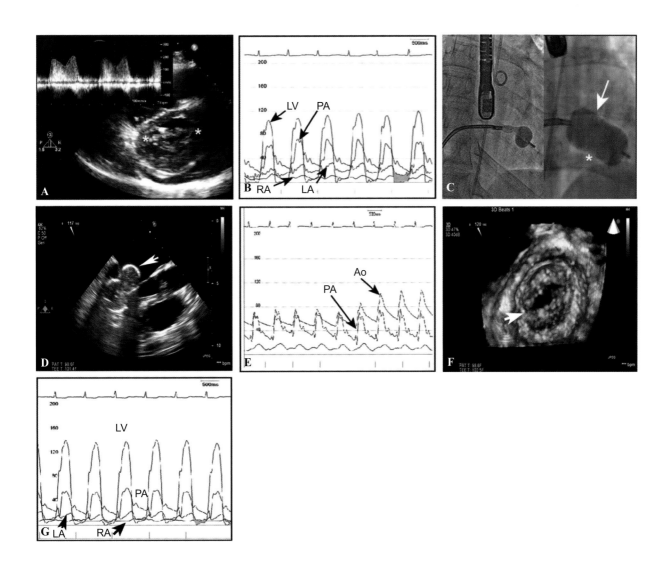

46 球囊二尖瓣成形术致二尖瓣撕裂

Paul Sorajja　著

金博文　译

患者，62 岁，女性。患有风湿性二尖瓣狭窄及相关症状，接受了球囊二尖瓣成形术。

图 A，经胸超声心动图的胸骨旁长轴切面提示风湿性二尖瓣粘连，瓣叶柔顺，舒张功能受限（箭头）。未见瓣下融合和钙化。Wilkins 评分 4 分。

图 B，胸骨旁短轴切面显示二尖瓣瓣叶结合处融合，无钙化（箭头）。

图 C，球囊成形术前，舒张末期左心房切面（外科医师视角）经食管超声心动图（TEE）三维成像图像。

图 D，平均二尖瓣跨瓣压差为 16mmHg，并伴有轻微的二尖瓣反流（MR）。患者的身高为 165cm。选择直径为 25mm 的 Inoue 球囊导管（Toray，Tokyo，Japan），并以标准方式准备球囊。透视及超声心动图下引导定位球囊，避免导管缠绕腱索。

图 E，在单次球囊充盈后，二尖瓣结构明显撕裂（箭），前瓣过度运动（箭头）。

图 F，可见重度 MR（箭头）。

TEE 在左心房（图 G）和左心室（图 H）切面的三维成像显示，显示既有二尖瓣结合处分离，也有前瓣也可见分裂（箭）。

该患者随后接受了外科二尖瓣置换手术。

要点

- 病例的选择是风湿性二尖瓣狭窄行球囊二尖瓣成形术成功的关键。Wilkins 评分为 ≤ 8，同时不合并二尖瓣瓣环钙化是手术适应证。
- 尽管二尖瓣形态特征符合手术适应证，但仍可能发生手术并发症，包括 MV 损伤，其发生率为 3%～5%。

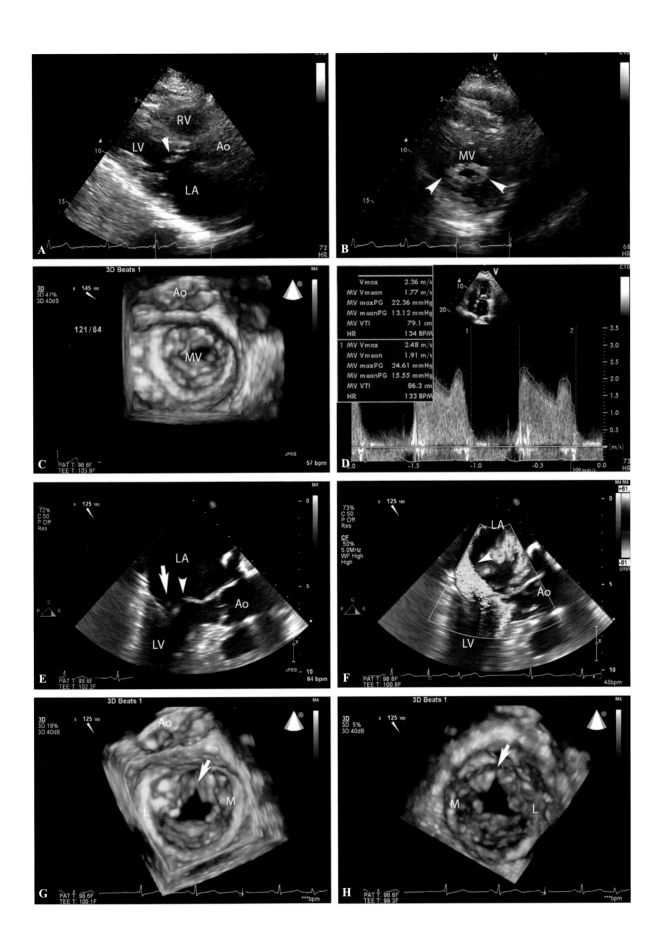

47 建立轨道行球囊二尖瓣瓣膜成形术用于治疗风湿性疾病

Paul Sorajja　Lynelle Schneider　Richard Bae　Anil Poulose　著

金博文　译

患者，55 岁，女性。因风湿性二尖瓣狭窄及相关症状行球囊二尖瓣成形术。

三维超声心动图见瓣叶融合，未见钙化（图 A，左心房或术者视野；图 B，心室视图）。二尖瓣瓣口面积（MV）为 0.85cm^2（图 B）。标准操作下，穿房间隔路径后，26mm 的 Inoue 球囊导管（Toray Medical Co., Ltd, Tokyo, Japan），难以通过二尖瓣。尝试在房间隔的后下部分重新进行穿刺，但仍未能通过。然后将导管更换为 8.5Fr 中弯 Agilis 导管（St. Jude Medical, St. Paul, MN）。

图 C，该导管可允许 0.018in 的交换长超滑导丝（Terumo, Tokyo, Japan）穿过房间隔，送入右侧锁骨下动脉。

图 D，从右股动脉以 20mm 鹅颈圈套器抓捕导丝并拉出体外。

图 E，于右股静脉放置 16Fr 的 DrySeal 血管鞘（W. L. Gore & Associates, Inc., Medical Products Division, Flagstaff, AZ），便于 Inoue 球囊导管顺利进入股静脉（箭头）。

图 F，超滑导丝稍施加张力，将 Inoue 球囊导管沿导丝入左心室。

图 G，充盈球囊撕裂粘连的二尖瓣。复查二尖瓣跨瓣压差为 3mmHg。

Ao. 升主动脉；LA. 左心房；LV. 左心室；MV. 二尖瓣；SGC. 可控指引导管；Sh. 鞘管；W. 导丝

要点

- 对于严重二尖瓣狭窄的患者，传统技术下球囊不易通过二尖瓣，在左心房使用可控导管建立轨道可能有助于球囊的通过。
- 二尖瓣球囊导管可容纳 0.025in 的导丝，这种特性是建立轨道可考虑的因素。
- 在超声心动图指导下，必须小心操作，以最大程度降低轨道对二尖瓣腱索造成伤害的风险。轨道应保持最低张力以通过 Inoue 球囊导管。
- 股静脉中使用 16Fr 血管鞘可为导丝提供外支撑，以便球囊导管通过该区域的软组织。

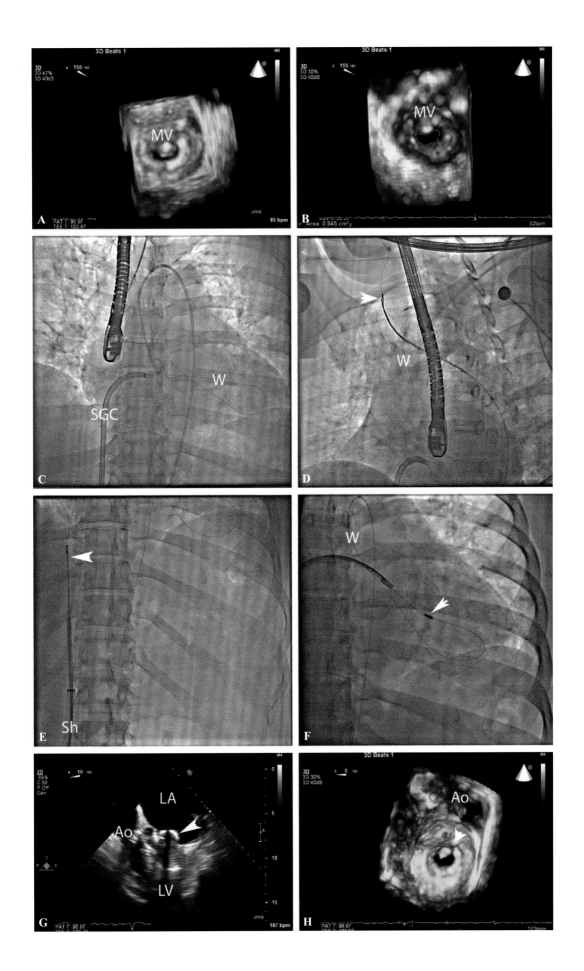

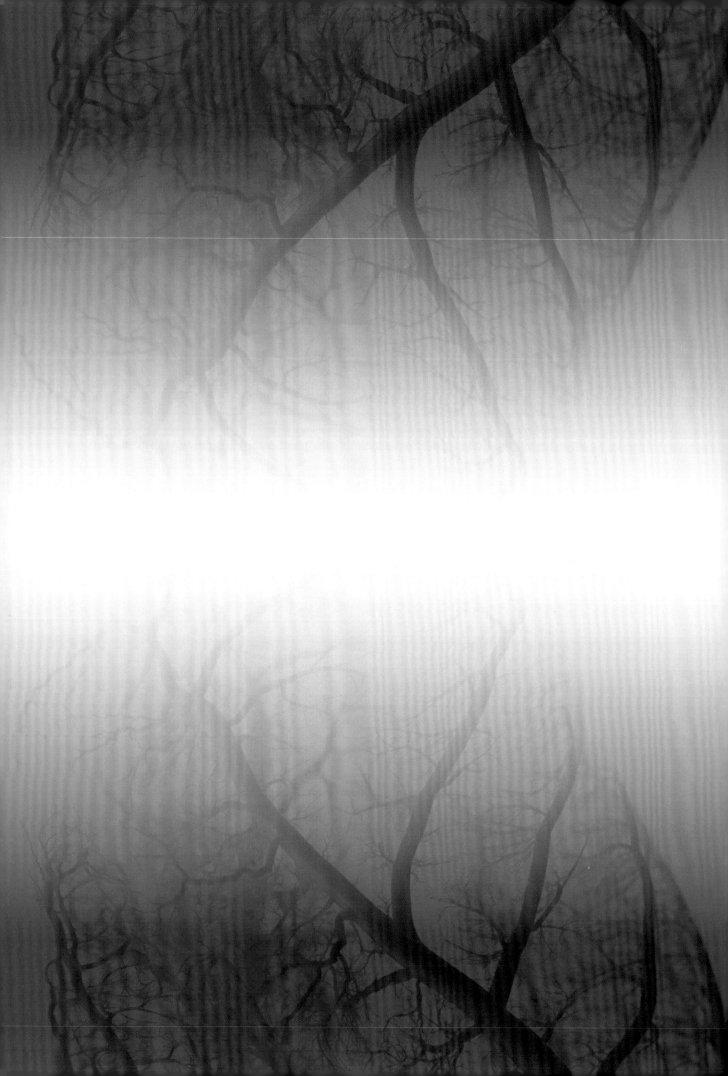

Part 2

主动脉瓣疾病
Aortic Valve Disease

48 导管主动脉瓣置换术导致主动脉窦撕裂

Paul Sorajja　Thomas Flavin　Marcus Burns

Thomas Knickelbine　Michael Mooney　著

金博文　译

患者，79 岁，女性。因重度主动脉瓣狭窄伴相应症状，而接受经导管治疗。既往患有慢性阻塞性肺疾病、椎管狭窄和慢性肾功能不全等疾病。基线时，经胸超声心动图提示重度主动脉瓣退行性狭窄（平均跨瓣压 66mmHg；主动脉瓣面积 0.3cm^2），左心室功能轻度下降（射血分数，45%）。

图 A，术前心脏 CT 显示，主动脉瓣为三叶，钙化程度严重，尤其是左冠窦（箭）。

图 B，主动脉瓣根部大量钙化，但未累及瓣环（箭）。主动脉瓣面积测量为 514mm^2，选择股动脉途径行主动脉瓣置换术（TAVR），术中选择 1 枚 29mm 的 Sapien S3 瓣膜（Edwards Lifesciences，Irvine，CA）。

图 C，透视可见钙化的主动脉瓣（箭头）。

图 D，应用 Edwards 球囊行标准化的主动脉瓣球囊成形术，该球囊在左冠状窦钙化区域仍未完全扩张（箭头）。

图 E 和图 F，透视下可见在放置 Sapien S3 瓣膜的过程中，左冠窦钙化部分明显向外运动（图 E，部分扩张，箭头；图 F，充分扩张，箭头）。

图 G，瓣膜展开后患者出现严重低血压，经胸超声心动图提示心脏压塞（星号），故紧急进行心包穿刺。

图 H，经食管超声心动图显示左冠窦附近可见血肿（箭头）。患者接受紧急外科手术，术中探查发现紧邻左冠状动脉的左冠状窦撕裂。修复裂口后，选取 21mm 机械主动脉瓣（St. Jude Medical，St. Paul，MN）行外科主动脉瓣置换术，同时再次行冠状动脉旁路移植术。患者住院期间无其他意外，康复出院。

Ao. 升主动脉；AV. 主动脉瓣；LA. 左心房；LV. 左心室；RA. 右心房；RV. 右心室；S.Sapien 瓣膜

要点

- 对于接受 TAVR 治疗的患者，可能会发生主动脉窦损伤。这个患者的损伤是由于主动脉瓣底部的大体积钙化向外扩张造成的，但没有造成主动脉环损伤。
- 术前应用心脏 CT 检查主动脉瓣钙化的严重程度和类型，可以帮助判断 TAVR 患者发生主动脉窦破裂的风险。
- 急诊手术对修补主动脉窦裂口非常有效。

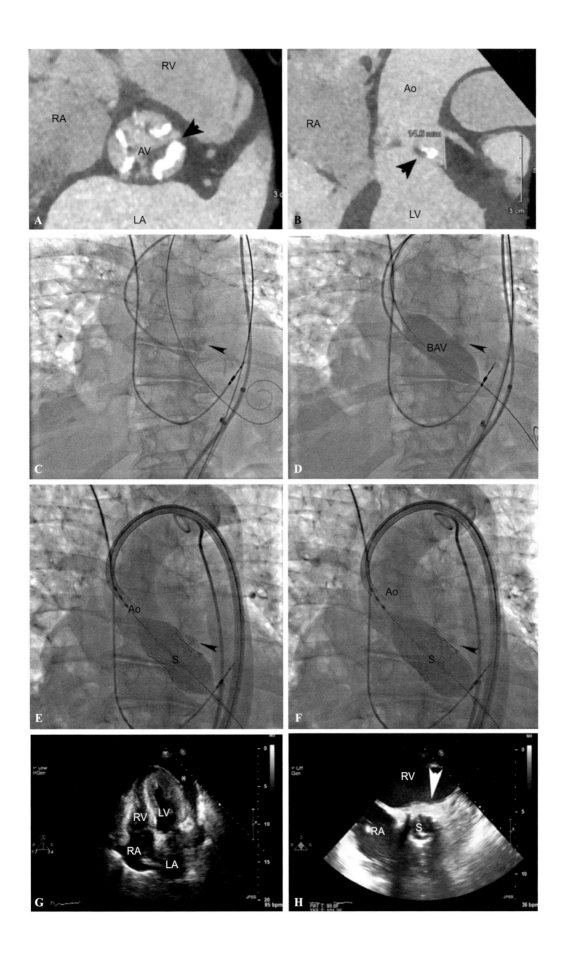

49 经导管双瓣置换治疗二尖瓣及主动脉瓣狭窄

Ganesh Athappan　Mario Gössl　Robert Saeid Farivar

Richard Bae　Judah Askew　John R. Lesser　Paul Sorajja　著

李丁扬　译

患者，81 岁，男性。罹患主动脉瓣重度狭窄合并二尖瓣重度狭窄。考虑到二尖瓣钙化相当严重，外科手术弊大于利，患者接受了经皮介入治疗。经胸超声心动图显示二尖瓣环严重钙化及主动脉瓣重度退行性狭窄（平均压差 35mmHg；主动脉瓣口面积 0.80cm²）。

图 A，平均跨二尖瓣压差为 11mmHg。

图 B，计算机断层扫描（CT）显示二尖瓣环存在几乎呈环形的严重钙化，瓣口面积 588mm²，适合使用 29mm Edwards S3 瓣膜（Edwards Lifesciences，Irvine，CA）。主动脉瓣面积 543mm²，适合使用 26mm S3 瓣膜。

图 C，通过心脏 CT 模拟经导管二尖瓣置换（TMVR），当 S3 瓣膜心房化的部分在 7mm 以上，术后左心室流出道（left ventricular outflow tract，LVOT）尚可（＞150mm²）。

图 D，使用经心尖入路，首先在快速起搏下用常规方法释放 26mm S3 瓣膜（主动脉前向平均压差 4mmHg，瓣周无反流）。

图 E，用 25mm 鹅颈圈套器抓取超滑导丝，再交换 0.018in 的 Nitrex 导丝（Medtronic，Galway，Ireland）以建立经房间隔 – 心尖轨道（箭）。

图 F，沿 0.018in 导丝送入 29mm Inoue 球囊（Toray Group，Tokyo，Japan）扩张二尖瓣（MV），然后在超声心动图和透视引导下释放 28mm S3 瓣膜。

图 G，术后超声心动图显示二尖瓣平均压差 2mmHg 并轻至中度瓣周漏（箭）。

图 H，使用 28mm Inoue 球囊对 MV 进行后扩张，使瓣周漏成功降至轻度（箭）。

图 I，术毕透视影像显示已释放的瓣膜。

Ao. 升主动脉；LA. 左心房；LV. 左心室；TA. 经心尖；TS. 经间隔

要点

- 经过术前筛选，合适的患者是可以同期接受经心尖经导管主动脉瓣置换和 TMVR 的。
- 二尖瓣环严重钙化时 TMVR 手术面临一系列挑战，包括准确测量瓣环、避免 LVOT 梗阻、在钙化灶上锚定及将瓣周反流降至最轻等。
- 0.018in 导丝建立的经导管 – 经心尖轨道既可以输送 Inoue 球囊进行球囊扩张，又能加强 MV 释放过程的操控性。

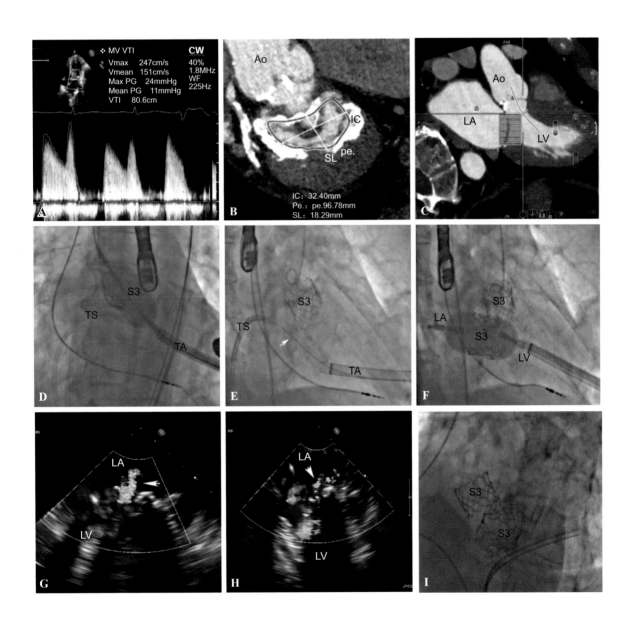

牵扯主动脉瓣环的二尖瓣环干酪样钙化

Mickaël Ohana　Cameron Hague　Ung Kim　Philipp Blanke
Jonathon Leipsic　著

李丁扬　译

患者，85岁，男性。罹患主动脉瓣重度狭窄，拟行经导管主动脉瓣置换手术（TAVR）。

患者随后在 ECG 同步下完成心脏计算机断层扫描造影（CTA），并采集了整个心动周期的影像。斜冠状位图像上紧邻左冠窦下方可见一高密度病灶（图 A），边界光滑，边缘部分钙化，大小为 21mm×18mm×13mm。

病灶导致主动脉瓣环扭曲变形，呈 D 字形（图 B，虚线范围）。病灶紧邻左冠状动脉（图 B，箭），整个心动周期中都没有发生动态改变。

冠状位最大密度投影（图 C）和三维容积重建（图 D）确认病灶是由广泛的二尖瓣环钙化（MACs）直接延伸所致。

依照上述图像，我们最终确诊其为干酪样 MAC，病灶沿瓣膜间纤维连接延伸至瓣环下主动脉，从而导致主动脉瓣环压迫。多学科心脏团队展开了数轮讨论，患者最终因为发生严重瓣周漏的风险过高而拒绝了 TAVR 手术。

Ao. 升主动脉；LA. 左心房；LV. 左心室；RA. 右心房；RV. 右心室

要点

- 除了精确测量主动脉瓣环，心脏 CTA 还能提供主动脉根部及左心室流出道附近的重要解剖细节。各种主动脉根部的不良解剖，如广泛的瓣环下钙化、冠状动脉开口过低、无冠窦过浅等，都应列入考虑之中。

- 主动脉瓣叶下高密度灶的鉴别诊断包括假性动脉瘤（先天性或继发于感染性心内膜炎）、冠状动脉瘤及干酪样 MAC。

- MAC 的本质是一种液化坏死，常被误诊为以造影剂充盈为征象的动脉瘤，特别是像本例这样出现在非常规部位时。如果诊断欠清，CT 平扫对明确 MAC 钙化的性质非常有帮助。

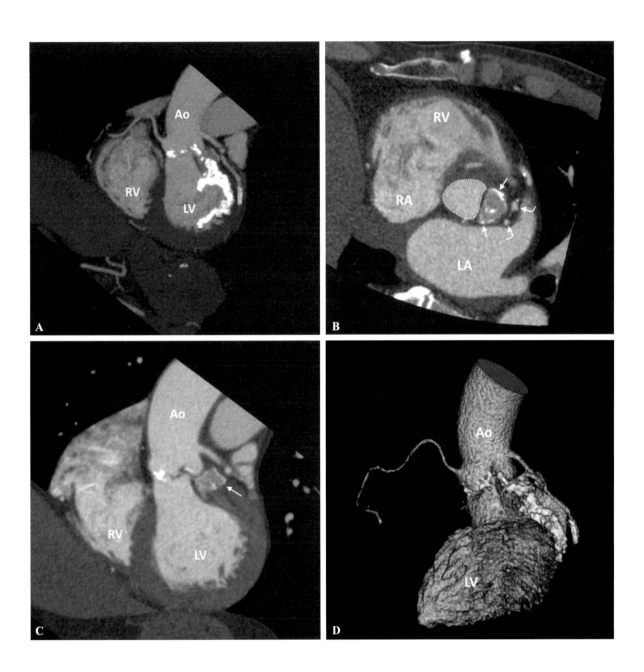

51 顺行静脉入路行经导管主动脉瓣置换术

Mauricio G. Cohen　著

李丁扬　译

患者，78岁，女性。罹患主动脉瓣重度狭窄，拟行经皮主动脉瓣置换手术（TAVR）。尽管3个月前接受了主动脉瓣球囊成形术，患者仍有进行性的心力衰竭表现。患者不适宜外科手术（胸外科医师协会预测死亡率达9.9%），还合并一系列严重疾病，包括"主动脉瓷化"（译者注：主动脉广泛致密钙化）、严重的慢性阻塞性肺疾病、因外周血管疾病曾行股腘旁路移植术及颈动脉支架置入等。因此，患者不宜经股、经心尖或直视主动脉入路进行TAVR术。我们考虑采用经静脉行房间隔穿刺顺行性入路。

图A，根据主动脉瓣环选择合适型号的可扩张的经导管心脏瓣膜（THV）（Edwards Lifesciences，Irvine，CA），将其装载在球囊上，裙边朝向近端，以便顺行性释放。

图B，经食管超声心动图指引下用Mullins鞘或SL1鞘在卵圆窝的前上象限进行房间隔穿刺。

图C，经鞘送入7Fr球囊导管，在左心室（LV）内打圈，再送入0.035in软头Wholey导丝经主动脉瓣到达升主动脉及主动脉弓。

图D，将球囊导管交换为125cm的6Fr多功能导管，导管头端放在降主动脉尽量远处。将Wholey导丝交换为400cm的0.035in软轴镍钛导丝（Nitrex，EV3，Medtronic，Dublin，Ireland），再用12～20mm的三叶草型血管抓捕器（Atrieve，Angiotech，Vancouver，Canada）抓取，从左股动脉抓出体外。

图E，沿导丝逆行送入6Fr的MPA1导管至主动脉根部以维持LV内的导丝打圈。撤出房间隔穿刺鞘，再用14mm×50mm食管球囊进行房间隔造口术。

图F，接下来，将Edwards鞘放入股静脉并到达下腔静脉上段。用顺行性或逆行性入路对主动脉瓣预扩张。推送THV经房间隔，过二尖瓣（MV），在LV打圈后到达主动脉瓣水平。

图G和图H，将逆行的多功能导管与顺行的球囊对吻，防止瓣膜在释放过程中移位。然后在快速右心室起搏下释放THV。释放完成后，在导管的保护下撤除导丝以免导丝切割MV和房间隔。可以用预埋的8字缝合或压迫法进行静脉止血。

要点

- 经房间隔顺行性 TAVR 是一种复杂得多步骤手术，需要多位术者缜密计划，而且只适合于不能采取其他血管入路的患者。
- 在前上象限进行房间隔穿刺很有必要，这样能让导管在左心房内找到合适的角度进入左心室从而打圈。
- 使用不易打折的软轴镍钛导丝对 THV 通过左心室环路至关重要。
- 此类手术的风险之一在于挤压损伤 MV。应适当牵拉导丝两端，避免张力过高，保持导丝在左心室内打圈。在导管的保护下撤除导丝以免撕裂二尖瓣。

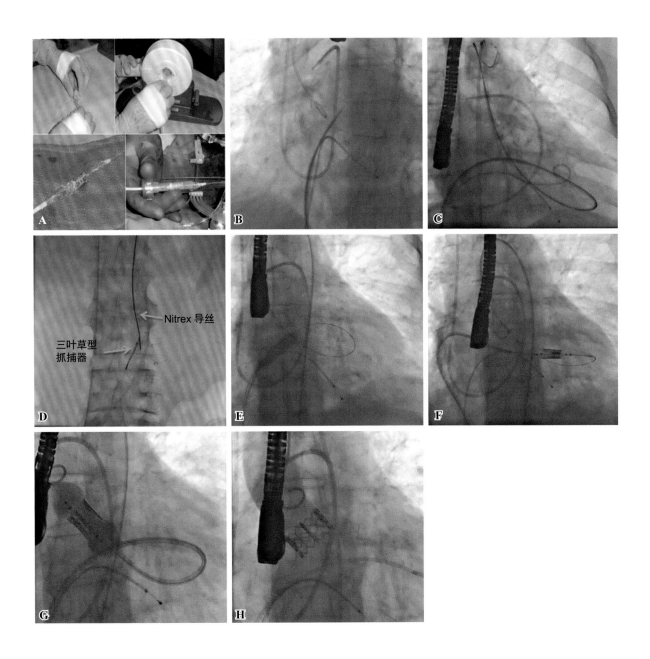

Paul Sorajja 著

李丁扬 译

患者，83 岁，女性。罹患不宜外科手术的主动脉瓣重度狭窄，拟行经导管主动脉瓣置换手术。超声心动图短轴切面可见钙化的主动脉瓣，长轴切面见室间隔轻度肥厚。主动脉瓣为重度狭窄，平均压差 62mmHg。

图 A，从右股动脉放置 26mm Sapien 可扩张瓣膜（S）。注意人工瓣（箭）与主动脉根部（箭头）的位置关系。

图 B，释放人工瓣时撤回猪尾导管，临时起搏导线（TMP）也发生了移位并导致心室夺获失败。

图 C，扩张后的人工瓣阻塞升主动脉。

图 D，重新扩张定位球囊撑住人工瓣，轻轻拉回降主动脉（箭头）并完全撑开。超声心动图显示人工瓣在降主动脉启闭正常。

图 E，保持起搏器完全夺获（请注意 TPM 的弯度），推送第二枚人工瓣并在相对主动脉根部更低处（箭头）释放。

图 F，最终透视显示第一枚（箭头）和第二枚（箭）瓣膜。

Ao. 升主动脉；AV. 主动脉瓣；S. Sapien 瓣；TPM. 临时起搏导线

要点

- 发生瓣膜栓塞可能的原因包括释放时未能保持心室停搏 / 释放位置过高或过低及人工瓣型号不当等。人工瓣在主动脉栓塞比在左心室更容易处理，当然哪一种我们都不希望发生。

- 处理瓣膜栓塞的关键在于保持导丝通过人工瓣，保持人工瓣朝向，从而维持前向血流。当导丝在位时，可用球囊固定瓣膜并重新定位。

- 找到一段直径符合的降主动脉来释放人工瓣有助于减少远期脱落的风险。降主动脉直径可以通过术前计算机断层扫描测量。超声心动图或造影可以确认瓣膜是否完全贴合。

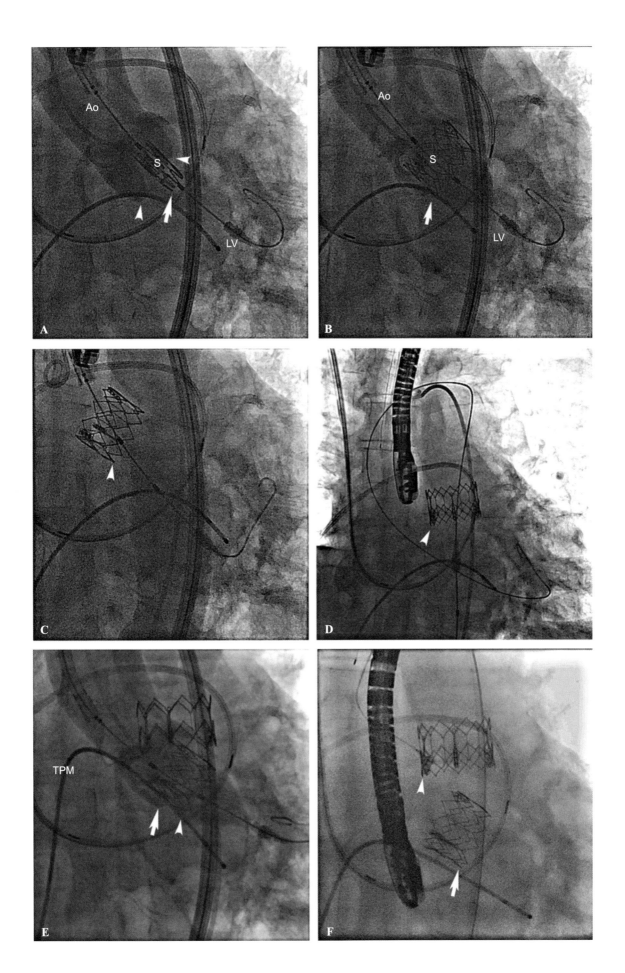

53 经导管主动脉瓣置换用于治疗升主动脉夹层

Paul Sorajja　著

李丁扬　译

　　患者，68 岁，男性。近期接受了主动脉手术，为急诊处理主动脉瓣反流转入我院。患者 1 个月前行 A 型升主动脉夹层修复手术，术中使用了 32mm 的 Terumo Gelweave 人工血管。手术出现了脑病、肾动脉夹层、左腿缺血需筋膜切开等并发症。这一次患者出现了新的主动脉夹层，且主动脉瓣有重度反流。考虑到多种并发症，我们决定进行介入治疗。

　　术前经食管超声心动图在长轴（图 A）和短轴（图 B）切面可见主动脉根部（箭头）夹层撕裂内膜。

　　图 C 和图 D，彩色多普勒血流显像见主动脉瓣重度关闭不全（箭头）。

　　图 E，沿右股动脉入路释放 31mm 美敦力 CoreValve（MCV）（Medtronic，Dublin，Ireland）以挡住内膜片（箭头）。

　　图 F，瓣膜释放后主动脉瓣残余微量反流。

　　图 G，短轴切面显示 MCV 瓣膜挡住了主动脉内膜片。随访至术后 2 年，瓣膜功能保持正常。

　　Ao. 主动脉瓣；LA. 左心房；LV. 左心室；MCV. 美敦力 Core Valve；RA. 右心房；RV. 右心室

要点

- 经导管主动脉瓣置换用于治疗主动脉瓣重度关闭不全仍值得我们探索。
- 本例患者主动脉瓣关闭不全合并主动脉根部夹层，外科手术风险过高，介入置换人工瓣膜疗效良好。前次手术的人工血管降低了锚定人工瓣膜的难度。

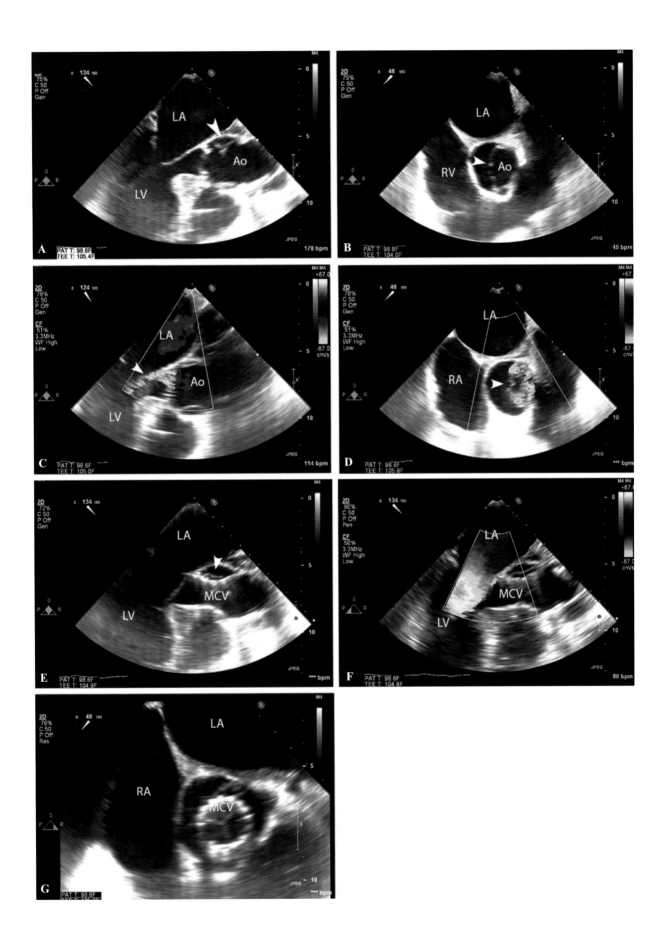

54 瓣中瓣治疗三尖瓣瓣环成形术后瓣膜功能不全

Mario Gössl Paul Sorajja Benjamin Sun 著

李丁扬 译

患者，50岁，女性。患非缺血性心肌病、肺气肿、高血压肾病晚期，有严重的心脏瓣膜病，包括主动脉瓣、二尖瓣和三尖瓣重度关闭不全。患者曾接受了主动脉瓣置换（21mm Magna Ease 生物瓣）、二尖瓣置换（27mm St. Jude Epic 生物瓣）和三尖瓣瓣环成形（32mm MC3 硬环）。

图 A，术后 2 个月，经食管超声心动图（TEE）显示三尖瓣复发重度反流（星号）。经过心脏团队全面讨论，鉴于外科手术风险过高，我们决定非常规地使用经导管瓣膜来完成三尖瓣环中瓣手术。

图 B，使用计算机断层扫描（CT）测量三尖瓣成形环口径，可见不完整的椭圆形三尖瓣环，面积为 4.9cm^2，直径为 30mm×21mm。我们选择 29mm Sapien S3 经导管主动脉瓣（Edwards Lifesciences，Irvine，CA）。使用右股静脉入路，先尝试沿 Lunderquist 导丝（Cook Medical，Bloomington，IN）送入楔形球囊导管（Arrow Int.，Reading，PA）但并未成功，导丝脱入右心室（RV）。后来，我们以 8.5Fr 的 Agilis 可控鞘（St. Jude Medical，St. Paul，MN）作支撑，将 Lunderquist 加硬导丝送达右肺动脉。

然后，使用 Novaflex 的常规输送装置将 29mm Sapien S3 瓣膜置放在三尖瓣环处（图 C，箭）。

图 D，很遗憾术后瓣周漏较重（星号，S3 瓣膜），使用 Sapien S3 瓣的介入手术宣告失败。

图 E，三维 TEE 心房切面见 S3 瓣膜位于三尖瓣环（箭）内，后方存在巨大的瓣周漏（星号）。最终患者经历了二次外科手术，术中找到了环中瓣的问题所在。

图 F，经导管置入的主动脉瓣（TAVR）将之前置入的未闭合成形环撑得更开，导致紧邻 TAVR 瓣膜（白箭头）的内侧出现了严重的瓣周漏（虚线区）和三尖瓣环受损（白箭）。

手术移除 Sapien S3 瓣膜和三尖瓣成形环并置换了 31mm St. Jude Epic 瓣膜（图 G），效果良好（箭）。

要点

- 在导丝脱入 RV 的困难病例中，Agilis 可控鞘有助于导丝到位。
- CT 可以评估合适的 TAVR 瓣型号，也能确定环中瓣的置入角度。
- 右心房、右心室到肺动脉之间角度很大，而 Edwards Sapien S3 瓣膜的可控输送装置可以在三尖瓣环内精准置放 TAVR 瓣膜。
- 环中瓣手术会导致瓣环结构破坏，并产生可能需要二次手术的瓣周漏。

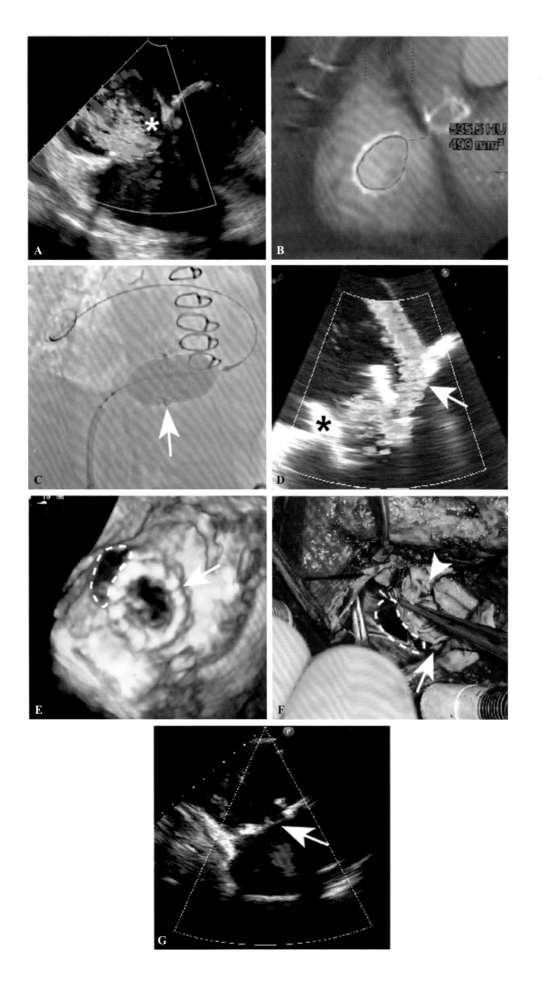

55 经导管可控性主动脉瓣置换

Paul Sorajja　著

李丁扬　译

患者，84岁，女性。罹患主动脉瓣重度狭窄及相关症状，拟接受置换 Lotus 瓣膜（Boston Scientific，Maple Grove，MN）的介入手术。术前影像显示主动脉瓣口面积适合用 27mm 人工瓣膜，右髂股动脉适合作为入路。

图 A，用猪尾导管在主动脉无冠窦（箭头）作升主动脉造影。猪尾和主动脉窦是对齐的，所以猪尾环中部就是 Lotus 瓣膜标记点的目标区域。

图 B，将 Safari 导丝（Boston Scientific，Maple Grove，MN）放进左心室，然后进行主动脉瓣球囊成形（未展示）。Safari 导丝硬度足以支撑输送系统，且有一个预成型的长弯头，可以说是专为 Lotus 瓣膜所设计。当瓣膜到达降主动脉胸段时，旋转导管使标记点朝向患者左侧（箭头）以便瓣膜通过主动脉弓。

图 C，保持瓣膜在鞘中并推送越过主动脉瓣，术者需要注意标记点（箭头）和目标区域（箭）的位置关系。

图 D，推送瓣膜出鞘（箭头），标记点（箭）向前移动到达目标区域。

图 E，腰征（箭头）的出现有助于确认人工瓣膜完全到位。瓣膜释放 50% 时瓣叶开始正常工作。注意瓣膜释放时椎型头端沿 Safari 导丝的位移（箭）。

图 F，再次升主动脉造影确认释放深度合适（箭头）。

图 G，一边沿主动脉大弯推送输送导管，一边完成瓣膜固定，这样可以尽量避免固定桩扭曲，使锁扣更容易完成。检查锁扣的方法是 2 枚固定桩呈"音叉"形，同时第三枚固定桩侧向显影（箭头）。调整透视角度来确认第三枚固定桩已经固定（未展示）。如果术者此时对定位或固定不太满意，可以重新捕获和置放瓣膜。

图 H，移除释放铆钉（箭头）。此时仍可以收回瓣膜。

图 I，主动脉造影显示完全释放后无瓣周漏。

图 J，术后透视显示 Lotus 瓣膜（箭头）。

Ao. 升主动脉；LV. 左心室；Pig. 猪尾导管

要点

- Lotus 瓣膜在释放时可以在目标区域缓慢且有序地进行扩张，不需要依赖快速心室起搏。
- 因为瓣膜可以完全回收并重新释放，因此如有必要，可以对瓣膜位置、血流动力学和有无瓣周漏等做详尽的评估。

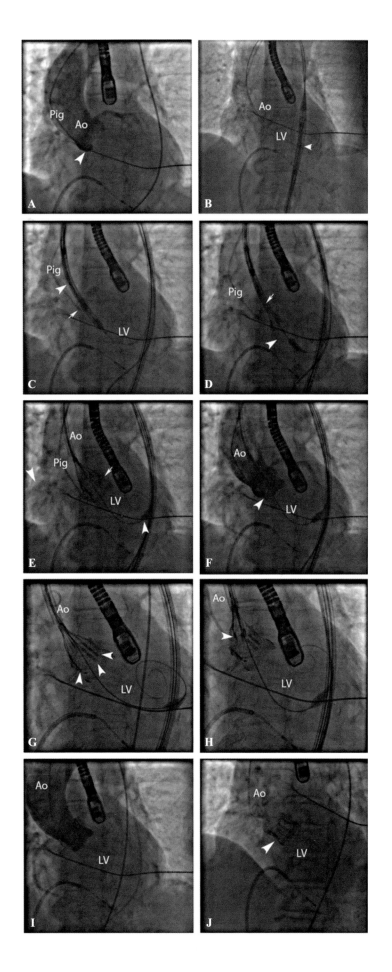

56 经导管主动脉瓣置换时左心室穿孔

Paul Sorajja　著

李丁扬　译

　　患者，87岁，男性。因主动脉瓣重度狭窄导致的失代偿性心力衰竭住院。术前影像显示主动脉瓣为三叶瓣，重度狭窄，髂股动脉适合作入路。

　　图A，按常规跨主动脉瓣（箭）途径送入猪尾导管，并交换0.038″超硬Amplatz导丝（Boston Scientific，Marlborough，MA）。这一帧舒张期图像显示塑形过（箭头）的导丝的初始位置。从右股静脉置入临时起搏导线（TPM）。导线经8F Mullins鞘进入，这样在快速心室起搏期间更加稳定。

　　图B，收缩期加硬导丝变形，形成锐角并指向左心室游离壁（箭头）。

　　图C，作瓣膜球囊成形时，导丝进一步扭曲形变（箭头）。

　　图D，释放26mm Sapien XT瓣膜（Edwards Lifesciences，Irving，CA）过程中，导丝维持折曲的形状。术后1h，患者开始出现低血压，对静脉补液及血管活性药物反应不佳。

　　急诊超声心动图在心尖长轴切面（图E）发现心包积液（星号），胸骨旁短轴切面（图F）可见压塞表现和血凝块（星号）。心包穿刺疗效不佳。患者接受了急诊外科手术，术中确认左心室侧壁存在导丝造成的穿孔。尽管手术成功修复，患者数日后仍死于多脏器衰竭。

　　Ao. 升主动脉；AV. 主动脉瓣；BAV. 瓣膜球囊成形；LV. 左心室；RV. 右心室；SG.Swan-Ganz导管；TEE. 经食管超声心动图；TPM. 临时起搏导线

要点

- 使用头端逐渐变硬的长导丝作支撑是经导管主动脉瓣置换术中必要的步骤。如果导丝事先做过塑形，就一定要注意避免弯折。
- 预成形的加长导丝（如波士顿科学公司的Safari导丝，或美敦力公司的Confida导丝等）应用广泛，它比传统导丝价格昂贵，但有助于减小导丝所致左心室穿孔的风险。

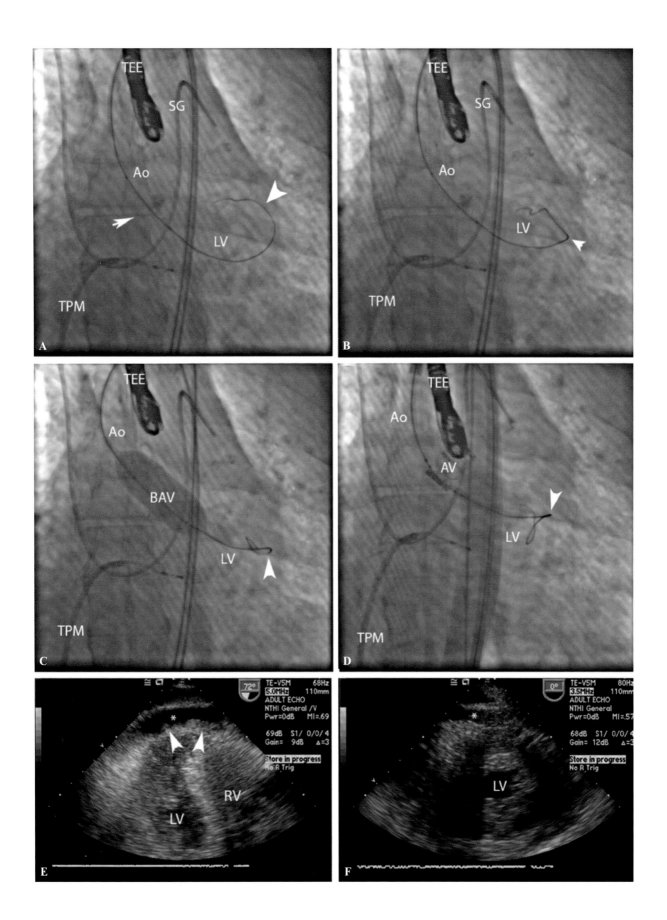

57 经导管主动脉瓣置换治疗主动脉瓣下狭窄

Norihiko Kamioka Ateet Patel Stamatios Lerakis Ioannis Parastatidis
Jessica Forcillo Frank Corrigan Vinod H. Thourani Peter Block Vasilis
Babaliaros 著
李丁扬 译

患者，34 岁，女性。患有唐氏综合征，曾行房室隔缺损修补手术。11 年前又接受了主动脉瓣下隔膜切除及二尖瓣（MV）机械瓣置换手术。患者因心力衰竭症状加重来我院。

图 A，经胸超声心动图可见单纯主动脉瓣下狭窄（subaortic stenosis，SAS）（箭头）复发，平均压差 67mmHg。

图 B，多排计算机断层扫描（MDCT）确认主动脉瓣下狭窄（箭）低于主动脉瓣环水平（虚线示）。由于曾二次开胸手术，又有严重的认知障碍，患者不适合再次外科手术。我们计划用和经导管主动脉瓣置换（TAVR）相同的方法治疗 SAS。MDCT 显示患者不适于常规经股动脉或锁骨下动脉入路。因此手术从腔静脉入路进行。

患者在导管室于全麻下接受手术。

图 C，MDCT 提示邻近第 2 腰椎上缘的主动脉可以作穿刺点（箭头）。

图 D，从下腔静脉（IVC）送入 Confianza Pro 导丝（Abbott Vascular，Santa Clara，CA）（箭），通电后进入主动脉到达抓捕导管（箭头），随后交换成 Lunderquist 导丝（Cook，Bloomington，IN）。腔静脉入路建立后，沿右股静脉推送 14Fr 鞘至主动脉。

图 E，先用 20mm 球囊作球囊成形，用球囊扩张时的腰征（黄线）来界定主动脉瓣下狭窄的水平，并确认其与猪尾导管所在主动脉瓣环水平（白虚线）之间的关系。

图 F，然后跨越主动脉瓣下狭窄水平（黄线）和主动脉瓣环水平（白虚线）释放 23mm Sapien 3 瓣膜（Edwards Lifesciences，Irvine，CA）。释放后主动脉瓣下狭窄（箭头）得以松解，没有瓣周漏，MV 机械瓣功能未受累。

图 G，平均跨主动脉瓣压差降至 12mmHg。

图 H，用 10/8mm Amplatzer 动脉导管封堵器（箭头；St. Jude Medical，St. Paul，MN）闭合主动脉 - 腔静脉瘘。

患者症状缓解，术后 1d 出院。1 年随访时患者未出现心力衰竭，瓣膜压差保持不变。

要点

- 经导管治疗主动脉瓣下狭窄可用于外科手术风险过高的患者。
- 对于血管条件不适宜经股动脉行 TAVR 的患者，经腔静脉至主动脉入路可作为替代方案。
- 瓣膜置入前的球囊成形同样可以辅助测量主动脉瓣下狭窄。

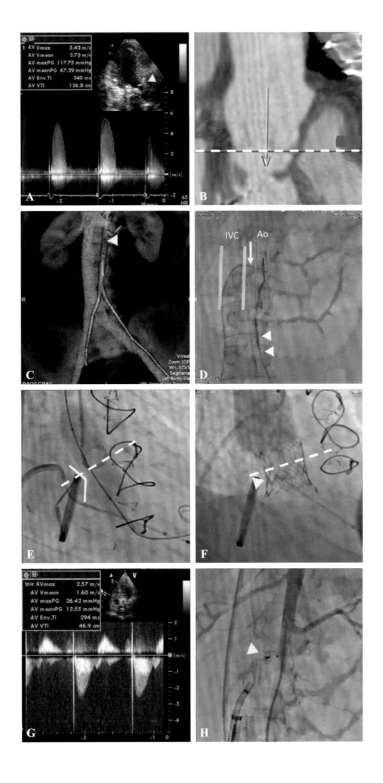

58 经导管治疗主动脉瓣二叶瓣的挑战

Nay M. Htun　John Graydon Webb　著

李丁扬　译

患者，70 岁，男性。既往有肝硬化、缺血性心肌病及双腔起搏器植入病史，出现继发于主动脉瓣重度狭窄的劳力性呼吸困难。患者拟行经股动脉经导管主动脉瓣置换手术（TAVR）。

图 A 和图 B，经胸超声心动图显示主动脉瓣重度钙化并二瓣化（图 A，胸骨旁短轴切面；图 B，胸骨旁长轴切面），平均跨瓣压差 45mmHg（图 C）。

图 D，CT 显示主动脉瓣为 type 1A 二瓣化畸形（最常见），左、右冠窦融合（箭）。

主动脉二瓣化并狭窄的病例进行主动脉造影（图 E）往往没有典型的垂直切面，而这一切面在主动脉三叶瓣的病例（图 F）中很常见。用 Amplatz 左冠导管和直头导丝通过主动脉瓣，然后交换为头端塑形成猪尾状的 0.035in 加硬导丝。

图 G，置入 SAPIEN 3（S3）瓣膜（Edwards Lifesciences，Irvine，CA），将生物瓣中间的标记点放在紧邻主动脉造影的瓣环水平。

图 H，在快速心室起搏下释放介入心脏瓣膜（THV）。术后平均跨瓣压差 6mmHg，主动脉瓣轻微反流。

要点

- 尽管主动脉瓣二叶瓣畸形很常见，但由于常伴瓣叶偏心且钙化严重，融合缘钙化，易合并水平主动脉或主动脉扩张等主动脉异常，其解剖复杂，是 TAVR 的相对禁忌证。

- 由于没有三叶主动脉瓣常见的垂直切面观，二叶主动脉瓣造影时主动脉窦通常显得既不规则也不对称。在合并狭窄的二叶主动脉瓣中找到 THV 理想的释放高度也因此极具挑战。

- 新一代的 THV 带有外封式衬裙，在二叶瓣病例中瓣周漏发生较少。而老款瓣膜的发生率相对较高。

- 二叶瓣患者 TAVR 术后永久起搏器植入率较高，这就对 THV 的释放位置有更高的要求。

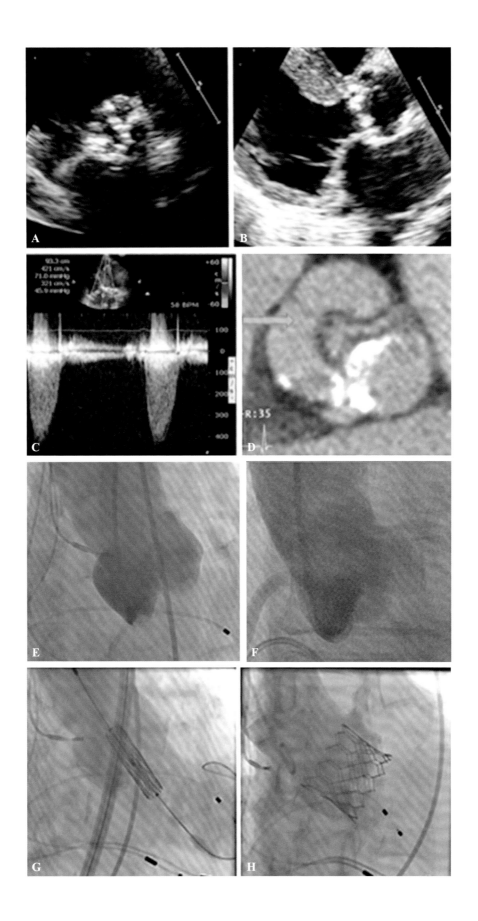

Itsik Ben-Dor Zuyue Wang Ron Waksman Lowell Satler Augusto
Pichard 著
李丁扬 译

59 合并冠状动脉梗阻高风险的经导管主动脉瓣瓣中瓣治疗

患者，89岁，女性。因呼吸困难拟行经导管主动脉瓣置换手术。患者曾经历冠状动脉旁路移植术及主动脉瓣置换术，术中置换 1 枚 21mm 的 Mitroflow Synergy 瓣膜（Sorin Group，Milan，Italy）。

图 A 至图 C 超声心动图显示生物瓣退化合并重度狭窄，瓣口面积 0.5cm^2，前向峰速 3.8m/s，平均跨瓣压差 33mmHg。CT 显示冗长的 Mitroflow 瓣叶越过冠状动脉开口。从右股动脉送入 2 根 5F 指引导管作冠状动脉保护。在左冠状动脉，用 EBU3.5 指引导管置放 1 枚 3.5mm×18mm Xience 支架（Abbott Vascular，Santa Clara，CA）于左前降支。

图 D，在右冠状动脉，用曲棍球棒型导管置放 3.0mm×15mm Xience 支架。

图 E，从左腹股沟经股动脉送入 23mm Sapien XT 瓣膜（Edwards Life-sciences，Irving，CA）并在快速起搏下释放。

图 F，瓣膜释放后左、右冠状动脉血流正常，将 2 枚支架撤回主动脉。

图 G，术后造影显示主动脉瓣无反流，冠状动脉血流正常。跨主动脉瓣平均压差 12mmHg。

要点

- 冠状动脉梗阻是经导管主动脉瓣置换后一种罕见（0.66%）而致命的并发症。
- CT 提示冠状动脉口起源过低（<12mm）或主动脉根部过窄（<30mm）是冠状动脉梗阻的重要危险因素。
- 瓣叶外置的无支架瓣膜，以及位置高于瓣环的瓣膜产生冠状动脉梗阻的风险最高。
- 对于冠状动脉梗阻显著高危的患者，可以预置冠状动脉导丝并在开口以远放置支架作为冠状动脉保护。

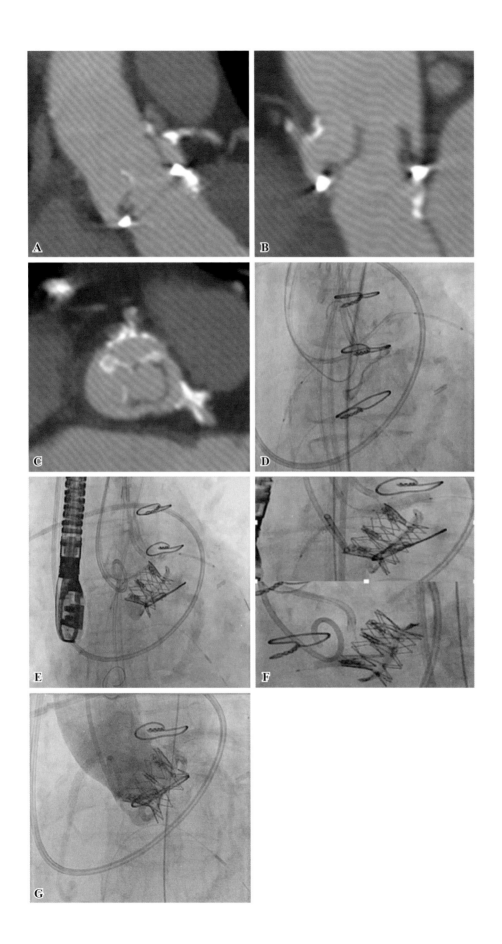

60 高难度的经导管主动脉瓣置换

Brandon M. Jones　Stephanie Mick　Samir R. Kapadia　著
李丁扬　译

患者，83 岁，男性。患者表现为进行性呼吸困难及主动脉瓣重度狭窄，曾因 B 型主动脉夹层行胸主动脉腔内修复术。由于高龄及其并发症，患者外科手术风险过高，而接受了经导管主动脉瓣置换术。

手术的挑战在于：需谨慎通过覆膜支架（图 A 和图 B）；患者为水平升主动脉（图 C）；主动脉右、无冠窦部分融合（图 D），既增加了选择瓣膜型号的难度，还更容易出现瓣周漏；主动脉瓣环面积 438mm^2（图 E），需要在 23mm 或 26mm 的 Edwards S3 瓣膜（Edwards Lifesciences，Irvine，CA）之间抉择。

图 F，为了克服上述困难，首先，我们使用 23mm × 4cm 的 ES 球囊（Edwards Lifesciences）测量主动脉瓣环，同时进行主动脉造影。球囊全部充盈时仍有重度反流，而主动脉窦还有足够的空间。因此我们选择了 26mm 的 Edwards S3 瓣膜。

图 G，使用 S3 瓣膜的主要优势在于 Commander 输送鞘的可控性，这种可控性有利于通过覆膜支架。而超曲的输送鞘也有助于人工瓣在水平主动脉中的定位。

图 H，术后主动脉造影显示 S3 瓣膜位置良好。

要点

- 如果难以决定瓣膜型号，球囊测量是十分有效的方法。
- 对于水平主动脉的病例，Commander 输送鞘远端可控的功能有助于人工瓣在主动脉瓣环平面达到同轴。

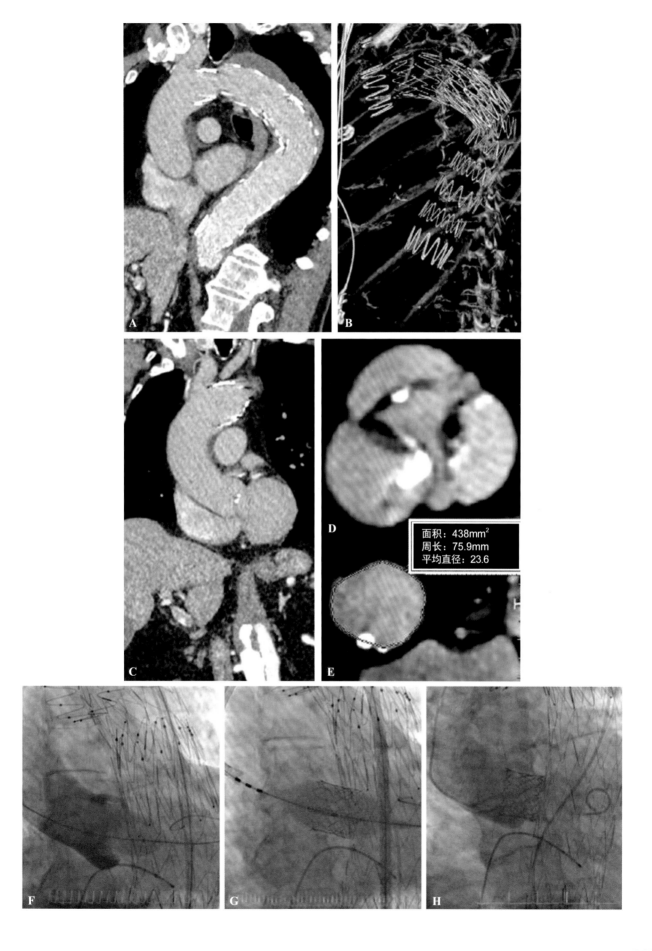

61 经导管主动脉瓣手术时瓣膜栓塞

Judit Karacsonyi　Shuaib Abdullah　Imre Ungi　Ravi Joshi
Subhash Banerjee　Emmanouil S. Brilakis　著
李丁扬　译

患者，82 岁，男性。罹患主动脉瓣重度狭窄，手术风险高，拟行经导管主动脉瓣置换手术（TAVR）。超声心动图显示主动脉瓣重度狭窄并轻度关闭不全，血流峰速 4.0m/s，平均跨瓣压差 40mmHg，瓣口面积 1cm²。

CTA 见主动脉瓣存在钙化并二叶瓣可能（图 A），测量瓣口面积 507mm²。经左股动脉将 6Fr 猪尾导管置于主动脉窦。沿预成形的 Lunderquist 导丝送入 23mm Edwards 球囊（Edwards Lifesciences，Irvine，CA），在主动脉瓣水平扩张球囊，使腰征消失。同时进行主动脉造影。造影显示球囊封堵完全，未见明显反流。

暂停通气并快速起搏，将 26mm Edwards Sapien XT 人工瓣膜（Edwards Lifesciences）输送到位并释放（图 B，箭）。

置入后主动脉瓣存在中度反流，再使用球囊进行后扩张。最终主动脉造影（图 C，箭）及经食管超声心动图（TEE）显示瓣膜位置适宜，反流为轻度（图 E 和图 F，箭）。

动脉入路的闭合刚完成，患者就出现 QRS 时限增宽，而血流动力学尚稳定。重复 TEE 显示瓣膜向下移位（图 G，箭），这种移位在透视下无法发现（图 D，箭）。

我们决定尝试使用导丝通过人工瓣膜。经过多次尝试，导丝通过了自体主动脉瓣，导丝头端接触人工瓣支架后，支架随即移位到左心室（图 H，箭）。

我们紧急穿刺动静脉建立体外循环，移除瓣膜并置入 25mm Edwards Perimount Magna Ease valve 生物瓣（Edwards Lifesciences）。患者术后恢复顺利。

Ao. 升主动脉；LA. 左心房；LV. 左心室

要点

- 人工瓣栓塞是一种 TAVR 手术罕见而致命的并发症。潜在的诱因包括定位失误、钙化不足及瓣膜过小。

- 人工瓣移位栓塞入主动脉比进入左心室易于处理。无论哪种情况下，让导丝通过人工瓣和（或）保持导丝路径是维系正常前向血流的关键。

- 对于左心室栓塞，紧急开胸手术是主要的处理方式。

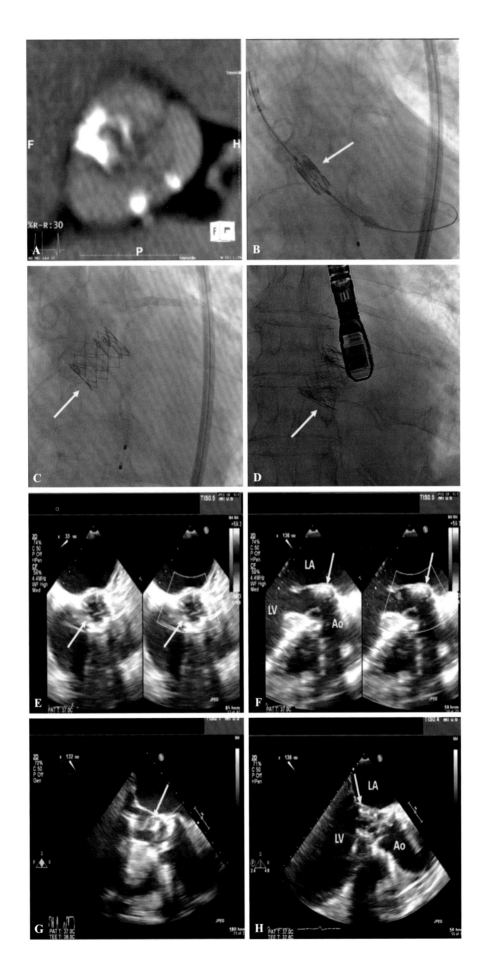

腔静脉入路经导管主动脉瓣置换术

John J. Kelly Vasilis Babaliaros Vinod H. Thourani 著

邓晓娴 胡 琼 译

患者，88 岁，女性。患者体弱，患有严重主动脉瓣狭窄及多种并发症，接受经导管主动脉瓣置换术（TAVR）。CT 显示股动脉太细，不适宜经股动脉入路，因此选用经腔静脉入路。使用三维 CT 重建在腹主动脉上定位了一处位于肾动脉下方 15mm、主动脉分叉上方 15mm 的无钙化区域，用于在主动脉和下腔静脉（IVC）之间造瘘。

选择层面刚好位于 L₃ 椎体上缘水平（图 A 至图 D）。在全身麻醉下，选择股静脉和右股动脉入路，通过 6Fr 指引导管将单环圈套器送至腹主动脉。在 IVC 内建立由冠状动脉导丝（0.014in × 300cm）、锁定导丝转换器（0.035in × 145cm）和微导管（0.035in × 90cm）组成的导管轨道，该微导管置于长度为肾脏至乳内动脉长的 6Fr 指引导管内。指引导丝的外端用止血器固定在电刀上。

通过双臂透视确定器械位置无误，将导丝通电至 50W 后切入主动脉，然后从下腔静脉推进导丝至主动脉内的圈套器中（图 E 至图 G）。

依次推送导丝转换器和微导管使瘘口逐渐扩大。交换加硬导丝（0.035in × 260cm），沿加硬导丝置入 14Fr 瓣膜输送鞘。然后使用 23mm Sapien 3 瓣膜（Edwards Lifesciences，Irvine，CA）完成 TAVR，术后无并发症（图 H）。

TAVR 术后，用 10/8 Amplatzer 导管封堵器（Abbot Vascular，Santa Clara，CA；图 I）封堵瘘管。血管造影无残余瘘（图 J）。

该患者在术后立即拔管，并在术后第二天出院。术后 30d 随访，患者无不适，纽约心功能分级 I 级。超声心动图显示经瓣膜功能良好，平均跨瓣压差 8mmHg，随访腹部 CT 未见残余主动脉 – 腔静脉瘘。

IVC. 下腔静脉

要点

● 对于无法施行股动脉入路 TAVR 的患者，经腔静脉入路是一种可行的选择。心脏团队在术前讨论，制订最佳治疗策略对每个患者来说都至关重要。

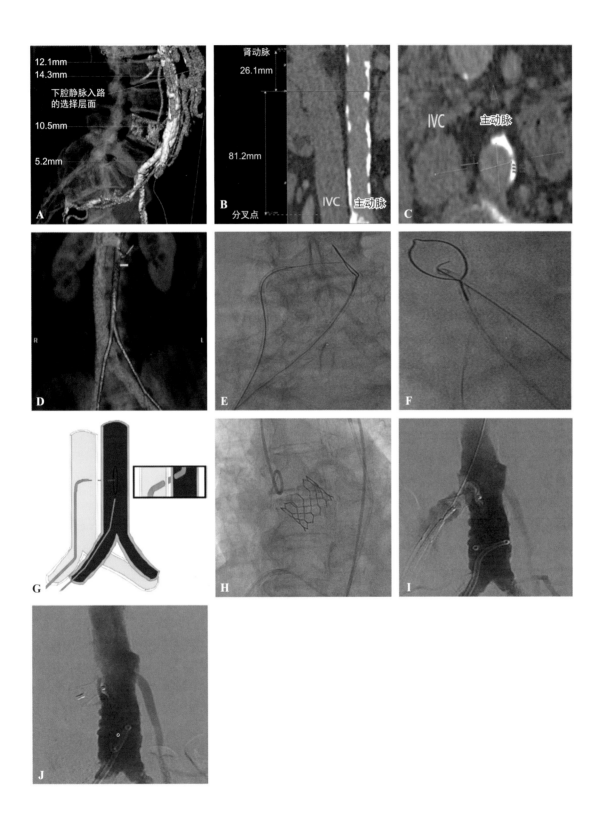

63 经锁骨下动脉路径行介入主动脉瓣置换术

Hasan Ahmad　Gilbert H. L. Tang　著

邓晓娴　胡　琼　译

患者，50岁，女性。罹患主动脉瓣重度狭窄和依赖透析的终末期肾病，接受经导管主动脉瓣置换术（TAVR）。

图 A，瓣环面积 469.7mm^2，平均瓣环直径 24.6mm，选择了 26mm Edwards Sapien 3 人工瓣膜（Edwards Lifesciences，Irvine，CA）。由于股动脉条件不佳，我们对其他血管进行评估。

图 B，三维 CT 重建和计算机断层扫描根据升主动脉和主动脉瓣的大小和角度最终确定左锁骨下动脉（LSA）作为手术路径入路。

图 C，测量左腋动脉手术（LAA）部位至主动脉瓣环和升主动脉中部的距离，并在 14Fr Edwards 鞘管上作标记。

图 D，左股动脉置入 7Fr 血管鞘，1 根 0.018in 的 V-18 可控导丝（Boston Scientific，Maple Grove，MN）由股动脉入路进入 LSA。

图 E，切开 LAA 后，Lunderquist 导丝（Cook Medical，Bloomington，IN）经过标准操作通过主动脉瓣放入左心室。提前预弯、冲洗并用异丙酚润滑 Edwards 鞘管扩张器。保持鞘管开口朝向心底，Edwards 标记的朝向心尖，将鞘管逐级向升主动脉中部推进。

图 F，为减少鞘在血管内的移动损伤 LSA，行主动脉瓣球囊扩张后，再将丙泊酚润滑的 Commander 输送系统送至主动脉瓣瓣环上方。

图 G，将装载到球囊上的 Sapien 3 瓣膜置于升主动脉，推送过瓣环，然后在快速心室起搏下释放。

图 H，确认释放无误，退出输送系统，并将扩张器重新送入鞘管，在一起沿加硬导丝缓慢退出。

图 I，对动脉切开处进行手术修复后，在退出 V-18 导丝前，对 LSA 进行血管造影以确保血管完好。

要点

● 对于可能发生左锁骨下动脉损伤的病例，可考虑提前经股动脉置入导丝至锁骨下动脉。

● 为使左锁骨动脉的损伤最小化，提前进行鞘标记以便于监测其运动，使用异丙酚润滑鞘，将鞘管朝向心底，有 Edwards 标记方朝向心尖。撤除鞘管时，沿硬导丝整体移出。

● 瓣膜应预置于升主动脉。

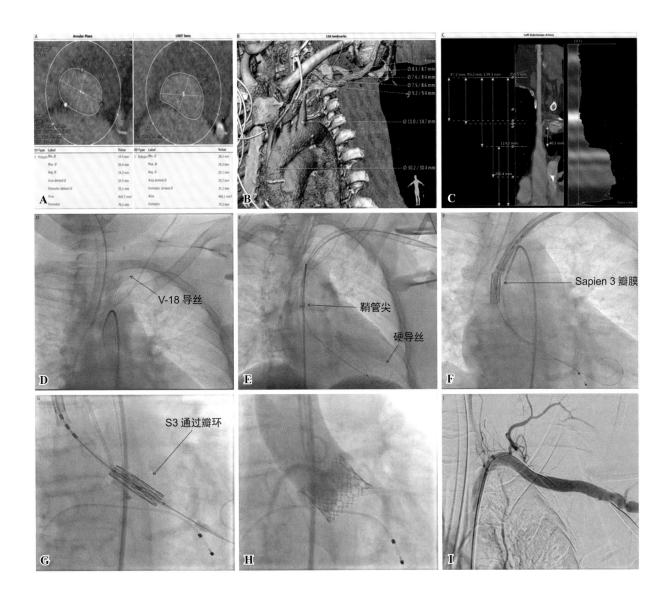

64 快速心室起搏和心室功能衰竭

Paul Sorajja 著

邓晓娴 胡 琼 译

患者，77 岁，女性。因严重的主动脉狭窄伴严重钙化拟行经导管主动脉瓣置换术（TAVR）。该患者无冠心病病史，左心室功能正常，射血分数 62%。

图 A，经食管超声心动图（TEE）和三维显像显示二尖瓣（MV）功能正常，收缩末期瓣叶对位良好。

图 B，主动脉短轴切面成像显示主动脉瓣钙化狭窄。

图 C，左心室置入 1 根 260cm 的预成形 Safari 导丝（箭；Boston Scientific, Maple Grove, MN）。以每分钟 180 次的快速心室起搏 6s，用于 18/23mm V-8 球囊行主动脉瓣球囊预扩张。停止起搏后，患者的血压没有恢复，仍为 40/0mmHg。

图 D，TEE 三维成像显示急性左心室舒张及 MV 功能不全（箭）。

图 E，急性重度二尖瓣反流（箭头）。

图 F，快速置入 1 枚 26mm Sapien S3（Edwards Lifesciences, Irving, CA）（箭头）后立即胸外按压 30s，静脉注射肾上腺素。

图 G 和图 H，5min 内患者的左心室和 MV 功能恢复正常，仅有轻度的残余 MR（箭头）。

患者完全康复后出院，没有遗留神经功能损害。

Ao. 升主动脉；AV. 主动脉瓣；LA. 左心房；MV. 二尖瓣；RA. 右心房；RV. 右心室

要点

- 快速心室起搏可能会引起急性左心室功能不全和血流动力学紊乱。有或没有潜在缺血性心脏病的患者均可能出现这种现象。
- 当 TAVR 过程中出现严重低血压时，通过快速放置瓣膜治疗主动脉瓣狭窄可以挽救生命。

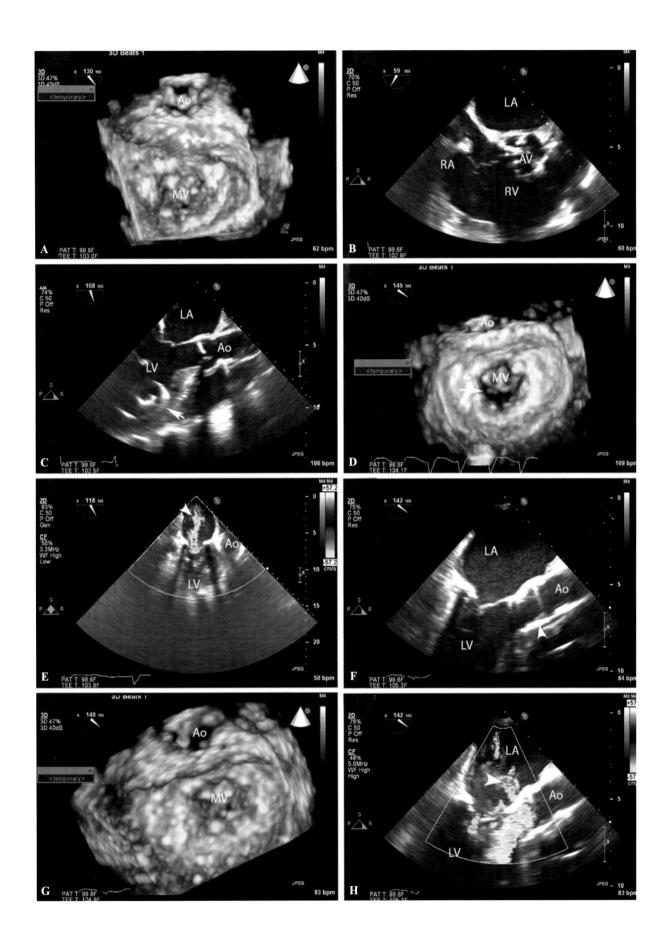

Cameron Dowling　Stephen Brecker　著

邓晓娴　译

65 单纯主动脉瓣反流的治疗

患者，66 岁，女性。因严重的主动脉瓣反流及相关症状拟行经导管主动脉瓣置换术（TAVR）。既往因霍奇金淋巴瘤行放射治疗，有放射性冠状动脉疾病病史。12 年前行冠状动脉旁路移植术，术后出现纵隔炎和伤口愈合延迟并发症。因此我们为该患者制订了介入治疗方案。

图 A 至图 C，术中经食管超声心动图（TEE）和主动脉造影显示三叶主动脉瓣伴轻微钙化。瓣叶回缩导致严重的中央性主动脉瓣反流（箭）和脉压大。

图 D，主动脉瓣环直径为 21.6mm。选择 1 枚 26mm Medtronic CoreValve（箭头；Mounds View，MN）保证置入瓣环直径超过原生瓣环直径 20%。未行球囊预扩。为减少血流动力学不稳定和稳定瓣膜位置，在快速心室起搏下置入瓣膜。

图 E 至图 H，术后主动脉造影、TEE 和血流动力学检查显示仅轻微的瓣周漏（箭；图 F 和图 G）。

Ao. 升主动脉；CV. CoreValve 人工瓣膜；LA. 左心房；LV. 左心室

要点

- TAVR 中，对于主动脉瓣叶钙化不显著的病例，瓣膜定位挑战较大。重复的主动脉造影可以帮助明确主动脉根部的解剖结构。必要时可以在无冠窦底部和右冠窦底部置入 2 根猪尾导管进行造影。

- 为更好地固定人工瓣膜，置入瓣膜直径需大于原生瓣环不超过 25%。心室快速起搏有利于减轻反流和瓣膜位置固定。不推荐行球囊预扩张。

- 为了增加潜在的有效性和安全性，可选用可回收、有衬边防瓣周漏设计的瓣膜系统（如 Medtronic Corefalve Evolut PRO）。

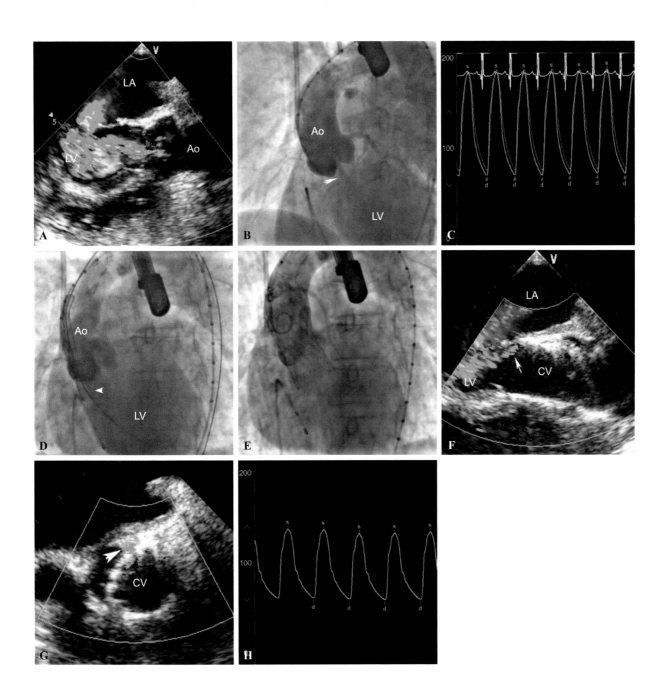

66 经左心室辅助装置关闭主动脉瓣治疗持续性主动脉瓣关闭不全

Joseph M. Venturini　Atman P. Shah　**著**

邓晓娴　**译**

患者，69 岁，男性。接受了经导管主动脉瓣关闭术，该患者因缺血性心肌病需左心室辅助装置（LVAD）支持。

经食管超声心动图（TEE）长轴（图 A）和短轴（图 B）示中央型主动脉瓣关闭不全（箭头）。左心室流出道和 Valsalva 窦的直径分别是 24mm 和 30mm。

图 C，主动脉造影证实重度主动脉瓣关闭不全，透视（星号）下可见 LVAD 流入管道。

图 D，将 6Fr 的 AL1 硬导管推送至主动脉瓣，随后将 0.035in × 260cm 的 Amplatzer 导丝（St. Jude Medical，St. Paul，MN）推送至左心室并在心尖打圈。在超声心动图引导下，再将 8Fr 的 Amplatzer TorqVue 输送鞘（St. Jude Medical，St. Paul，MN）（箭头）沿导丝逆行推送至左心室（星号）。

图 E，将 30mm 的 Amplatzer Cribriform 封堵器（St. Jude Medical，St. Paul，MN）沿鞘进入，在主动脉瓣心室侧释放部分封堵器。在超声引导下将封堵器回撤至紧贴主动脉瓣心室侧（箭头）。

图 F 和图 G，在超声（图 F）和透视（图 G）引导下，在主动脉瓣动脉侧释放封堵器近端盘面（箭头）。确认无明显瓣膜反流后，释放封堵器。

图 H，术后 TEE 长轴切面显示无残余反流。

Ao. 升主动脉；LA. 左心房；LV. 左心室；RA. 右心房；RV. 右心室

要点

- 经逆行路径放置 Criniform 封堵器后，封堵器在瓣膜上完全展开，但不能立即释放。为了全面评估主动脉瓣关闭术的血流动力学效果，可能需要在封堵器就位的情况下进行长时间的血流动力学监测（> 10min）。在释放之前，封堵器是完全可回收的。
- 用 TEE 测量主动脉瓣环面积，有助于确定封堵器的大小。

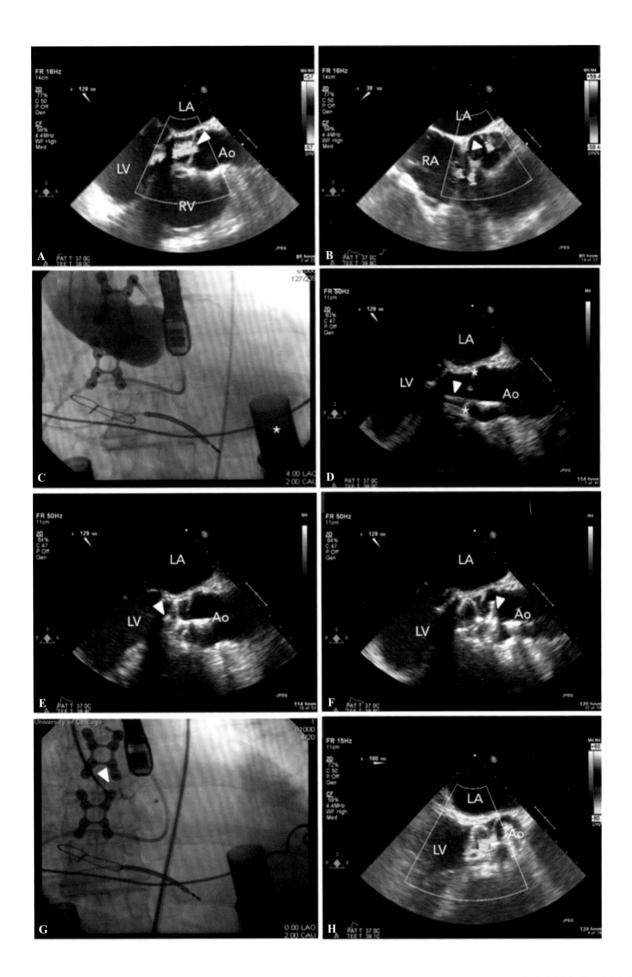

67 TAVR 术后早期和晚期复发性瓣膜血栓

John R. Lesser　著

邓晓娴　译

患者，79 岁，男性。因有症状的严重主动脉狭窄，经股动脉成功进行了 TAVR 术（Edwards 23mm Sapien S3）。术后患者为窦性心律，并行双联抗血小板治疗。术后超声心动图显示主动脉瓣峰值流速为 2.7m/s，平均跨瓣压差为 13mmHg。

瓣膜置入术后 2d，心脏 CT 显示在瓣叶根部（箭，舒张末期短轴）低密度软组织影（HALT；疑似血栓）（图 A），瓣叶边缘未见相似影像（图 B）（短轴舒张期）。

图 C 和图 D，动态 CT 显示瓣叶轻度受限（图 C，短轴视图，箭；图 D，长轴视图，箭）。

图 E 和图 F，立即开始口服华法林，1 个月和 4 个月复查 CT（图 E，短轴瓣叶底部；图 F，长轴舒张期）显示 HALT 消失。超声心动图主动脉血流动力学正常。6 个月后停用华法林，随后开始服用阿司匹林。术后 9 个月复查超声心动图显示主动脉瓣峰值流速 3.4m/s，平均跨瓣压差 26mmHg，二维超声心动图未见明显结构异常。

图 G 和图 H，复查 CT 显示 3 个瓣叶中的 2 个瓣叶复发明显的 HALT（图 G，箭，舒张期短轴；图 H，箭，长轴舒张期）。

图 I 和图 J，另外动态 CT 显示瓣叶活动明显受限（图 I，箭，短轴收缩成像；图 J，箭，长轴收缩成像）。立即重启口服华法林并嘱长期服药。TAVR 术后 1 年，超声心动图显示主动脉血流动力学恢复到基线，峰值主动脉瓣流速 2.2m/s，平均跨瓣压差 11mmHg。

Ao. 升主动脉；LA. 左心房；LV. 左心室；RA. 右心房；RV. 右心室

要点

- HALT 的发生时间和发病率各不相同，心脏 CT 是评估 HALT 的良好手段。
- 即使存在 HALT，经胸超声心动图观察瓣叶结构和跨瓣压差可能无异常发现。
- 疑似血栓通常在华法林起效时消退，但在停药后可能复发。

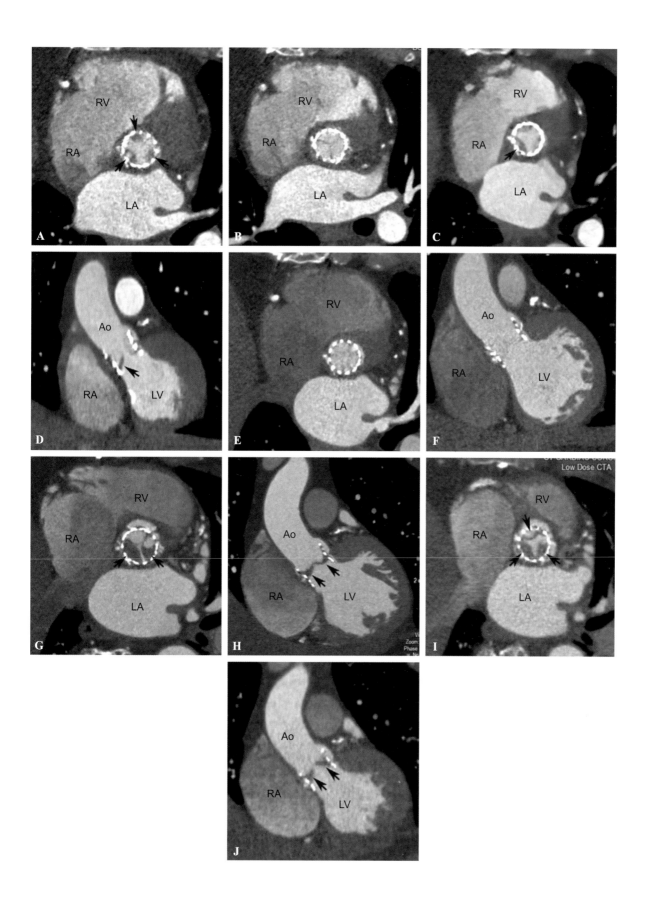

68 未行术前 CT 的经导管主动脉瓣治疗

Paul Sorajja　著

邓晓娴　译

患者，62 岁，男性。患有重度主动脉瓣狭窄，因充血性心力衰竭住院。该患者最初病情稳定，后来病情恶化，需正性肌力药物维持治疗。

图 A，患者因为中 – 重度主动脉瓣反流（箭）未行主动脉瓣球囊成形术。

图 B，使用经食管超声心动图的三维成像测得主动脉瓣面积 4.26cm^2，瓣周为 73mm。

图 C，经超硬导丝送入外周血管内超声（箭头）检查外周动脉直径及迂曲程度。

图 D，血管内超声测得最小管腔直径为 10.2mm。

图 E，参照左股动脉入路放置猪尾导管的定位，置入 1 枚 26mm Evolut R 瓣膜（Ev；Medtronic，St. Paul，MN）（箭头）。

图 F，由于主动脉瓣钙化严重（箭头），人工瓣膜最初扩张不足。

图 G，术后即刻超声心动图显示严重的瓣周漏（箭头）。

图 I，使用 21/26mm V-8 球囊（InterValve，Minnetonka，MN）进行后扩，（图 H）瓣周反流变为轻微（箭），且（图 J）瓣口扩张完全（箭头）。

图 K，术前有创性血流动力学显示主动脉瓣平均跨瓣压差为 84mmHg。

图 L，在置入 Evolut R 人工瓣膜并扩张后，主动脉瓣平均跨瓣压差为 5mmHg。

值得注意的是，主动脉瓣反流的缓解程度与左心室舒张末压的显著降低和主动脉 – 心室舒张压差的扩大是一致的。

Ao. 升主动脉；Ev. Evolut R 瓣膜；LV. 左心室；Pig. 猪尾导管

要点

- 当对瓣膜区域进行细致的超声心动图评估并对相应血管进行血管内超声检查后，无须进行术前 CT 即可进行经导管主动脉瓣置换。主动脉瓣面积应通过 3D 成像进行测量。

- 在主动脉尺寸不确定的情况下可选用 Evolut R 瓣膜，因为一旦出现尺寸不符，Evolut R 瓣膜可收回。

- 利用猪尾导管在无冠窦和左冠窦的定位，整个过程可在无造影状态下完成操作。

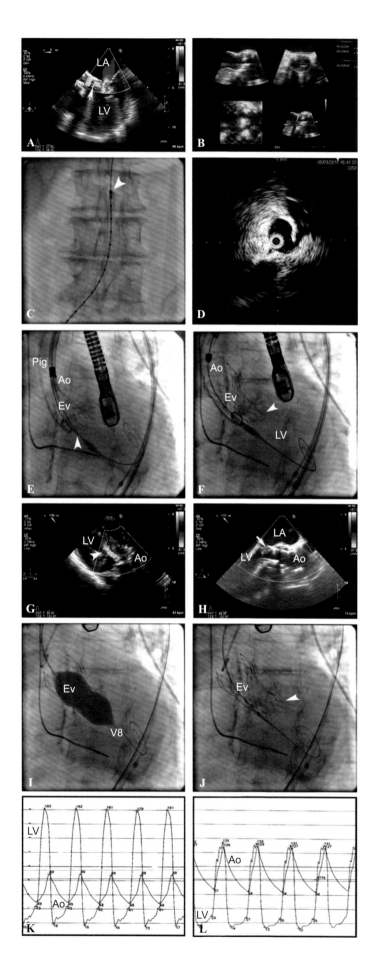

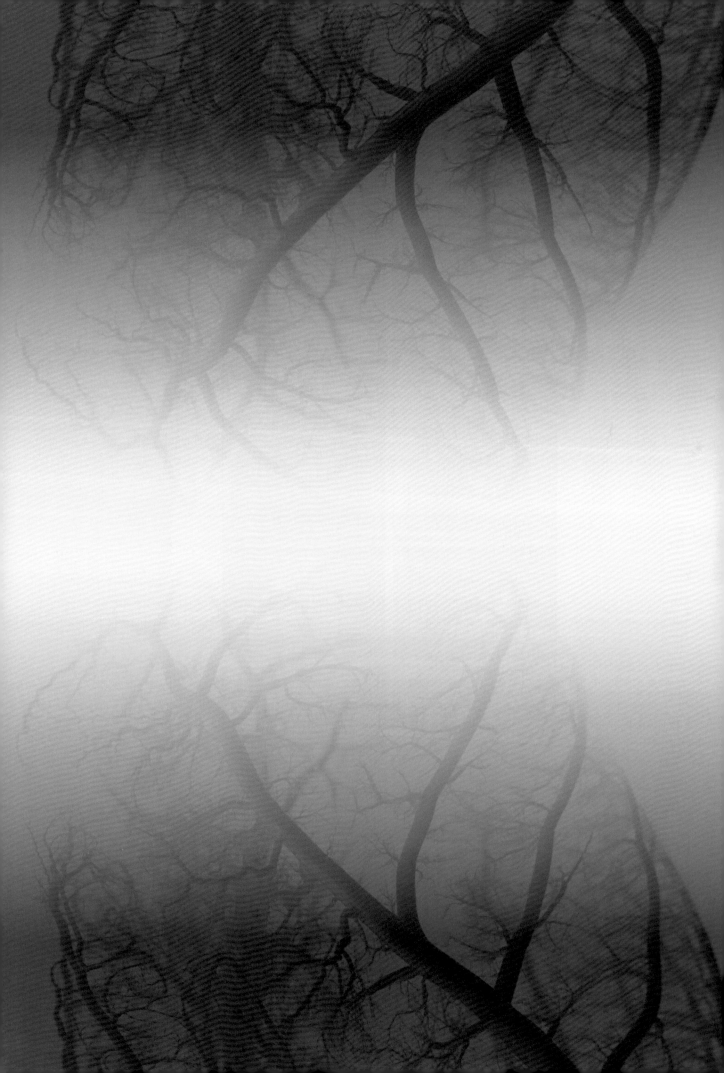

Part 3

人工瓣膜
Prosthetic Valve

69 心脏 CT 用于瓣周漏的评估

John R. Lesser 著

邓晓娴 译

患者，76 岁，男性。既往行主动脉瓣置换术，置入 1 枚 23mm Trifecta 人工瓣膜（St. Jude Medical，St. Paul，MN），现出现严重的主动脉瓣瓣周漏（AI）。为辅助设计经导管手术路径，术前行心脏 CT 采集数据进行全面评估。仔细回顾心脏超声图像以确定最佳展示 AI 血流出口的切面。

图 A，希望在 CT 图像上确定的瓣周漏多普勒超声图像，瓣周漏在心尖五腔切面清晰可见。

图 B，CT 采用与超声同一切面确定瓣周漏部位（箭）。

图 C，经食管超声心动图瓣周漏部位（箭），和（图 D）CT 相应图像上瓣周漏部位，用于确定瓣周漏位置（箭）。

图 E 和图 F，正交 CT 图像显示瓣周漏位于中后部，约 4.6mm × 5.6mm（箭）。重建 CT 最大强度投影（MIP）图像以消除人工主动脉瓣伪影。

图 G，CT 图像确定清晰可见瓣周漏位于人工瓣膜边缘的角度（十字线）。

图 H，在心导管室导丝参照 CT 图像设置角度，使导丝迅速穿过瓣周漏（箭）。

图 I，在瓣周漏位置置入 1 枚 12mm 血管塞 II（St. Jude Medical，St. Paul，MN）（箭），瓣周漏消失，患者于术后第二天出院。

AML. 二尖瓣前叶；Ao. 升主动脉；AVR. 主动脉瓣置换；LA. 左心房；LV. 左心室；RV. 右心室

要点

- 心脏 CT 可为诊断主动脉瓣瓣周漏提供更全面的数据。
- 在 CT 图像上定位瓣周漏可帮助确定透视角度，从而便于介入术中导丝穿过缺损部位。
- CT 上未见缺损需考虑到 AI 不是瓣周漏可能。

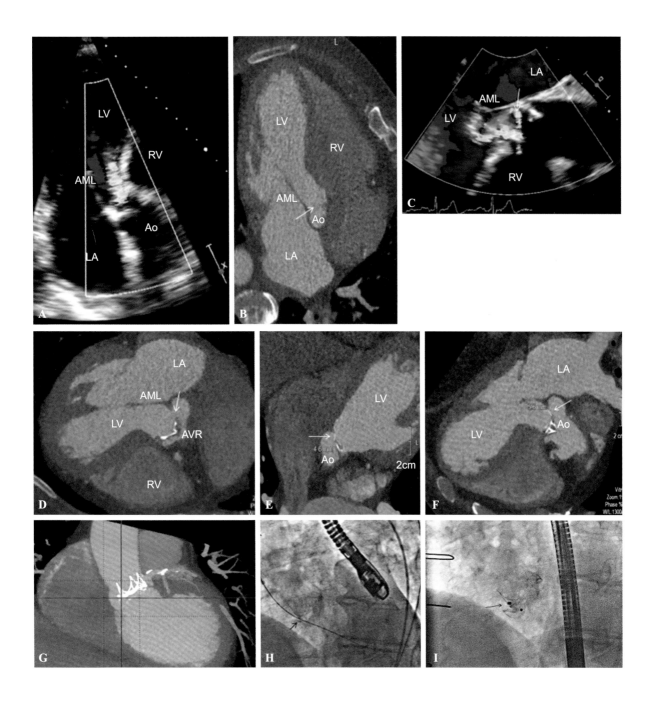

70 逆行封堵主动脉瓣瓣周漏

Paul Sorajja 著

邓晓娴 译

患者，72 岁，女性。既往行主动脉瓣置换术，置入 1 枚 27mm 双叶机械瓣（St. Jude Medical，St. Paul，MN），因呼吸困难再次行经导管瓣周漏封堵术。

经食管超声心动图（TEE）长轴（图 A）和短轴（图 B）示严重的瓣周漏（箭头）。

图 C，从右股动脉推送 AL-1 指引导管，调整指向瓣周漏，然后推送 260cm 的加硬超滑弯头导丝（Terumo，Ann Arbor，MI）穿过瓣周漏（箭头）。

图 D，沿导丝推送 90cm、8Fr 的 Flexor Shuttle（箭头）（Cook Medical，Bloomington，IN）至左心室，随后放置 2 根 0.032in 加硬 Amplatz 导丝。沿这 2 根导丝，2 个 6Fr Flexor Shuttle 鞘被推送至左心室。

将 2 枚 Ⅱ 型 10mm Amplatzer 血管塞（St. Jude Medical，St. Paul，MN）的远端置入 LV（图 E），然后血管塞向主动脉侧回撤并紧贴左心室（图 F）释放（箭头）。

选择合适的体位确定瓣膜活动正常。术后 TEE 长轴（图 G）和短轴（图 H）显示轻度瓣膜反流。

Ao. 升主动脉；LA. 左心房；LV. 左心室；RA. 右心房

要点

- 主动脉瓣瓣周漏经皮封堵术首选逆行路径。
- 使用多个相对较小的封堵器，将对瓣叶的影响降至最低。
- 多个输送导管可以同时放置在不同的加硬 Amplatz 导丝上。
- 在需要使用多个输送导管时，12 ～ 24Fr DrySeal 静脉鞘（W. L. Gore and Associates；Flagstaff，AZ）有止血功能。

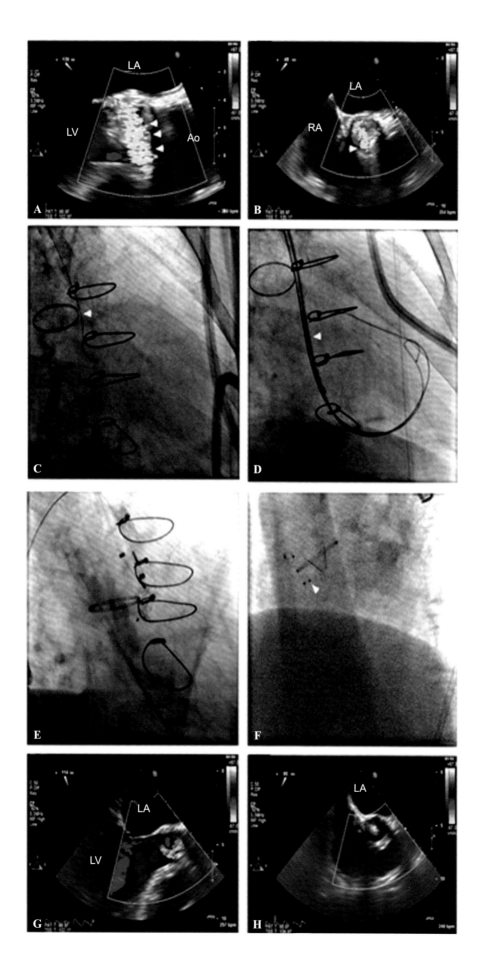

71 逆行路径封堵复发性二尖瓣瓣周漏

Tilak K. R. Pasala   Vladimir Jelnin   Carlos E. Ruiz   著

邓晓娴   译

患者，94岁，女性。因心力衰竭和溶血入院。她9年前行二尖瓣（MV）修复术，术后1年再次手术行MV置换术，置入1枚25mm Mosaic瓣膜。2个月前，因瓣周漏，经穿房间隔入路，行二尖瓣瓣周漏（PVL）封堵术，置入2枚Ⅱ型Amplatzer血管塞（AVP）（St. Jude Medical，St. Paul，MN）。

图A至图D，经食管超声心动图（TEE）示起源于缝合环后外侧的复发PVL。

图E，透视下可见器械向左心室移动过程（黑空心箭）。经心尖穿刺后，6Fr 45cm Terumo鞘（Terumo Corp.，Tokyo，Japan）沿Neff导丝（Cook Medical，Bloomington，IN）（白空心箭）穿过PVL进入左心房。Neff导丝交换为35cm的Inoue导丝（Toray Medical Co.，Tokyo，Japan）。

图F，推送2枚8mm AVP Ⅱ至左心房（白空心箭）。随后，同时将2枚AVP放置在瓣周漏处，直到TEE显示PVL明显减少。

图G，移除Inoue导丝，依次释放AVP Ⅱ（白空心箭）。随后6Fr鞘缓慢地移向左心室心尖。通过侧臂注射造影剂确定心内膜边界。此时启动抗凝。

图H，超声心动图显示无心包积液后在心尖处释放第三枚8mm AVP Ⅱ封堵器（白空心箭）。在鞘被抽出时鞘内注入止血明胶Floseal（Baxter Healthcare Corp.，Deerffield IL），并在穿刺部位压迫止血。

要点

- PVL介入封堵术后AVP Ⅱ装置可能发生移位。
- 经心尖介入入路结合影像引导有助于精准实施封堵，从而降低封堵器栓塞的风险。
- 左心室心尖放置AVP封堵器和Floseal有助于止血。

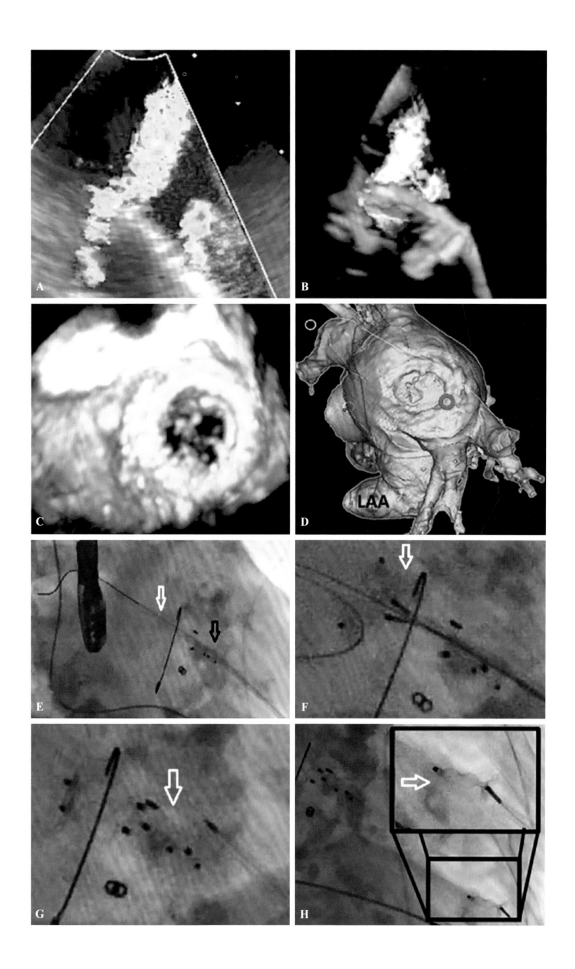

72 利用"跳房子"技术逆行修复多孔二尖瓣瓣周漏

Tilak K. R. Pasala　Vladimir Jelnin　Carlos E. Ruiz　著

邓晓娴　译

患者，77岁，男性。出现进行性呼吸困难及贫血，因重度二尖瓣瓣周漏（PVL）建议行介入封堵术。18年前，该患者行二尖瓣置换术，置入31号机械瓣（St. Jude Medical, St. Paul, MN）。

图A和图B，经食管超声心动图（TEE）和心脏CT增强扫描（CTA）三维重建示严重的多孔PVL（白箭），两个PVL被瓣膜后外侧的缝合线分开。"跳房子"（hopscotch）技术用于将多个封堵器输送到连续的PVL中。首先6Fr、25cm的导管经心尖入路在超滑导丝引导下穿过PVL，随后超滑导丝交换为Inoue导丝。

图C和图D，送入带有封堵器的输送鞘，保持输送导丝与封堵器的连接（1）。然后回退输送鞘以提供足够的距离使超滑导丝穿过相邻的PVL（3）。最后退出Inoue导丝，放置封堵器。这种操作使得输送鞘可以"跳跃"到相邻的PVL。可见1枚Ⅱ型Amplatzer血管塞（AVP）（St. Jude Medical, St. Paul, MN）已释放（2）。重复上述步骤直到所有PVL被封堵。

该患者术后CTA（图E）和TEE（图F）示放置了3枚Ⅱ型AVP封堵器。

要点

- "跳房子"技术适用于封堵连续或相邻的瓣周漏。

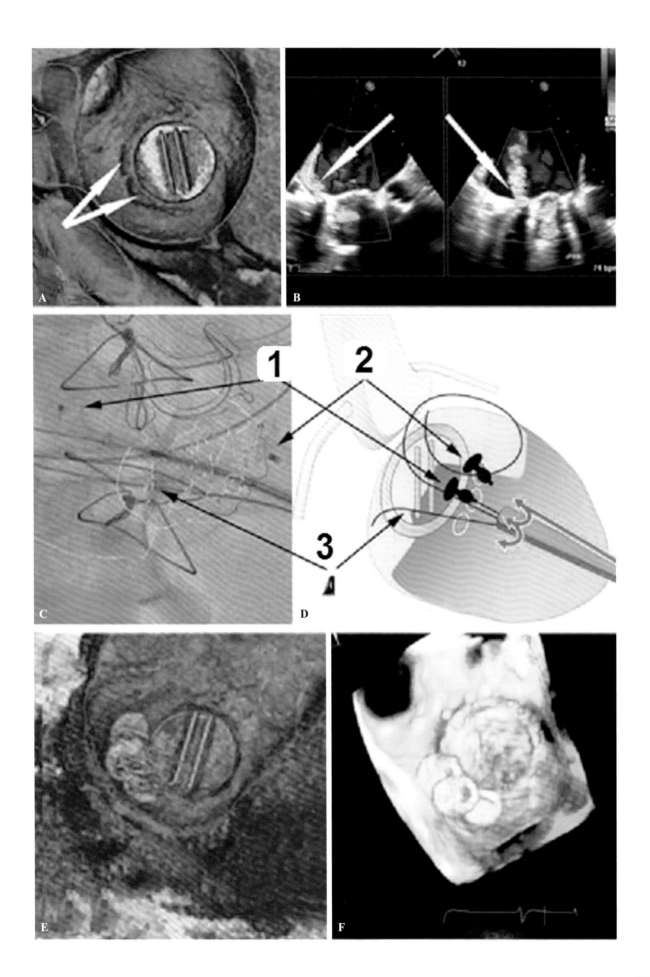

73 顺向法封堵二尖瓣瓣周漏

Paul Sorajja　著

邓晓娴　译

患者，68 岁，女性。出现劳力性呼吸困难和严重的二尖瓣瓣周漏，该患者既往行二尖瓣置换术置入 1 枚双叶机械瓣。

图 A 和图 B，经食管超声心动图（TEE）示二尖瓣机械瓣内侧（箭头）和前侧靠近主动脉瓣环的瓣周漏（箭）。穿刺股静脉，通过预缝合技术置入 2 根 Proglide 缝合线（Abbott Vascular, Santa Clara, CA）。穿刺房间隔后部，导入 0.025in Inoue 导丝（Toray Medical, Chiba, Japan）至左心房（LA）。交换静脉鞘为 20Fr Gore Dryseal（Gore Medical, Flagstaff, AZ）。

图 C，TEE 左心房侧（即外科医师视角）三维成像可见人工瓣膜和大的瓣周漏（箭头）。将 8.5Fr 的 St. Jude Agilis 中弯导管（St. Paul, MN）调整朝向瓣周漏处。

图 D，推送 0.035in 弯头超滑导丝（Terumo, Somerset, NJ）穿过瓣周漏（箭）到达左心室（LV）进入降主动脉（箭头）。

图 E，穿刺左股动脉，送入 15mm 圈套器（箭头）至相应部位，抓捕超滑导丝牵拉出体外建立轨道（箭）。

图 F，该轨道兼有支撑输送鞘和锚定（AW）的作用。随后沿轨道推送 90cm、8Fr Flexor Shuttle 鞘（Cook Medical, Bloomington, IN）（S）进入左心室，然后沿导丝释放 10mm 的 II 型 Amplatzer 血管塞（St. Jude Medical, St. Paul, MN）的远端。

图 G，调整透视角度垂直于二尖瓣（MV）机械瓣平面以便于在血管塞释放过程中观察瓣叶活动情况（箭）。

图 H，同时回撤血管塞和输送鞘（箭头）使得血管塞的远端位于机械瓣的左心室侧。

图 I，之后在瓣周漏处回撤鞘释放血管塞（箭）。

图 J，保持血管塞（箭）与输送导丝连接，撤除输送鞘，再次将输送鞘沿锚定导丝送入。以同样的方式置入第二枚 10mm 血管塞（箭）。

图 K，一旦确定封堵成功，瓣叶活动未受影响，就可撤除锚定导丝。最后分离输送导丝与血管塞（箭）。

TEE 两房切面（图 L）和左心室流出道切面（图 M）示轻微反流（箭头）。

图 N，三维成像 TEE 示 2 枚血管塞位置良好（箭）。

Ant. 前面；Ao. 升主动脉；AW. 轨道；D. 导管；L. 侧面；LA. 左心房；LV. 左心室；M. 内侧；MV. 二尖瓣；S. Shuttle 鞘；SGC. 可控导管

要点

- 瓣叶活动受限是介入封堵瓣周漏的常见并发症之一，使用多个型号偏小的血管塞是避免该并发症的有效手段。

- 建立轨道可以起到支撑和锚定的作用便于操作。该轨道是圈套器在对侧动脉捕获导丝软头，并拉出鞘管建立。通过在轨道的两端保持轻微张力，输送导管可以通过形态不佳，活动度小的瓣周漏处。

- 大口径（如 20Fr Gore Dryseal）鞘可容纳多个导管和导丝，包括轨道和输送导丝。球囊止血阀有助于止血。

- 8Fr Flexor Shuttle 鞘允许直径达 16mm 的 II 型 Amplatzer 血管塞经 0.035in 的轨道送入。

- 瓣周漏位于内侧时宜在房间隔后方穿刺房间隔，以尽量减小指引导管和输送导管角度。

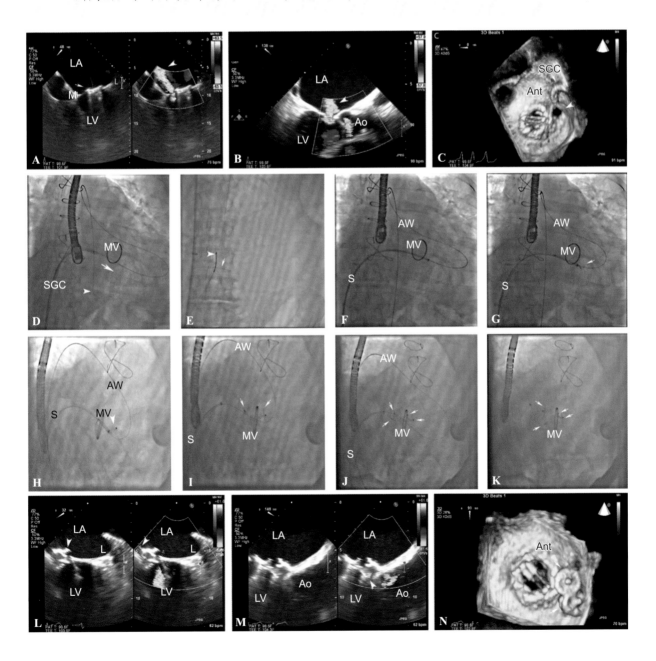

74 瓣周漏封堵术中准确行房间隔穿刺术的益处

Paul Sorajja　著

邓晓娴　译

患者，73 岁，女性。因二尖瓣瓣周漏相关症状住院治疗。6 年前，她因严重的风湿性心脏病行主动脉瓣和二尖瓣置换外科手术，置入 2 枚机械瓣。后出现劳力性呼吸困难。

图 A，经食管超声心动图（TEE）显示严重的内侧瓣周漏（箭头）。

图 B，三维成像 TEE 显示最初的房间隔穿刺部位在前上方，1 根预成形导丝穿过房间隔（箭头）。

图 C，将 8.5Fr Agilis 可控中弯导管（St. Jude Medical，St. Paul，MN）同可伸缩 5Fr 和 6Fr 多功能导管送至左心房。后推送 0.035in 弯头交换长超滑导丝（Terumo，Somerset，NJ）穿过瓣周漏处（箭头）。

图 D，透视示导丝（箭头）穿过瓣周漏处到达左心室。然而，因从房间隔穿刺部位至瓣周漏处角度过大，多功能导管（MP）无法穿过瓣周漏。由于术者不愿穿过主动脉机械瓣和行左心室心尖穿刺，因此无法建立轨道。

图 E，在比之前方向更靠后的位置（箭头）重新行房间隔穿刺。

图 F 和图 G，在三维 TEE 成像中可以看到穿刺（箭）位置比之前更低更靠后，并且可控导管（箭头）与瓣周漏缺损下方同轴性更好。

图 H 和图 I，无须额外支撑，导丝（箭）和 6Fr 多功能导管（箭头）可轻松穿过第二次的穿刺部位。

图 J 和图 K，在瓣周漏处释放一个 12mm 的 II 型 Amplatzer 血管塞（箭头）（St. Jude Medical，St. Paul，MN），瓣周漏消失。

Ant. 前面；Ao. 升主动脉；AV. 主动脉瓣；IAS. 房间隔；LA. 左心房；LV. 左心室；MV. 二尖瓣；Post. 后面；RA. 右心房；SGC. 可控导管

要点

- 对于许多结构性心脏病介入治疗，房间隔穿刺术的穿刺部位是手术"成败"的关键。
- 具体穿刺部位取决于具体的介入手术，并应在经食管或心内超声心动图的指导下获得。房间隔的三维成像可提供帮助。
- 6Fr 多功能导管可容纳 12mm 的 II 型 Amplatzer 血管塞。

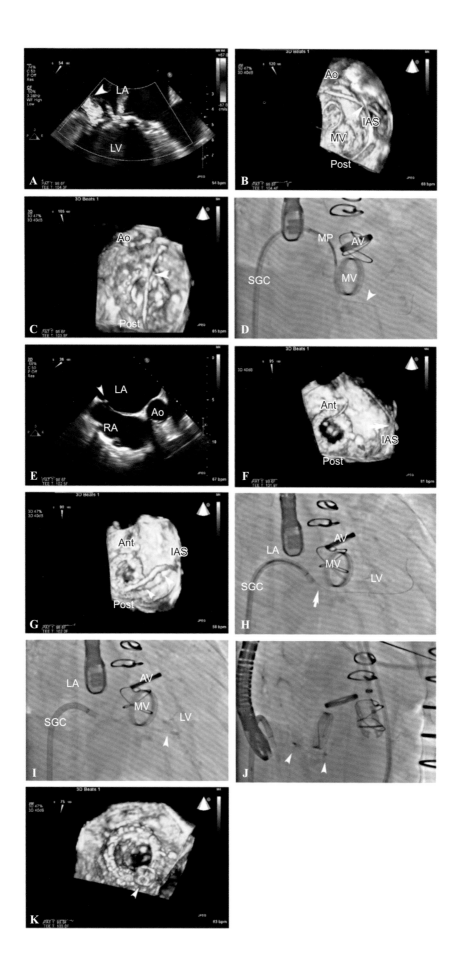

75 高难度瓣周漏封堵术的超声图像

Richard Y. Bae 著

杨子阳 张曹进 译

患者，43 岁，男性。1 年前在外院行二尖瓣置换术，置入 1 枚 31mm Hancock 生物瓣，现该患者因严重瓣周漏就诊。患者有明显的气促、乏力症状。

图 A，经食管超声心动图（TEE）提示左心耳开口旁有严重的瓣周漏（箭）。

图 B，三维经食管超声心动图（3D-TEE）显示，该区域内可见一块巨大的弧状组织脱落（箭）。在 3D-TEE 中，术者可能因该脱落组织高估瓣周缺损大小。

图 C，将图像切至左心室切面，并使用彩色多普勒，可更好地评估反流口的大小（箭头）。

图 D，TEE 引导下行房间隔穿刺。

图 E，将 Agilis 可控导管（St. Jude Medical，St. Paul，MN）送至缺损处，经导管将超滑导丝送入缺损处（箭头）。

图 F，为了更好观察导丝进入缺损处，3D-TEE 经常需要略微向外侧倾斜以得到更好的视野。

图 G，置入 1 枚 16mm 的 II 型 Amplatzer 血管塞（AVP）（St. Jude Medical，St. Paul，MN）后（箭头），仍可见明显的瓣周反流（图 H，箭头）。

图 I，总共置入 3 枚 16mm 的 II 型 AVP（箭），术后仅有轻微的残余反流（图 J，箭）。

封堵后，生物瓣平均舒张期跨瓣压差由 8mmHg 下降至 5mmHg（图 L）。

A. 前侧；Ao. 升主动脉；CS. 冠状静脉窦；L. 外侧；LA. 左心房；LV. 左心室；M. 中间；MV. 二尖瓣；P. 后侧；RA. 右心房

要点

- 三维图像中的组织脱垂可导致高估瓣周缺损的大小。心室切面的三维彩色图像能更准确地获得反流口大小。
- 对于直接起源自缝合环的瓣周漏，将三维图像倾斜至相对外侧切面将更好地观测缺损。
- 术后全面评估包括残余分流测定、是否影响瓣叶、二尖瓣跨瓣压差。

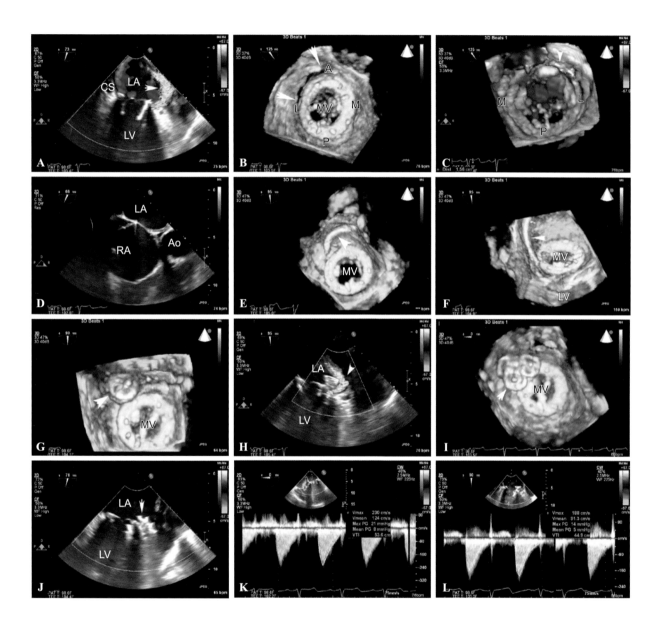

76 瓣周漏封堵术并发冠状动脉夹层

Paul Sorajja 著

杨子阳 张曹进 译

患者，66岁，男性。拟行主动脉瓣瓣周漏介入治疗就诊。他此前曾置入1枚23mm Epic 生物瓣（St. Jude Medical，Fridley，MN），且因瓣周反流有持续、严重的症状。

图 A，经胸超声心动图胸骨旁切面可见主动脉瓣植入物（AV）。左心室功能正常。

图 B，彩色多普勒超声提示前侧瓣周反流（箭）。

图 C，使用6Fr多功能导管送入超滑交换导丝（Terumo，Somerset，NJ）（箭头）。

图 D，导丝（箭头）非常容易地进入左心室并通过主动脉瓣。

图 E，术者尝试放入90cm，8Fr Flexor 输送导管（Cook Medical，Bloomington，IN）（箭头），但不成功。当术者准备用圈套器拉住导丝建立轨道以获得更好的支撑力时，患者诉明显胸痛。

图 F，冠状动脉造影提示，左前降支（箭）、间隔支（箭头）均存在冠状动脉夹层。

图 G，急诊行经皮冠状动脉治疗，在2支病变血管置入多枚药物涂层支架。因左旋支此前已行造影，因此未行该支的介入治疗。

图 H，术者误认超滑导丝通过瓣周缺损时的左前斜图像。应注意导丝与生物瓣及其在心脏外侧面的轨道（箭头）仍有相当距离。这些表现提示导丝实际走行于间隔支。

6周后，患者返院行瓣周反流介入治疗，成功置入1枚12mm的Ⅱ型Amplatzer血管塞（St. Jude Medical，Fridley，MN）。

Ao. 升主动脉；AV. 主动脉瓣；MP. 多功能（导管）；LA. 左冠状动脉；LV. 左心室；RV. 右心室

要点

- 进行主动脉瓣瓣周反流介入治疗时，导丝易进入冠状动脉。在透视、超声下确认导丝走行对手术成功非常必要。
- 如担心导丝进入冠状动脉，在左前斜位透视有助于确认。

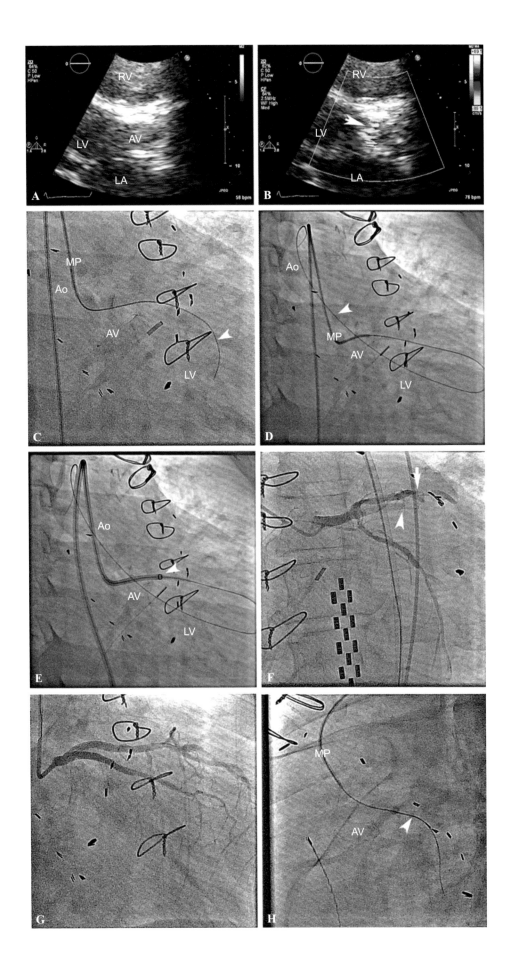

77 治疗瓣周漏封堵术后冠状动脉阻塞

Hussam S. Suradi　Samer Abbas　著

杨子阳　张曹进　译

患者，80岁，男性。成功主动脉瓣瓣周漏封堵后因胸痛2年就诊。患者此前行外科主动脉瓣置换，置入1枚23mm生物瓣，术后出现起源自左冠状窦旁严重的瓣周漏，且引起严重的心力衰竭症状。患者的瓣周漏成功地使用1枚6mm Amplatzer动脉导管未闭封堵器II型（ADO II）（St. Jude Medical，Plymouth，MN）彻底堵闭且明显改善症状。介入手术结束后，升主动脉造影提示当时的两条冠状动脉血流通畅。2年后，患者出现劳力性胸痛。超声心动图提示主动脉生物瓣功能良好且无明显瓣周漏。

图A，选择性冠状动脉造影提示ADO II封堵器近端伞盘压迫左主干可能（箭）。

图B，血管内超声证实冠状动脉堵塞，左主干开口最小面积为4.23mm^2（星号，ADO II封堵器近端伞盘）。

在左主干开口、靠近封堵器伞盘近端旁释放1枚4.0mm×8mm Synergy药物涂层支架（Boston Scientific，Natick，MA）（图C），使用1枚5.0mm非顺应性球囊后扩支架（图D）。

支架置入后造影（图E）、血管内超声证实排除封堵器挤压（图F，ADO II封堵器伞盘），支架在左主干内扩张良好。患者出院后随访未再出现不适症状。

要点

- 术者需认识到治疗主动脉瓣瓣周漏时封堵器可造成左主干开口阻塞。
- 治疗靠近左冠窦的瓣周漏时，建议进行多体位的选择性冠状动脉造影以辨识可能的左主干堵塞，必要时回收封堵器。
- 封堵器释放后发现的左主干堵塞，血管内超声引导下支架置入是可靠的治疗手段。

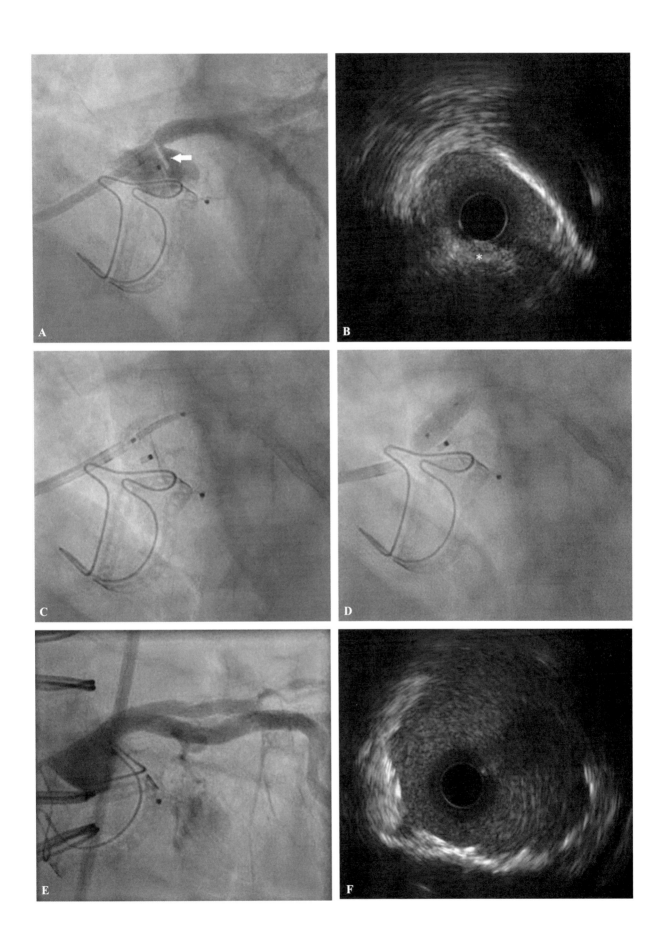

78 瓣周漏封堵术中乳头肌断裂

Paul Sorajja 著

杨子阳 张曹进 译

患者，77岁，男性。拟行主动脉瓣瓣周漏治疗就诊。患者此前曾置入1枚25mm Trifecta生物瓣（St. Jude Medical，Fridley，MN）。

图A，经食管超声心动图（TEE）的主动脉短轴切面提示瓣周漏累及左冠窦（箭头）。

图B，TEE长轴切面提示严重主动脉瓣瓣周漏（箭头）。

图C，用260cm 0.035in的J头超滑交换导丝（W，Terumo，Somerset，NJ）通过瓣周缺损，沿导丝送入6Fr的90cm Cook Flexor输送导管（图C）。箭头提示导丝通过主动脉瓣进入左心室，主动脉瓣处已放置1根15mm鹅颈抓捕器（箭头）。

图D，超滑导丝被抓捕并自对侧股动脉拉出（箭头）。为牵引Flexor输送导管至缺损处，向超滑导丝两端施加张力。

图E至图G，TEE下多角度观察，证实乳头肌断裂（箭头）。

图H，TEE彩色多普勒对比提示新发、严重二尖瓣反流伴乳头肌断裂（箭头）。

图I，患者至心外科行二尖瓣（MV）置换时取出的断裂乳头肌标本。

Ao. 升主动脉；AV. 主动脉瓣体；C. Cook flexor输送导管；LA. 左心房；LV. 左心室；Post. 后侧；RV. 右心室；W. 超滑导丝

要点

- 为行介入主动脉瓣瓣周漏治疗，建立主动脉-动脉轨道可为放置输送导管提供可靠的支撑力。
- 建立主动脉-动脉轨道时，术者需警惕导丝缠绕二尖瓣腱索。在建立轨道及施加张力时，超声下细致地评估二尖瓣对介入治疗主动脉瓣瓣周漏的成功实施至关重要。

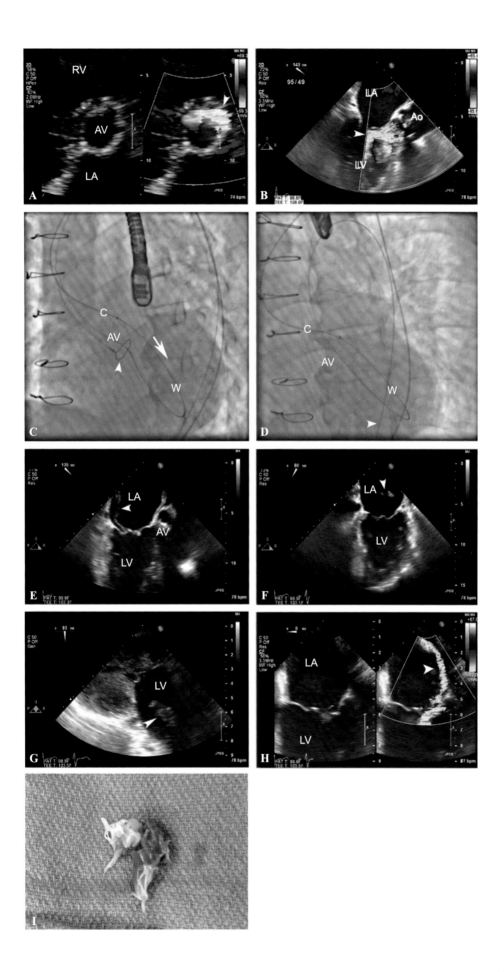

79 逐步渐进式技术治疗主动脉瓣瓣周漏

Paul Sorajja 著

杨子阳 张曹进 译

患者，80岁，男性。曾行经导管主动脉瓣置换，置入1枚31mm CoreValve瓣膜（Medtronic，Dublin，Ireland），本次拟介入治疗有明显症状的瓣周反流。

图A，自右股动脉采用逆行入路，6Fr AL-1诊断导管被置于缺损之下，即人工瓣瓣膜后外侧。起初，尝试使用1根J头超滑导丝（Terumo，Ann Arbor，MI）通过缺损。但是，送入导丝时，导丝的硬度改变了冠状动脉导管的方向，使导丝无法准确通过缺损。然后，改用1根柔软的0.014in的300cm Whisper冠状动脉导丝（Abbott Vascular，Santa Clara，CA）顺利通过缺损（箭头）。

图B，沿导丝送入1根2.3Fr快速交换微导管（箭；Spectranetics，Colorado Springs，CO），随后交换1根0.018in超滑导丝（箭头）并继续送至主动脉。

图C，1根6Fr Flexor输送鞘（Cook Medical，Bloomington，IN）（DC；箭）送至缺损处，但无法进入左心室。在降主动脉处使用鹅颈抓捕器抓捕超滑导丝（箭头）。

图D，对导丝施加张力后（箭头），输送鞘（箭）轻易通过缺损处并进入左心室。

图E，送入1枚6mm的Ⅱ型Amplatzer血管塞（箭；St. Jude Medical，St. Paul，MN），并保留0.018in超滑导丝（箭头）作为轨道及锚定导丝。

图F，血管塞跨坐于缺损处（箭）。

图G，血管塞未释放时（箭头），通过Flexor输送导鞘注射造影剂，证实左冠状动脉未受影响。

图H，血管塞（箭头）自输送导丝释放。

图I，术前经胸超声提示显著瓣周反流（箭头）。

图J，治疗后，经食管超声心动图多普勒图像提示血管塞到位（箭头）且无明显反流（箭）。

DC. 输送鞘；LA. 左心房；LCA. 左冠状动脉；LV. 左心室；MCV. Medtronic Core瓣膜

要点

- 使用逆行路径治疗主动脉瓣瓣周漏时，相对粗导丝的硬度（如0.035in）可影响操纵精度，延长轨道建立时间甚至无法成功建立轨道。使用柔软冠状动脉导丝可克服该困难。
- 为了成功抓捕、建立轨道，建议使用交换导管以交换较大的导丝，如搭配0.018in导丝的快速交换导管。

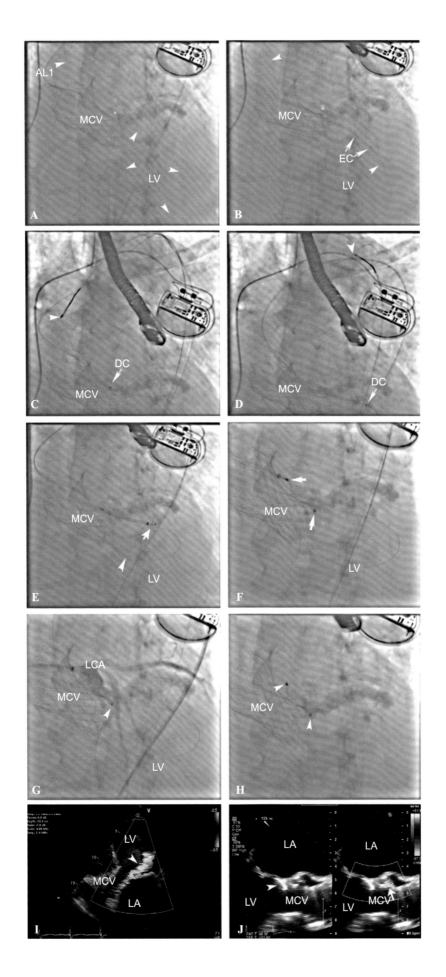

80 主动脉瓣周漏封堵术中锚定导丝技术

Paul Sorajja 著

杨子阳 张曹进 译

患者，55 岁，男性。拟行经皮主动脉瓣周漏封堵就诊。患者此前接受外科手术置入 2 枚双叶式机械瓣（St. Jude Medical，St. Paul，MN），分别置换主动脉瓣及二尖瓣。

图 A 和图 B，基线经胸超声心动图多个经心尖长轴切面提示严重瓣周反流（箭头）。

图 C，使用 6Fr 多功能导管及 260cm 的 J 头超滑加硬导丝（Terumo，Ann Arbor，MI）（箭）通过瓣周缺损。仔细确认导丝通过主动脉机械瓣旁的瓣周漏（箭头，图 C 和图 D）。

图 E，顺行送入超滑导丝安全通过主动脉机械瓣（箭）以提供足够的支撑力，并将 1 根 6Fr Flexor 输送鞘送入左心室（箭头）（Cook Medical，Bloomington，IN）。

图 F，送入 1 根 0.032in 加硬 Amplatz 导丝（箭头）。

图 G，1 枚 12mm 的 II 型 Amplatzer 血管塞（箭头）横跨瓣周缺损放置，留置 Amplatz 导丝（箭）于左心室，行升主动脉造影。

图 H，输送导丝释放后血管塞（箭）的图像。再次行透视记录正常机械瓣叶活动。

Ao. 升主动脉；LA. 左心房；LV. 左心室

要点

- 患者行介入主动脉瓣瓣周漏封堵时，若需额外或其他封堵器时，需要再次将导丝通过缺损，而使用锚定导丝则无须再次通过缺损并节省操作时间。
- 在释放封堵器前，需行主动脉造影以确认反流减少及冠状动脉通畅。冠状动脉堵塞可在瓣周漏封堵后出现。
- 记录瓣叶正常运动以确认瓣叶未受封堵器影响十分重要。

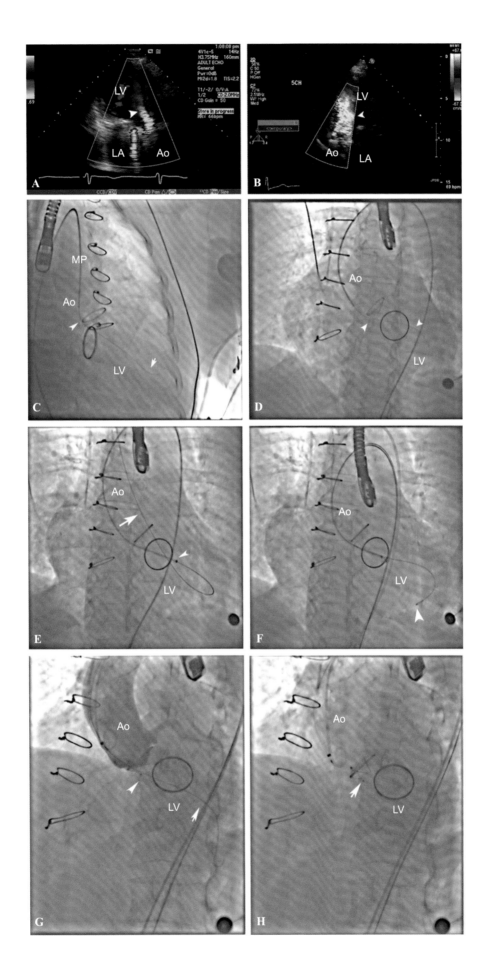

81 重新建轨放置封堵器治疗瓣周漏

Paul Sorajja 著

周 胤 张曹进 译

患者，74 岁，女性。因 27mm 双叶机械瓣（St. Jude Medical，St. Paul，MN）置换术后二尖瓣瓣周漏拟行介入封堵术。

图 A，经食管彩色超声心动图（TEE）彩色多普勒影像显示大量二尖瓣瓣周反流（箭头）。

图 B，TEE 三维成像从左心房面(外科医师视角)显示二尖瓣人工瓣侧面有一个大的裂口(箭头)。

图 C，房间隔穿刺后，经 8.5Fr 可控 Agilis 导管（SGC，St. Jude Medical，St. Paul，MN）将 1 根 260cm、J 头超硬导丝（Terumo，Ann Arbor，MI）通过缺损处（箭）。导丝顺行通过并被圈套器于降主动脉捕获（箭头）。

图 D，建立导丝轨道，送入 6Fr 输送鞘（90cm Flexor Shuttle，Cook Medical，Bloomington，IN），先后置入 2 枚 8mm 的 II 型 Amplatzer 血管塞（箭头；AVP-2）（St. Jude Medical，St. Paul，MN）。

图 E，在 TEE 三维成像上能看见这些封堵器（箭）。

图 F，然而，仍存在大量二尖瓣瓣周反流（箭头）。

图 G，二尖瓣瓣周反流多于封堵器置入前（箭）。由于轨道位置相对固定，无法在目标区域再置入额外的封堵器。

图 H，撤掉原来的轨道，使用 Agilis 导管重新用超滑导丝建轨，并用 6Fr 多功能导管通过缺损处（箭）。

图 I 和图 J，第三枚 8mm AVP-2 血管塞被置入（箭）。

图 K，TEE 三维图像显示三个封堵器位置良好（箭）。

图 L，置入封堵器后，二尖瓣瓣周漏残余轻微反流（箭）。

LA. 左心房；LV. 左心室；MV. 二尖瓣；SGC. 可控指引导管

要点

- 使用静 - 动脉轨道能为导管的通过提供支持及实现多导管的置入，从而有助于二尖瓣瓣周漏的介入治疗。

- 然而，轨道可能在相对固定的位置，以及无法覆盖全部残余分流区域。在这些情况下，需要用可控导管重新建立轨道。

- 为了减少栓塞的风险，在最终释放前，每个封堵器都要与其输送导丝保持连接。

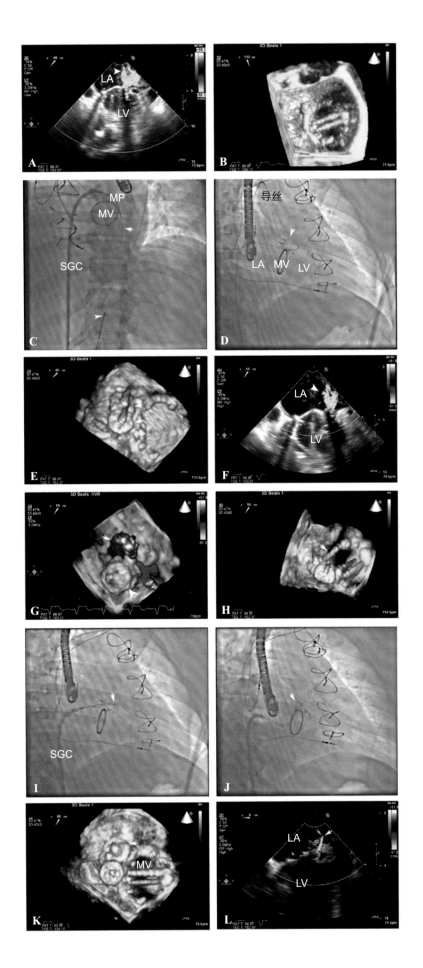

82 多个瓣周漏的同步封堵治疗

Paul Sorajja 著

周 胤 张曹进 译

患者，78 岁，男性。因人工瓣膜置换术后大量瓣周残余漏拟接受介入治疗。患者既往行二尖瓣置换术，置入 1 枚 31mm Hancock Ⅱ 人工瓣膜。

图 A，经食管超声心动图（TEE）显示了一个巨大的、位于内侧的二尖瓣瓣周漏（箭头）。

图 B，缺损位置毗邻主动脉瓣环下（箭头）。

图 C，TEE 三维图像显示缺损位于内侧（箭）。

图 D，房间隔穿刺后，在透视和三维超声心动图的引导下，调整 8.5Fr Agilis 导管（St. Jude Medical, St. Paul, MN）（箭头）指向缺损处。

图 E，使用 0.035in 的 J 头导丝（Terumo, Somerset, NJ）通过缺损进入左心室。

图 F，可伸缩的 6Fr 多功能（MP）导管沿导丝进入左心室（箭）。

图 G，通过 MP 导管放置 2 根 0.032in 超硬 Amplatz 导丝（箭头）。退出 Agilis 导管，分别沿导丝送入 2 根 6Fr 90cm 的 Flexor Shuttle 鞘（Cook Medical, Bloomington, IN）。

图 H，分别保留两条 0.032in 导丝锚定，在 2 根 Flexor 鞘各放置 1 个 12mm Ⅱ 型 Amplatzer 血管塞（箭头；St. Jude Medical, St. Paul, MN）。

图 I，封堵器两边的固定盘打开后固定于缺损处（箭）。

图 J，分离封堵器与输送导丝（箭）。

图 K，TEE 三维图像从从左心房视角显示封堵器位置良好（箭头）。

图 L，封堵器释放后（箭），只有微量的残余分流（箭头）。

Ao. 升主动脉；L. 侧面的；LA. 左心房；LV. 左心室；M. 内侧的；MP. 多功能；SG. 可控指引导管

要点

- 使用多枚相对较小的封堵器有助于降低瓣叶损伤的风险，也可用于治疗偏心缺损。
- 如本例所示，多个封堵器可以按顺序或者同时放置。
- 如果需要额外或者不同的封堵器，锚定导丝能够减少重新建立轨道的时间。
- 当使用多个输送鞘时，一个 20Fr 的 DrySeal 血管鞘（Gore Medical, Flagstaff, AZ）有助于止血。

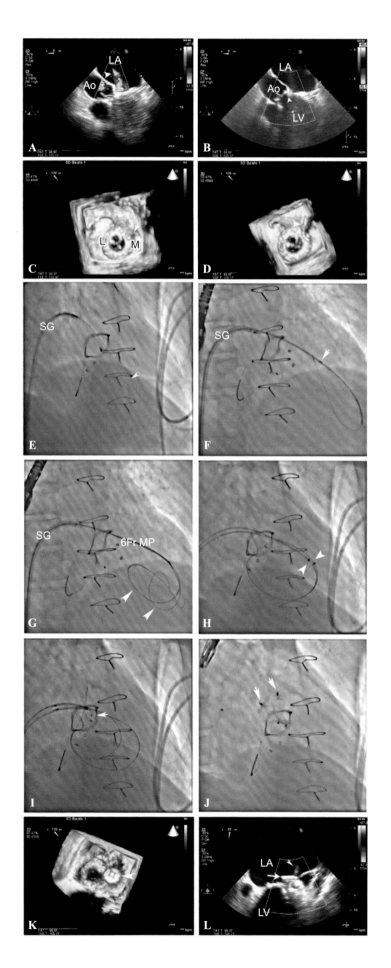

83 主动脉 – 右心室瘘的封堵术

Paul Sorajja　Marcus Burns　Judah Askew　著
周　胤　张曹进　译

患者，27岁，男性。既往因二叶主动脉瓣行外科瓣膜手术，之后使用 23mm On-X（CryoLife Inc., Kennesaw, GA）人工瓣膜，行急诊换瓣手术。术后不久，超声心动图发现无冠状瓣 – 右心室瘘，拟在心导管室进行介入封堵术。

图 A，经胸超声检查主动脉瓣人工瓣（AV），短轴切面显示瘘管起源于无冠状瓣汇合处（箭头）。

图 B，心尖四腔心切面显示瘘管与（箭）与右心室相通。

图 C，升主动脉造影证实瘘管（箭）通向右心室（箭头）。

图 D，联合使用 1 根 6Fr 多功能导管和 1 根 5Fr 伸缩式多功能导管，用 260cm 导丝（箭）（Terumo, Somerset, NJ）通过瘘管。

图 E，接着将 6Fr 多功能导管送至右心室。

图 F，随后，12mm 的 II 型 Amplatzer 血管塞（St. Jude Medical, St. Paul, MN）的远端伞盘释放，但是封堵器在右心室的位置太深并被三尖瓣腱索缠住（箭头）。

图 G，将血管塞轻轻收回鞘内，在此于靠近心底处释放（箭头），以免被瓣膜腱索缠住（箭头）。

图 H，在透视下充分展开血管塞（箭），并且确认不影响瓣叶活动。

图 I，主动脉造影确认瘘被堵住，并且血管塞不影响冠状动脉（箭头）。

图 J，与输送导丝分离后封堵器的最终位置（箭头）。

图 K，经胸超声心动图短轴切面显示封堵器释放后的位置。

图 L，彩色多普勒影像显示放置封堵器后反流消失（箭）。

Ao. 升主动脉；AV. 主动脉瓣人工瓣；LV. 左心室；MP. 多功能；RA. 右心房；RV. 右心室

要点

- 主动脉 – 右心室瘘的封堵方法与人工主动脉瓣瓣周漏的封堵方法类似，主要需要使用带伸缩的导管经逆行入路操作。

- 在右心室释放封堵器的过程中，需要注意避免封堵器与三尖瓣腱索缠绕。可能需要在靠近心底部或者靠近缺损心室侧释放封堵器。

- 与其他主动脉介入治疗一样，术者要确定封堵器没有影响瓣叶活动，以及冠状动脉血流不受影响。

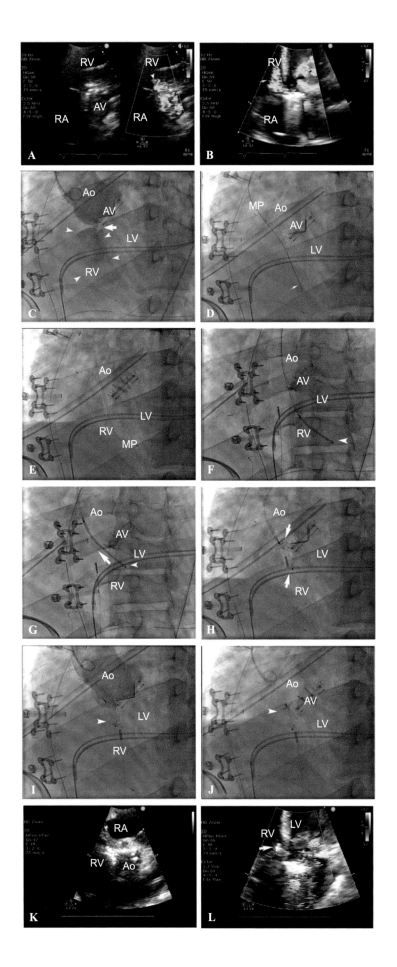

84 经主动脉建立动脉轨道技术

Paul Sorajja　著

周　胤　张曹进　译

患者，83 岁，男性。既往接受经导管主动脉瓣置换术，置入 1 枚 26mm Sapien S3 人工瓣（Edwards Lifesciences, Irvine, CA），现因主动脉瓣周漏导致的持续性呼吸困难入院。

图 A，用 0.014in 的 300cm Whisper 冠状动脉导丝（箭头；Abbott Vascular, Santa Clara, CA）和 AL-1 冠状动脉诊断导管逆行通过瓣周漏。

图 B，冠状动脉导丝（箭头；W）顺行到达升主动脉。

图 C，置入 2.3Fr 快速交换导管（Spectranetics, Colorado Springs, CO）至左心室，随后换为 0.018in 超滑导丝（Terumo, Ann Arbor, MI）。在升主动脉用 15mm 鹅颈圈套器拉出导丝（箭）。

图 D，在经食管超声心动图引导下，在导丝两端施加张力，确认导丝没有缠绕二尖瓣（MV）。导丝（箭头）沿瓣周缺损及 Sapien 瓣拉动。

图 E，1 根 90cm 的 4Fr Flexor 鞘（箭；Cook Medical, Bloomington, IN）沿导丝推进到缺损处并轻松通过人工主动脉瓣（箭）。

图 F，输送鞘退入左心室，避免封堵器在释放过程中妨碍主动脉瓣活动。

图 G，将 6mm Ⅱ 型 Amplatzer 血管塞（AVP-2）（St. Jude Medical, St. Paul, MN）远端释放在左心室（箭），然后回撤过瓣旁缺损后释放血管塞。

图 H，最终图像显示释放后的 AVP-2 血管塞（箭）。

Ao. 升主动脉；LV. 左心室；S.Sapien S3 人工瓣；W. 冠状动脉导管

要点

- 介入封堵主动脉瓣瓣周漏时，主动脉轨道的建立为输送鞘的进入提供帮助。
- 这项技术的潜在并发症包括轨道与二尖瓣瓣叶的缠绕、传导异常及主动脉瓣叶损伤。
- 轨道建立后，输送鞘能顺行穿过主动脉瓣人工瓣。在这些情况下，输送鞘的远端应置于左心室后再释放封堵器，避免封堵器释放后妨碍瓣叶活动。

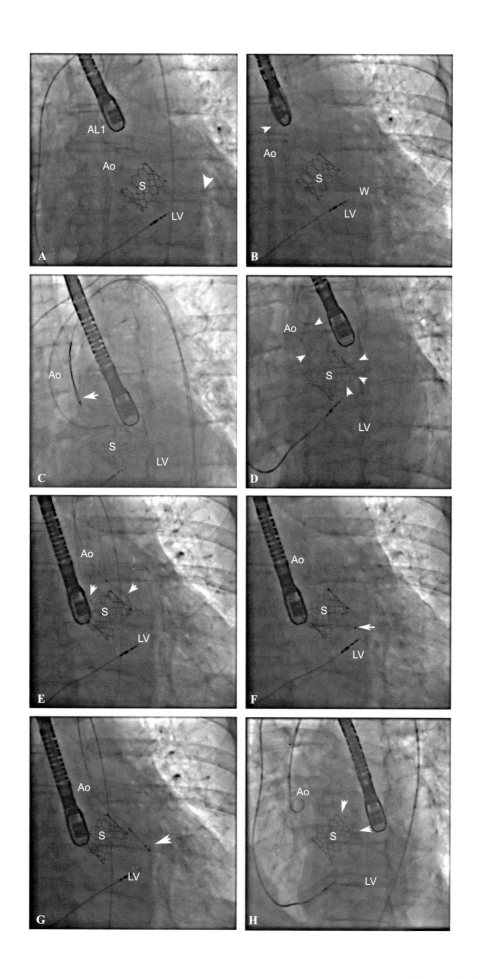

85 球囊扩张式人工瓣瓣周漏的治疗

Paul Sorajja 著

周 胤   张曹进 译

患者，84 岁，男性。因主动脉瓣周漏相关症状拟行介入封堵。6 个月前，他成功地经股动脉入路用 26mm SapienXT 瓣膜（Edwards Lifesciences，Irvine，CA）完成经导管主动脉瓣置换术。术后持续存在呼吸困难，影响日常生活。由于导丝必须在人工瓣膜和自体瓣叶之间穿行，增加了经导管关闭瓣周漏的难度。增强 CT 有助于提高这类手术的成功率。

图 A，增强 CT 显示瓣周漏位于 Sapien 瓣叶后 / 上方（箭）。随即将这些结构在人工瓣膜相应视角以缺损形态进行标记。

图 B，术者可利用这些 CT 图像视角，在心导管室中将增强器调整为同一视角。

图 C，在这种定位下，术者只需要将导丝从人工瓣外穿过（箭）。

图 D，放置 1 枚 12mm Amplatzer II 型血管塞（箭）（St. Jude Medical，St. Paul，MN）。

经食管超声心动图显示瓣周漏（PVL）（图 E）在关闭前（箭）和（图 F）关闭后的状态（箭）。

Ao. 升主动脉；LA. 左心房；LV. 左心室

要点

- 由于导丝必须在人工瓣膜和自体瓣叶之间穿行，介入治疗经导管瓣膜置换术后瓣周漏具有挑战性。
- 为了方便手术，门控心脏增强 CT 可用来提示瓣周漏的位置、特性以及周围解剖结构等信息（如钙化程度）。
- 心脏增强 CT 提供了导管室透视机的设置角度，让术者能够专注于在人工瓣外输送导丝及导管。

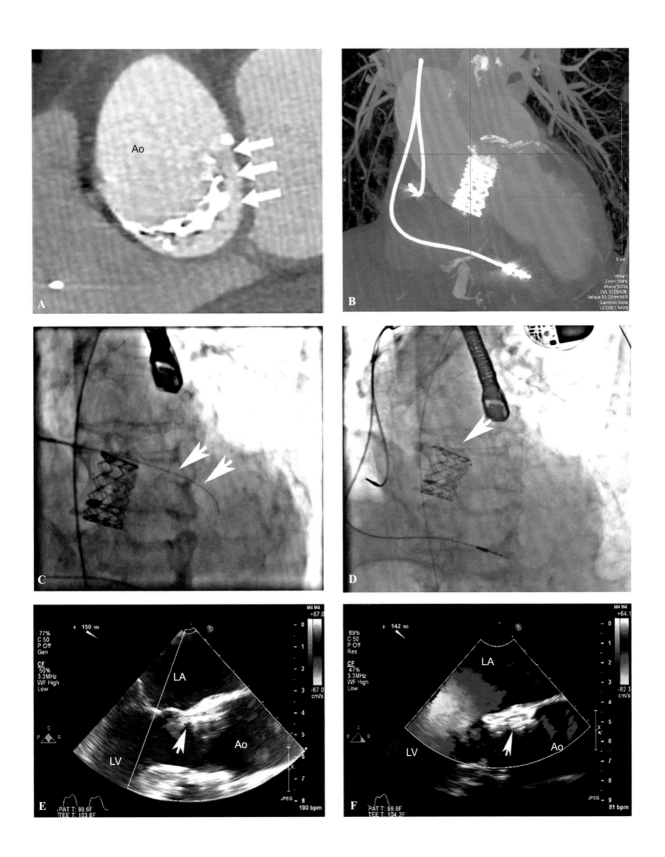

86 经心尖途径的二尖瓣瓣中瓣治疗

Paul Sorajja 著

周 胤 张曹进 译

患者，77 岁，女性。近期有失代偿性心力衰竭病史，拟行经导管二尖瓣置换术。7 年前，患者因风湿性二尖瓣狭窄接受外科手术，置入 29mm St. Jude Epic 人工二尖瓣。

图 A，经胸超声心动图心尖长轴切面彩色多普勒显示严重二尖瓣反流（箭头）。

图 B，导管治疗前，经食管超声心动图（TEE）三维影像从左心房（LA）角度显示二尖瓣（MV）退化。考虑患者左心室（LV）太小以至于不能为经房间隔的顺行入路提供足够空间。因此采用逆行经皮二尖瓣中瓣治疗。

图 C，行后向房间隔穿刺后，将 8.5Fr 中弯的 St. Jude Agilis 可控导管（SGC）（St. Jude Medical，Fridley，MN）放置于左心房，随后置入 15mm 的鹅颈套圈（箭头）。外科手术暴露左心室心尖（Ap），经心尖穿刺将 6Fr 鞘（箭）置入左心室。

图 D，通过 6Fr 导管放入 260cm，J 型超滑导丝（Terumo），通过二尖瓣人工瓣至左心房，然后被圈套器拉至股静脉（箭）。

图 E，用 100cm 的 6Fr 多功能导管进入通过 SGC 进行逆行和外翻（箭头）。在 SGC 导管辅助下，使得导管通过二尖瓣中心位置。通过多功能导管放置 1 根 260cm Amplatz 超硬导丝，然后逆行送入 1 根 Ascendra 经心尖鞘（Edwards Lifesciences，Irvine，CA）。

图 F，选用 1 枚 29mm Sapien XT 瓣膜，在快速心室起搏下，在左心室展开瓣膜的 2/3（S）。注意 SGC 导管撤回时，仍需保留导丝。

图 G，在超硬导丝上（W），将后扩人工瓣膜展开左心室部分。

图 H，撤除导丝后，在透视可见新的二尖瓣瓣膜定位良好。

图 I，术后 TEE 显示微量的二尖瓣反流（箭头）。

图 J，二尖瓣置入术后平均跨瓣压差只有 2mmHg。

Ao. 升主动脉；Ap. 心尖；LA. 左心房；LV. 左心室；MV. 二尖瓣；SGC. 可控导管；W. 导丝

要点

- 当左心室的大小不足以进入导丝提供支持并放置人工瓣膜时，经心尖轨道的建立有助于瓣中瓣治疗。
- 左心房中可控导管有助于导丝穿过先前的人工瓣膜的中心位置，从而使新的二尖瓣瓣膜能够精准定位。
- 后扩瓣膜心室部分可增强新放置的二尖瓣瓣膜的稳定性。

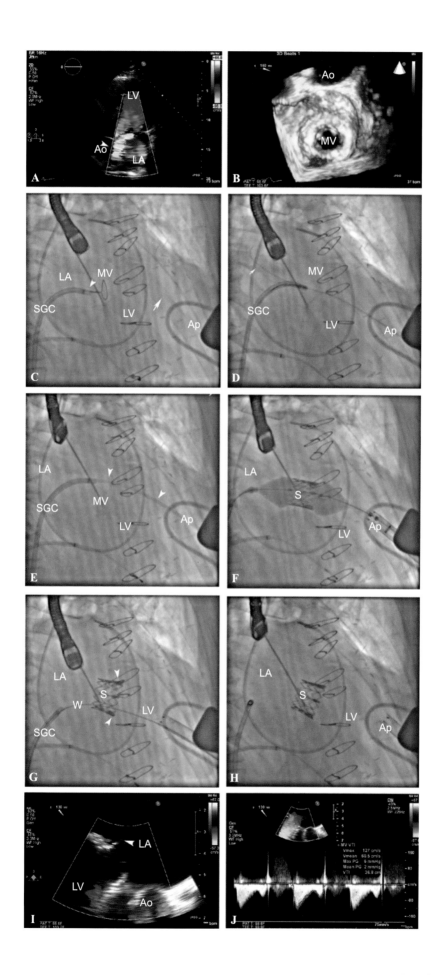

87 顺行入路行二尖瓣瓣中瓣治疗

Paul Sorajja 著

赵凯勋 张曹进 译

患者，82 岁，男性。因二尖瓣人工瓣老化出现严重的瓣膜狭窄症状而接受治疗。9 年前，他接受了外科二尖瓣置换手术，置入 1 枚 29mm Edwards Magna 瓣膜（Edwards Lifesciences, Irvine, CA），同期行主动脉瓣生物瓣置换术。经胸超声心动图显示左心室功能正常，二尖瓣严重狭窄，在心率为每分钟 62 次时，二尖瓣跨瓣压差为 12mmHg。

图 A，经食管超声心动图（TEE）三维影像显示，舒张末期左心房切面（外科医师视角）可见二尖瓣人工瓣叶老化并狭窄。

图 B，在 TEE 上，靠后位置谨慎进行房间隔穿刺（箭），输送鞘以最小角度通过房间隔，抵达二尖瓣。

图 C，1 根 8.5Fr 的中弯 St.JudeAgilis 可控导管（St.Jude Medical, Fridley, MN）送达左心房，指向二尖瓣人工瓣膜。

图 D，楔形球囊导管（箭头）从左心房漂浮到左心室（LV）。

图 E，1 根超小弯 Safari-2 预成型导丝（Boston Scientific, Maple Grove, MN）被放置在左心室（箭）中，随后在透视（箭头）下使之与二尖瓣人工瓣膜对其并保持较好的同轴性。

图 F 和图 G，使用 1 个 18mm True 球囊（箭头）（Bard Peripheral Vascular, Tempe, AZ）以部分充气的方式轻轻扩张房间隔，然后经 Safari-2 导丝（箭）推送人工二尖瓣。

图 H，1 枚 29mm Sapien S3（Edwards Lifesciences, Irvine, CA）置于输送球囊上，经下腔静脉（箭头）入路进入，随后屈曲并送达人工二尖瓣膜。

图 I，S3 瓣膜的标志物（箭头）放置在外科瓣膜上，用于识别心室方向 S3 的缩短。在快速心室起搏下展开 S3 瓣膜。S3 瓣膜与外科瓣膜不同轴，但可见 S3 瓣膜整个心房部分位于左心房内。

图 J，最终定位显示 S3 的心房部分位于外科瓣膜（箭头）的心房侧，心室部分张开以达到软木塞样锚定效果。

图 K，在 MV 瓣膜正上方造影显示人工瓣位置良好（箭头）。房间隔穿刺点用 1 枚 32mm 的 Amplatzer 房间隔封堵器封闭（ASO, St.Jude Medical, Fridley, MN）。

图 L，TEE 舒张末期图像和三维成像显示新放置的 S3 瓣膜完全打开。

新置入的 S3 瓣膜的最终跨瓣压差仅为 3mmHg（图 M），TEE 彩色血流显像没有二尖瓣反流的征象（图 N）。

Ao. 升主动脉；LA. 左心房；LV. 左心室；MV. 二尖瓣；RA. 右心房；SGC. 可控指引导管

要点

- 对于二尖瓣瓣中瓣治疗，房间隔穿刺应在后位，以达到二尖瓣的高度，从而使朝向左心室角度最小化。球囊扩张房间隔穿刺点有助于瓣膜的顺行通过。

- 可控编织导管有助于穿过狭窄的人工二尖瓣，并且有助于在手术中放置坚硬的导丝提高支撑力。楔形球囊导管可容纳 0.035in 导丝。

- 只要指引导丝的硬段可成功穿过人工二尖瓣并进入左心室，预成形导丝置于左心室即可提供足够支撑力。在送入新的人工瓣膜前，可在向上并朝向左心室输送导管的过程中，判断支撑力是否足够。

- 术者必须观察到 S3 瓣膜向左心室的缩短，并确保大部分瓣膜位于左心室时，有足够的心房部分位于左心房。为提高稳定性，应对 S3 瓣膜的流出口部分进行球囊后扩张术。

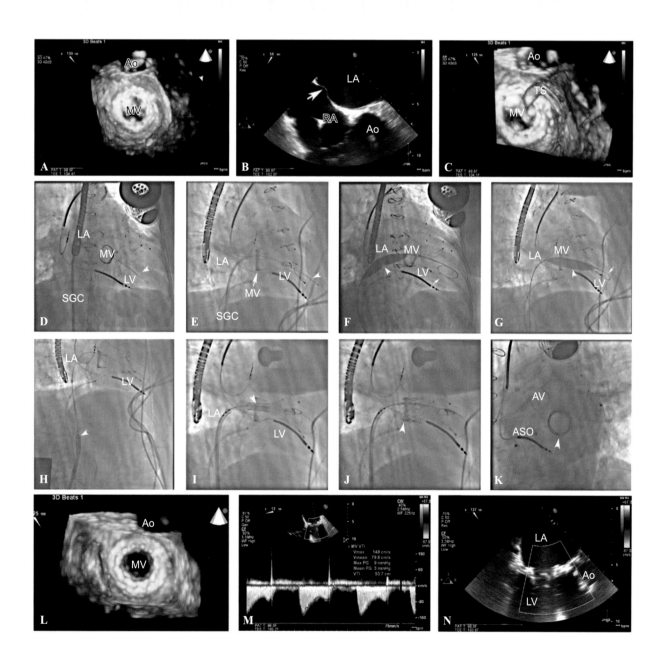

88 人为破坏生物瓣促成经导管主动脉瓣中瓣置换术

Adnan K. Chhatriwalla　著

赵凯勋　张曹进　译

　　患者，77 岁，男性。曾接受主动脉瓣置换术和冠状动脉旁路移植术，出现严重的主动脉生物瓣狭窄和纽约心功能 Ⅲ 级充血性心力衰竭（CHF）。术前评估外科手术风险极高，决定采用经导管主动脉瓣中瓣置换术（VIV TAVR）。

　　图 A，主动脉根部血管造影提示主动脉根部大小正常，并可见 1 枚 23mm Perimount 生物瓣膜（Edwards Lifesciences，Irvine，CA）。其后对该患者行经导管主动脉瓣中瓣膜置换术。

　　图 B 和图 C，逆行通过主动脉生物瓣，置入 1 枚 26mm Corevalve Evolut R 瓣膜（Medtronic Inc.，Minneapolis，MN），定位成功并展开。

　　图 D，主动脉瓣中瓣膜置换术后，左心导管显示跨瓣平均压差为 27mmHg，有效瓣口面积（EOA）为 0.9cm^2。由于血流动力学不佳，采用 24mm True 扩张球囊（Bard，Tempe，AZ）破坏生物瓣（BVF）。

　　图 E，膨胀时可见球囊的"腰部"（箭头）。

　　图 F，生物瓣膜在 16atm 压力时断裂，透视下可见球囊完全膨胀（箭头）。

　　图 G，BVF 术后左心导管检查提示跨瓣平均压差为 9mmHg，有效瓣口面积（EOA）为 1.7cm^2。

　　图 H，CT 重建影像可见生物瓣缝合瓣环断裂（箭）。

　　Ao. 升主动脉；LV. 左心室

要点

- 主动脉瓣中瓣置换术时使用高压球囊扩裂生物瓣膜在特定的患者中是安全的。
- 生物瓣环断裂可通过减少残余跨瓣压差、增加有效瓣口面积来改善术中血流动力学。

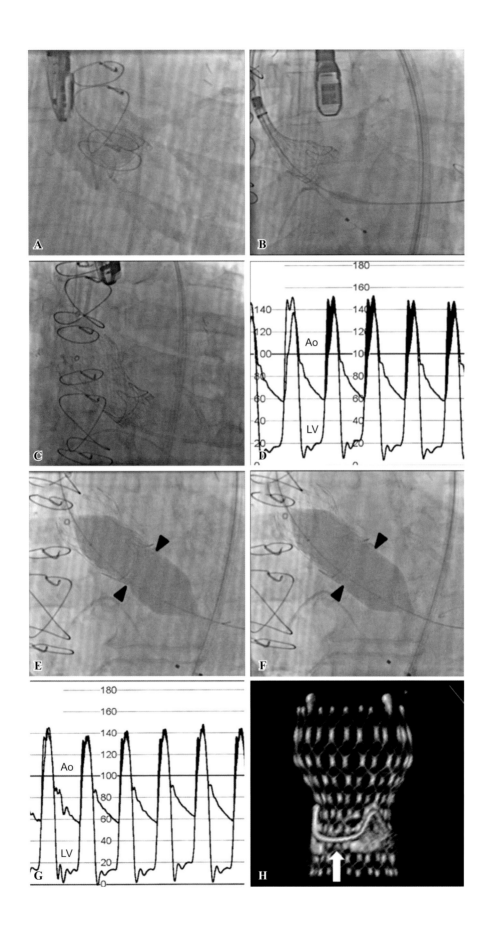

89 利用自膨式人工瓣膜行主动脉瓣中瓣治疗

Paul Sorajja　著

赵凯勋　张曹进　译

患者，77 岁，女性。因新发的劳力性呼吸困难考虑与人工瓣膜老化相关，拟行经导管瓣中瓣治疗。7 年前，患者因严重的主动脉狭窄行外科主动脉瓣置换术，置入 1 枚 23mm Edwards Magna 瓣膜。

图 A，术前经食管超声心动图（TEE）显示老化的人工瓣膜（箭头），跨瓣平均压差为 74mmHg。

图 B，此外还有中度主动脉瓣关闭不全（箭）。

图 C，从右股动脉逆行入路置入 1 枚 23mm Evolut R（Medtronic，Dublin，Ireland）瓣膜（箭头）。

图 D，瓣膜置入深度为 2 ～ 3mm（箭头），从而最大化瓣环上的位置和瓣膜口的有效面积。

图 E，TEE 短轴切面（箭头）显示有轻微的主动脉反流，长轴切面显示反流不明显（图 F）。

有创血流动力学监测显示跨瓣平均压差显著下降，从基线时的 82mmHg（图 G）降至瓣膜置入术后的 5mmHg（图 H）。

Ao. 升主动脉；AV. 主动脉瓣；LA. 左心房；LV. 左心室；RA. 右心房

要点

- Evolut R 人工瓣具有瓣环上设计，有助于最大限度地扩大有效瓣膜口面积，减少残余压差。有效瓣口面积和残余压差可能影响人工主动脉瓣老化的治疗。
- 为了使利用 Evolut R 人工瓣行主动脉瓣中瓣置换术后，血流动力学得到显著改善，瓣膜置入高度应尽可能高，左心室置入深度建议不超过 3mm。

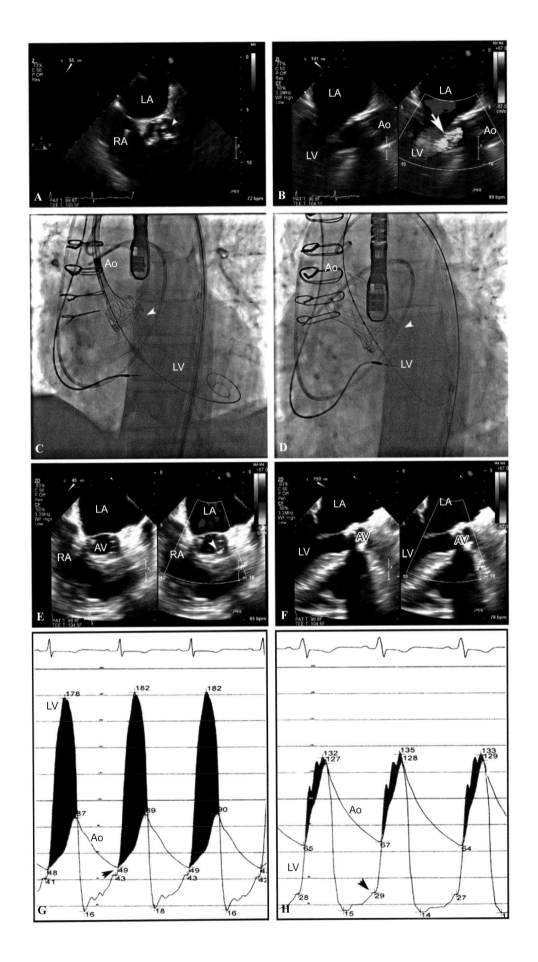

90 小直径人工瓣膜置换术后的瓣中瓣治疗

Paul Sorajja 著

赵凯勋 张曹进 译

患者，77 岁，女性。既往曾行主动脉瓣置换术，因出现严重的症状需行经导管治疗。6 年前，她因主动脉瓣狭窄接受心脏外科手术，置入 1 枚 21mm MitroFlow 人工瓣膜。最近，她出现进行性劳力性呼吸困难，超声心动图显示主动脉人工瓣膜退化，平均跨瓣压差为 46mmHg。

图 A，心脏计算机断层扫描（CT）显示，从人工主动脉瓣到右冠状动脉距离为 7.0mm。

图 B，CT 成像也显示从人工主动脉瓣到左冠状动脉的距离为 7.2mm。MitroFlow 瓣膜有外置小叶，高度为 14mm。因此，主动脉瓣中瓣治疗可能导致患者冠状动脉阻塞。

图 C，为确定潜在的阻塞风险，在 CT 成像（AV）上识别并标记人工瓣环。

图 D，在将人工瓣环标记与冠状动脉水平影像叠加。此处人工瓣环标记代表瓣中瓣治疗后的最大直径。测量瓣环至各冠状动脉的距离。本患者，瓣环距左冠状动脉 3.8mm，距右冠状动脉 3.7mm。

图 E，置入部分 Evolut R（Ev）人工瓣膜（箭头），行主动脉造影以确保最终释放前冠状动脉通畅。

图 F，因外科人工瓣膜是鞍形的，所以需进行多角度透视以确保 Evolut R 瓣膜（箭头）位于外科人工瓣下（箭）。在此视图中，外科人工瓣膜（箭）与其下方 Evolut R 瓣膜（箭头）对齐。

图 G，在此视图中，Evolut R 瓣膜（箭头）在外科人工瓣膜（箭）下方与其对齐。

图 H，最终视图显示瓣膜完全展开。

图 I，经胸超声心动图显示无反流。

图 J，置入 Evolut R 瓣膜后，跨瓣压差仅为 12.6mmHg。

Ao. 升主动脉；AV. 外科主动脉瓣；Ev.Evolut R 瓣膜；LA. 左心房；LCA. 左冠状动脉；LV. 左心室；PA. 肺动脉；RA. 右心房；RCA. 右冠状动脉；RV. 右心室

要点

- 接受主动脉瓣中瓣治疗的患者必须考虑冠状动脉阻塞的风险，尤其是外科瓣膜置换术后置入具有外置瓣叶瓣膜（Trifecta、MitroFlow）或窦直径小的患者，冠状动脉阻塞的风险增加。

- 在心脏 CT 上，可以通过测量从冠状动脉开口到外科或经导管人工瓣膜的距离来评估冠状动脉阻塞的风险。距离≤3mm 发生阻塞的风险最高。

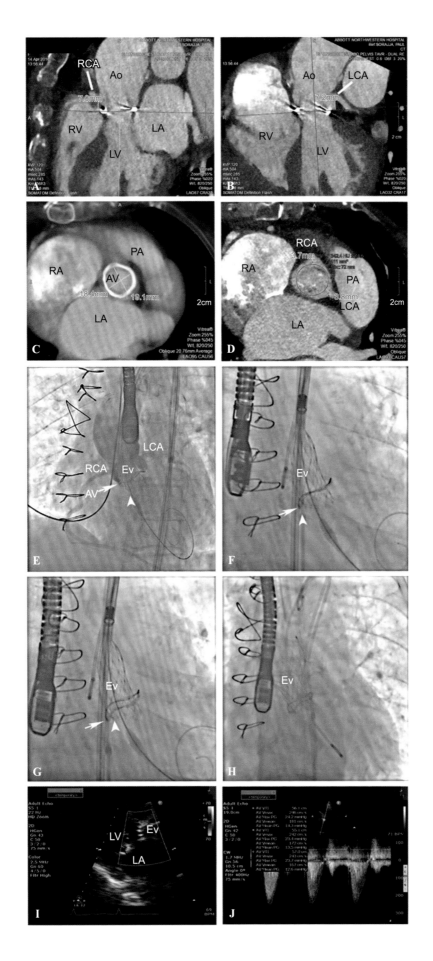

应用 Melody 瓣膜行经导管瓣中瓣置换术治疗三尖瓣生物瓣修复失败患者

Jason H. Anderson　Allison K. Cabalka　著
赵凯勋　张曹进　译

患者，71 岁，女性。患 Ebstein 畸形，既往行双向腔静脉肺动脉吻合术，应用 23mm 的 Hancock Ⅱ 生物瓣行三尖瓣置换术（Medtronic，Minneapolis，MN），然而出现混合型生物瓣膜退化。股静脉入路采用 20Fr Gore DrySeal 鞘置入（W.L. Gore & Associates Inc.，Newark，DE）。

图 A，经 10Fr AcuNav 系统（Boston Scientific，San Jose，CA）心内超声心动图显示瓣叶增厚，伴中度狭窄（箭，舒张期平均压差 =9mmHg）。

图 B，有严重的经瓣膜反流（箭），未见瓣周漏。

图 C 和图 D，将 0.035in Lunderquist 超硬导丝（Cook Medical，Bloomington，IN）（箭）置于右肺动脉远端，采用（图 C）右前斜位（RAO）和（图 D）左前斜位（LAO）成像显示瓣膜。

图 E，用 22mm Z-med Ⅱ 球囊（B.Braun Medical Inc.，Bethlehem，PA）测量生物瓣大小，测得其最小内径为 20mm（箭）。

图 F 至图 H，1 枚 22mm Melody 经导管心脏瓣膜（图 F，箭）（Medtronic，Minneapolis，MN）经 22mm 配套输送系统（图 G，箭）（Meltronic），置于已有的三尖瓣生物瓣位置上（图 H，箭）。

图 I，瓣膜置入后，心内超声心动图显示小叶不厚，活动正常，对合良好（箭）。图 J，可见三尖瓣中央轻度反流（箭），无狭窄或瓣周漏。患者右心衰竭症状缓解，无须开胸手术。

RA. 右心房；RV. 右心室

要点

- 在一部分三尖瓣生物瓣膜退化患者中，经导管瓣中瓣治疗是再次行外科瓣膜置换术的可行替代方法。
- Melody 瓣膜有 18～22mm 的不同尺寸，更常用于先天性心脏病和内径较小（≤24mm）的生物瓣置换术后患者。

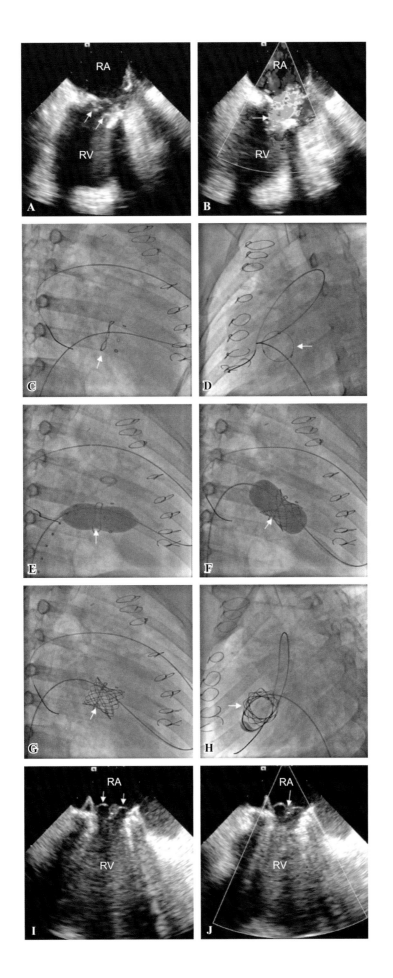

92 利用可调自膨式瓣膜经导管行主动脉瓣瓣中瓣置换

Ankur Kalra　Neal S. Kleiman　Colin M. Barker　Michael J. Reardon　著

赵凯勋　张曹进　译

患者，89 岁，女性。因劳累后进行性呼吸困难（纽约心功能评级 Ⅲ 级）。18 年前，她因严重主动脉瓣狭窄接受外科主动脉瓣置换术，置入 1 枚 21mm 的 Carpentier–Edwards 人工瓣。二维超声心动图显示生物瓣瓣叶严重增厚和钙化。主动脉瓣血流速度峰值为 4.5m/s，平均跨瓣压差为 53mmHg，计算的瓣口面积为 $0.5cm^2$，多普勒速度指数＜ 0.25。计划对该患者行股动脉入路、经导管置入 1 枚可回收、自膨式 26mm Evolut R 瓣膜（Medtronic，Inc.，Minneapolis，MN）。

瓣膜的大小是根据 Carpentier–Edwards 生物瓣的真实内部尺寸和主动脉窦直径（窦的所有测量直径＞ 27mm）来确定（图 A 和图 B）。

利用 Amplatz L2 导管和 150cm 0.035in，直头导丝通过残存的人工瓣膜，随即记录左心室和主动脉压力（峰值压差，40mmHg；图 C 和图 D）。在经导管瓣膜置入术前未行球囊主动脉瓣成形术。

刻意将 Evolut R 瓣膜置于相对生物瓣环较高的位置，从而尽可能减小跨瓣压差，最大保证有效瓣口面积（目标深度为 0 ～ 2mm；最终深度为 2mm）（图 E 和图 F）。

置入瓣膜后，左心室至主动脉梯度峰值压差为 0mmHg（图 C 和图 D），多普勒速度指数为 0.79。术中未出现瓣周漏，未行球囊后扩张。

Ao. 升主动脉；CE.Carpentier–Edwards；LV. 左心室；SoV. 主动脉窦；TAVR. 经导管主动脉瓣置换术

要点

- 选择相对较高的置入点行主动脉瓣瓣中瓣置换术，有助于减少术后残余压差，对于外科生物瓣膜较小的患者，这种操作更为重要。

- 当发现残余人工瓣较小时，应确保主动脉直径足够大，以满足经导管置换的人工瓣膜流出段充分扩张。

- 如必须行经导管瓣中瓣置换后扩张，应根据外科瓣膜尺寸决定其扩张程度，进而与外科瓣环扩张程度相符。

瓣环   SOV 直径

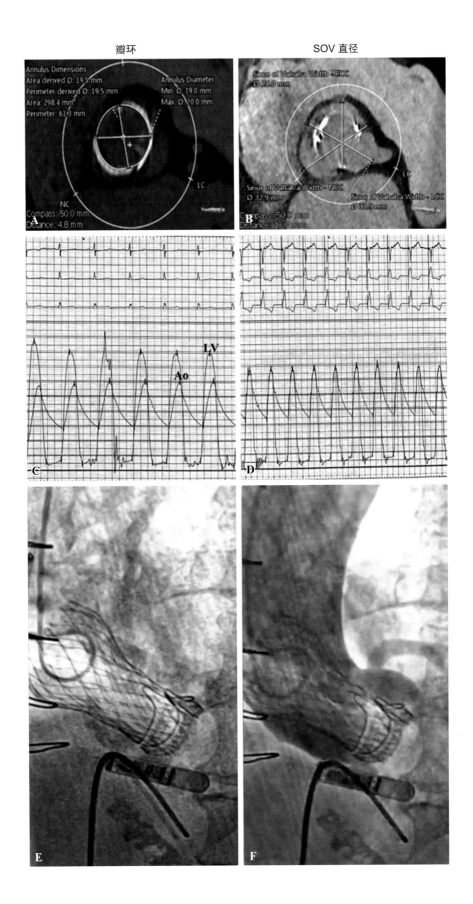

93 瓣中瓣治疗的疑难病例

Joy S. Shome　Rizwan Attia　Vinayak N. Bapat　著

谢楠山　张曹进　译

图 A，患者，76 岁，女性。11 年前因主动脉瓣退行性狭窄而置入 1 枚 21mm Mitraflow 主动脉生物瓣膜（Sorin Group，London，United Kingdom），现在因瓣膜老化出现劳力性心绞痛和失代偿性心力衰竭。

图 B，经胸超声心动图证实由于生物瓣膜老化，导致严重的狭窄和反流。冠状动脉造影提示轻微的冠状动脉粥样硬化。由于外科手术风险高，建议患者行经导管主动脉瓣瓣中瓣置换术（VIV TAVR）。对她采用经股动脉入路实施 VIV TAVR，选用 Edwards Sapien 20mm XT 瓣膜（Edwards Lifesciences，Irvine，CA）。

图 C，瓣膜展开后出现灾难性的血流动力学衰竭，主动脉造影发现冠状动脉血流灌注不足：右冠状动脉闭塞（RCA）闭塞及左主干部分闭塞（LMS）。

图 D，立即对 RCA 行急诊经皮冠状动脉介入治疗，但（图 E）左主干病变（LMS）导丝无法到达，随之出现心脏骤停。随后立即予进行心肺复苏术，并转移到手术室建立体外循环，血流动力学得到改善。

图 F，其后予以二次开胸手术，主动脉切开术后探查瓣中瓣复合体发现冠状动脉被 Mitraflow 二尖瓣小叶阻挡。箭头处所示左主干开口位于主动脉窦 – 管连接处，在 Sapien-XT 瓣膜（S）置入后被二尖瓣小叶（M）阻塞。

图 G，同时移除 Sapien 和 Mitraflow 瓣膜。移除 Sapien XT 瓣膜后，Mitraflow 瓣膜（M）小叶缩回显出左主干开口（黑箭），因此证实此处血流受阻。主动脉根部扩大后，置入 19mm Magna Ease 主动脉生物瓣（Edwards Lifesciences，Irvine，CA）。术后患者病程平稳，症状改善，恢复良好。

要点

- 瓣中瓣置入术常有冠状动脉阻塞的风险。对于主动脉根部小、主动脉窦狭窄的患者，上述风险更大。外科人工瓣膜的设计也很重要，如瓣叶位于支架外，其引起冠状动脉阻塞的风险明显更高。

- 生物瓣膜解剖特点及其相关的冠状动脉阻塞风险可以通过门控 CT 或主动脉根部和窦管连接处的透视特征（如形状和直径）来评估。如果仍无法确定，可以采用球囊瓣膜成形术同时行主动脉根部血管造影来评估冠状动脉灌注。

- 如果冠状动脉阻塞的风险很高，预置导丝保护，可选择使用支架，以及辅助循环支持都可为后续操作提供帮助。及时行体外循环可为术者争取充足的时间进行支架置入或再次手术以处理并发症。

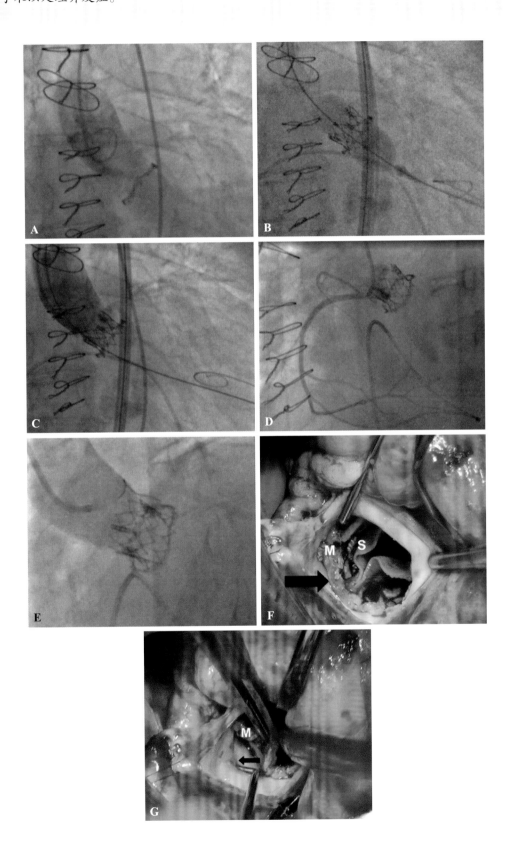

94 顺行置入球囊扩张瓣膜行三尖瓣瓣中瓣置换术

Paul Sorajja 著

谢楠山 张曹进 译

患者，54 岁，女性。因置入的三尖瓣人工瓣老化出现多重严重的并发症。患者于 6 年前接受外科三尖瓣手术，置入 1 枚 31mm Epic 人工瓣膜（St. Jude Medical，Fridley，MN）。2 年前，患者出现右心衰竭症状后开始药物治疗，但临床疗效欠佳。

图 A，经胸超声心动图显示人工三尖瓣瓣膜位置良好（箭头），多普勒成像提示跨瓣压差 10.2mmHg。

图 B，三维超声心动图从右心房（RA）切面提示三尖瓣狭窄。

图 C，采用右股静脉入路，嵌顿球囊（BW）导管经过人工三尖瓣（箭头）进入右肺动脉。因患者右心室（RV）很小难以提供足够的支撑，故选择该处放置导丝。在左心室放置 1 根多功能（MP）导管，然后放置 2Fr 主动固定临时起搏导线（箭）用于快速心室起搏。

图 D，1 根 260cm 长的超硬钢丝通过嵌顿球囊导管插入肺血管床（箭）。

图 E，29mm Sapien S3 瓣膜（S；Edwards Lifesciences，Irvine，CA）定位于标记的外科人工瓣环上（箭头），预判 Sapien S3 瓣膜将在心室方向缩短。瓣膜安装到辅助球囊上，经下腔静脉内的输送系统进入。此时，Sapien S3 瓣膜处于过度转向状态，这种状态无法通过改变其弯曲度，或向右心房内回撤（由于 Sapien S3 瓣会卡在外科瓣膜上），或旋转导管（导致扭曲，箭），或向前（心房定位可能丢失）等操作纠正。

图 F，将加硬导丝（箭头）向前推送，使导管尽可能处于较深的位置（箭）。然后回撤输送鞘离开标记处（M）以使导丝更自由。

图 G，加硬导丝保持一定张力（箭头），在快速心室起搏下展开 Sapien S3 瓣膜。注意确保 S3 瓣膜的心房部件仍保留在外科瓣膜的心房一侧。

图 H，撤除输送鞘和导丝后，S3 瓣膜（箭）可在外科瓣膜中自适应。

图 I，经食管超声心动图显示轻度反流（箭头）。

图 J，三维超声心动图显示 S3 瓣膜置入后狭窄程度减轻。最终测得三尖瓣跨瓣压差为 4mmHg。右股静脉用之前放置的 2 根 Proglide 缝合线缝合以完全止血。

BW. 楔形球囊；MP. 多功能导管；RA. 右心房；RV. 右心室；RVOT. 右心室流出道；S. S3 人工瓣

要点

- 对于需要三尖瓣瓣中瓣治疗的患者，右心室可能很小。可能需要将导丝放在肺动脉内，以确保送入人工瓣膜时给予足够的支撑。右肺动脉可提供一个大的，单导丝回路，便于手术操作。

- 利用肺动脉作为放置导丝的位置时，可能使人工瓣膜在定位时过度转向。可以通过增加导丝张力，利用人工瓣膜展开后自行转向定位的特性克服其过度转向。

- S3 瓣膜的流入道部分在展开的过程中缩短，必须注意确保 S3 瓣膜的心房部分在外科瓣膜的心房一侧。可能需要后扩球囊扩张人工瓣的出口部分，从而获得类似于软木塞的稳定效果。

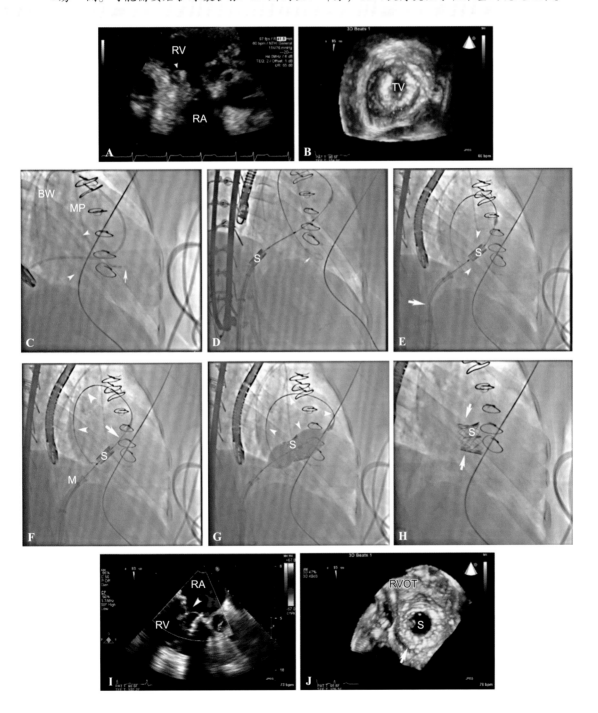

95 复杂的三尖瓣瓣中瓣治疗

Gilbert H. L. Tang　Hasan Ahmad　Martin Cohen　著

谢楠山　张曹进　译

患者，49岁，女性。患有严重的心力衰竭、肝脏瘀血和腹水且身体虚弱。于1993年接受心脏手术，在主动脉、二尖瓣和三尖瓣均行生物瓣膜置换。2006年，患者再次行主动脉和二尖瓣机械瓣置换术。

图A，患者目前的超声心动图提示三尖瓣生物瓣狭窄，跨瓣平均压差21mmHg。考虑该患者外科手术风险极高，进一步评估可以行三尖瓣瓣中瓣（T-VIV）治疗。

三尖瓣生物瓣膜尺寸不详，但根据CT（图B）、透视（图C）及2个机械瓣大小计算，推测患者使用31mm Carpentier-Edwards猪生物瓣膜。计划选用一个29mm Edwards Sapien XT瓣膜（Edwards Lifesciences，Irvine，CA）行三尖瓣瓣中瓣治疗。考虑到三尖瓣生物瓣大小的不确定性，采用29mm NovaFlex+输送鞘进行球囊瓣膜成形术来确定其大小、评估球囊的运动和稳定性，以此作为瓣膜定位和展开的"演练"。

图D，在右肺远端放置Amplatz超硬导丝作为支撑。行球囊瓣膜成形术时未行快速心室起搏，可见球囊"腰部"，提示适宜置入29mm的Sapien XT瓣膜。Sapien XT瓣膜常规朝向主动脉安装，保持输送鞘上Edwards标志朝下，送入至三尖瓣生物瓣处。

图E，在释放过程中，实时调整Novaflex+可调弯鞘管轮柄优化经导管置入瓣膜与原生物瓣的同轴性，同时不引起输送系统的高张力。

图F，瓣膜置入成功，患者顺利出院。随访18个月的超声心动图显示无瓣内反流或瓣周漏，跨瓣平均压差为2mmHg。

要点

- 当无法确定适当的瓣膜大小时，可以采用球囊瓣膜成形术来判断。
- 在使用Edwards瓣膜进行三尖瓣瓣中瓣治疗过程中，通过在右肺动脉放置1根硬导丝，翻转输送鞘（商标朝下），并通过轮柄施加和缓解张力，从而有助于瓣膜恰当的弯曲度和定位。
- 人工三尖瓣异常的患者预后不佳，再次外科手术的风险极高。
- 利用球囊扩张瓣膜行经导管行瓣中瓣置换为这些患者提供了一种微创、有效的选择。

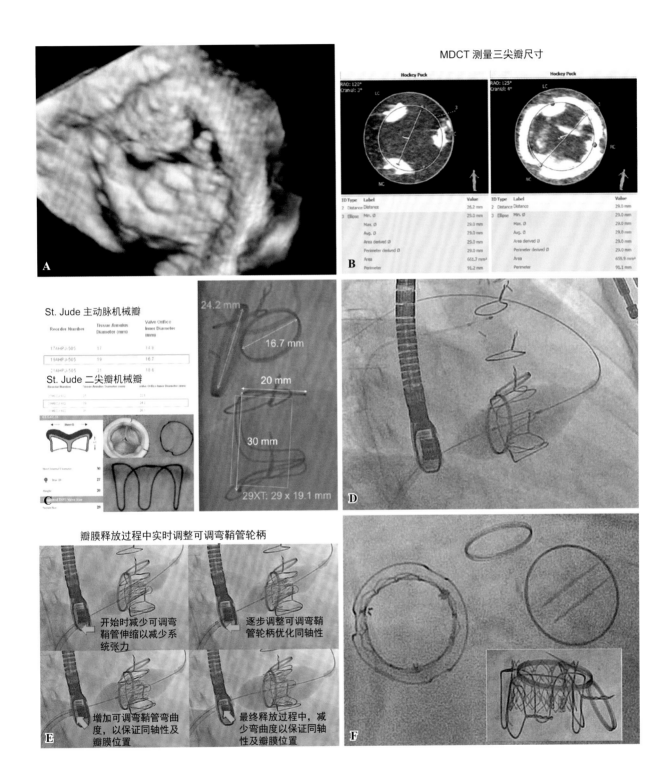

96 融合成像应用于经心尖入路介入手术

Tilak K. R. Pasala　Vladimir Jelnin　Carlos E. Ruiz　著

谢楠山　张曹进　译

经心尖入路介入操作可进入左心室完成二尖瓣、主动脉瓣等各种结构性心脏病的手术，而无须行开胸手术。单纯透视检查无法提供软组织特征，且受限于三维解剖的二维投影。将计算机断层扫描血管造影（CTA）和透视检查相结合（CTA-透视融合术），可实现一种成功率高且安全可控的经心尖入路。仔细规划手术过程至关重要，可借由专业软件完成（Heart Navigator，Philips Healthcare，Inc.）。

首先，在标准解剖平面（轴向、矢状面、冠状面）上识别各种心脏结构，并自动应用指定的彩色网格（图 A），然后创建三维模型（图 B），并标记目标。

重要的是，建立了从皮肤的进入部位到目标部位的"安全路径"，避开了冠状动脉的左前降支和肺组织（图 B，图 C）。左心室心尖薄壁的地方应避免穿刺。预处理后的 CTA 图像通过实时透视进行缩放和定位。

将 C 臂角度旋转到一个点，在该点上，安全路径被视为一个圆（图 D，黑箭）。

1 根细长的微穿刺针穿过圆圈可导向目标部位，可通过旋转 C 臂（图 E）来检查进针深度。手术结束后，用 Amplatzer Ⅱ型血管塞（St. Jude Medical，St.Paul，MN）封闭左心室穿刺部位（图 E）。

要点

- 通过认真、详细的术前规划和先进的成像技术，经心尖入路介入操作是有效和安全的。
- 建议采用封堵装置闭合左心室介入入路。

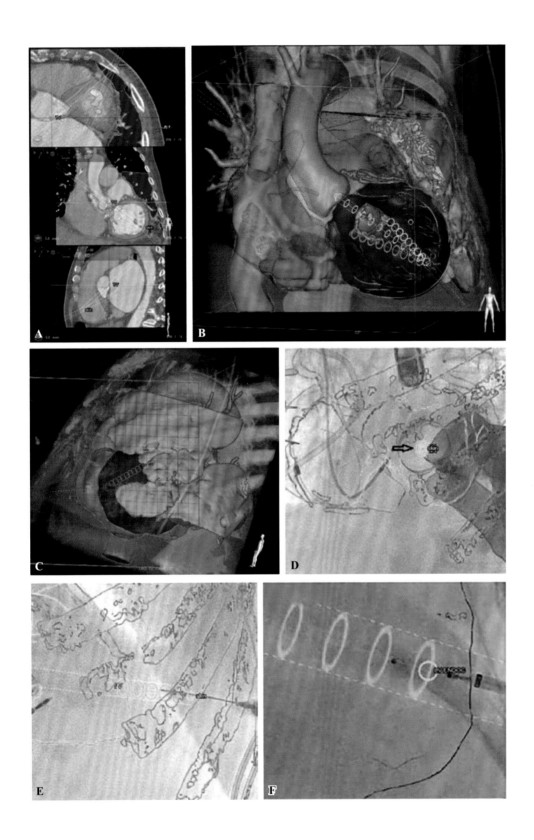

97 融合成像应用于二尖瓣瓣中瓣置换术

Tilak K. R. Pasala　Vladimir Jelnin　Carlos E. Ruiz　著

谢楠山　张曹进　译

患者，85岁，女性。出现劳力性呼吸困难，曾行二尖瓣置换术，置入1枚25mm的Edwards Perimount人工瓣（Edwards Lifesciences，Irvine，CA）。超声心动图和计算机断层扫描血管造影（CTA）显示二尖瓣生物瓣叶功能异常，出现严重二尖瓣反流。

图A，利用专门的软件，建立了一个分段的心脏三维模型，用于术前计划和术中指导（融合成像）。

图B，首先，使用微穿刺针获得经心尖入路，在CTA-透视融合指引下将一个6Fr的23cm保护鞘（Cook Medical，Bloomington，IN）置入心尖。将1个Edwards鞘置入右心房。采用标准术式获得经房间隔通路，然后在左心房放置1根长而硬的超滑导丝（Terumo，Somerset，NJ）。然后经房间隔路径送入JR4导管和18mm×30mm的Ensnare圈套器（Merit Medical Systems Inc.，South Jordan，UT）。

图C，圈套器捕获导丝后，通过二尖瓣生物瓣拉出超滑导丝，建立一条动-静脉轨道（白箭）。

图D，扩张房间隔后，在融合成像指引下，将1个26mm的Sapien XT瓣膜和输送系统（Edwards Lifesciences，Irvine，CA）沿轨道顺行推进，跨过二尖瓣。黄线标记了展开角度。

图E，展开Sapien瓣膜（箭），并检查最终位置（图F，箭）。

MV. 二尖瓣；RA. 右心房

要点

- 对于经心尖入路，建立动-静脉轨道完成二尖瓣瓣中瓣治疗，融合成像技术能提供安全、有效的支持。
- 融合成像提供心脏结构的透视下定位，利于建立路径、操作导管和放置人工瓣。

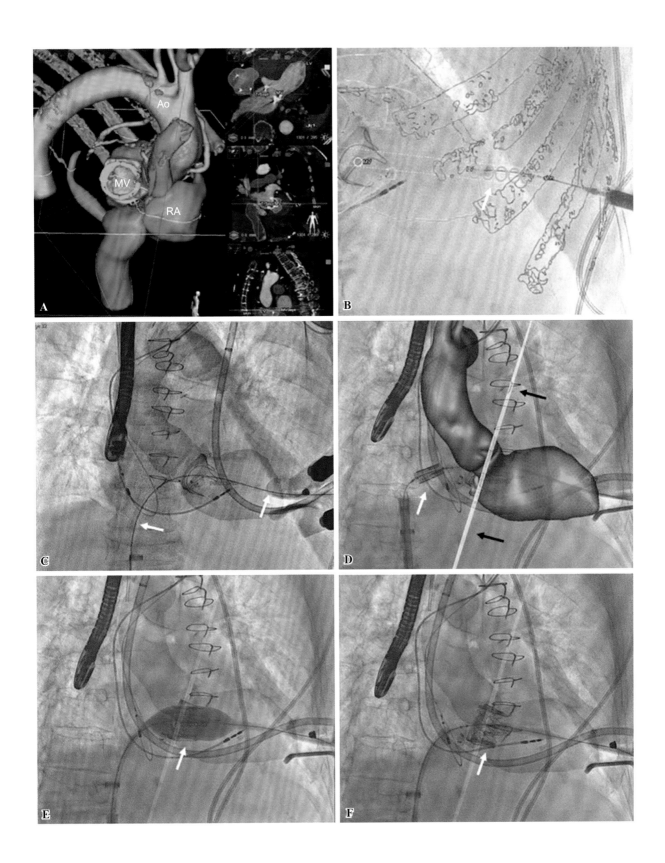

Brandon M. Jones Amar Krishnaswamy Samir R. Kapadia 著
谢楠山 张曹进 译

患者，58 岁，男性。出现严重的进行性心力衰竭，既往因霍奇金病行放射治疗，患有纤维性胸膜炎伴反复胸腔积液，曾行冠状动脉旁路移植术和二尖瓣修复术，置入 1 枚 28 号经典 Edwards 环（Edwards Lifescience，Irvine，CA）。这名患者被发现有重度二尖瓣狭窄，静息时跨瓣压差为 12mmHg，患者症状难以用药物控制。由于严重的并发症，患者不适宜再次行开胸手术。将患者送至杂交手术室，经房间隔入路球囊扩张房间隔。用 1 根球囊导管穿过二尖瓣口，送入硬导丝至左心室，经过主动脉瓣，到达降主动脉。

图 A 和图 B，29mm Edwards SapienxT 瓣膜（箭；Edwards Lifesciences，Irvine，CA）在先前的二尖瓣环内展开，但患者出现严重的左心室流出道（LVOT）梗阻。

图 C 和图 D，建立股动脉通路，行 LVOT 球囊扩张（箭），但梗阻没有改善。

图 E 和图 F，然后对左冠状动脉前降支的第一间隔穿支行室间隔乙醇消融术（箭头），消除 LVOT 跨瓣压差。

对比室间隔消融术前（图 G）、术后（图 H）的经食管超声心动图像，LVOT 梗阻情况较基线时有所改善（箭头）。

原先二尖瓣叶与室间隔之间无进一步的接触。室间隔消融术前（图 I）、术后（图 J）的有创性血流动力学评估证实了 LVOT 梗阻缓解。

Ao. 升主动脉；G. 左冠状动脉引导导管；LA. 左心房；LV. 左心室；S. Sapien XT 瓣膜；TPM. 临时起搏器；VS. 室间隔

要点

- 当行经导管二尖瓣瓣中瓣或环中瓣手术时，术者要意识到会出现危及生命的左心室流出道阻塞的可能性。
- 经导管二尖瓣治疗时 LVOT 梗阻的危险因素为左心室腔小、室间隔肥厚、大尺寸的人工二尖瓣和主动脉 – 二尖瓣呈锐角。
- 治疗 LVOT 梗阻的方法包括球囊扩张术和室间隔乙醇消融术。

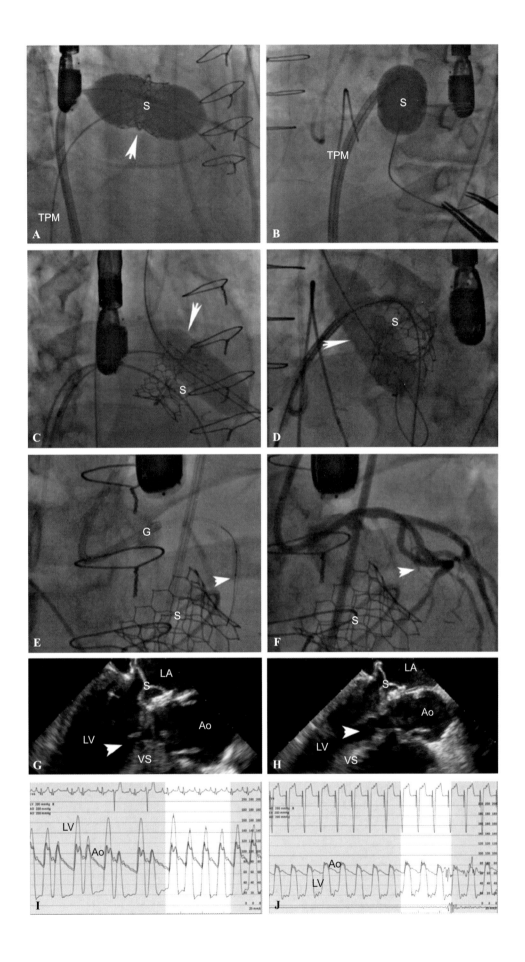

99 二尖瓣环中瓣置换术后的左心室流出道阻塞和严重可逆心室功能障碍

Mark V. Sherrid   Muhamed Saric   Mathew R. Williams   著

谢楠山   张曹进   译

患者，88 岁，女性。既往行二尖瓣瓣环成形术。10 年后出现了心力衰竭。经食管超声心动图（TEE）显示重度二尖瓣反流（MR），二尖瓣叶增厚。经考虑，使用 Sapien 3 瓣膜（Edwards Lifesciences, Irvine, CA）行经导管二尖瓣环中瓣（VIR）置换术。

图 A 至图 C，置入 Sapien 瓣膜后患者出现血流动力学不稳定。TEE 显示人工瓣膜和瓣环位置良好，MR 显著减少，未见瓣周漏。然而，残留的二尖瓣前叶有收缩期前向运动（SAM），伴有严重的左心室流出道（LVOT）阻塞（箭，图 A，舒张期 TEE 经胃短轴切面；箭，图 B，收缩期 TEE 经胃短轴切面；图 C，收缩期 3 腔 TEE 视图；红箭示 SAM；黄箭示二尖瓣人工瓣）。在 TEE 经胃短轴图像上的 LVOT 压差为 174mmHg。静脉输液和 β 受体阻滞药的使用未能完全降低 LVOT 跨瓣压差。

图 D 和图 E，第二天，经胸超声心动图提示新发左心室扩张和严重的收缩功能障碍（分别在舒张期和收缩期四腔视图）。3 周后出现持续左心室功能障碍、室性和房性心律失常及严重的活动耐量下降。

图 F，经胸超声心动图示与二尖瓣瓣叶 – 间隔接触，收缩中期主动脉瓣关闭（红箭；黄箭示二尖瓣人工瓣）相关的 SAM。

然后，她接受了房室结消融和双心室起搏器的置入术，以调节 RR 间期。降低 LVOT 压差最有效的方法是使从左心室到右心室的 VV 间隔为 50ms。患者 LVOT 跨瓣压差消失，左心室射血分数恢复正常（65%），同时功能状态改善，仅剩部分症状未改善。

Ao. 升主动脉

要点

- 由于残留的原始二尖瓣前叶的前移位，左心室流出道梗阻可能会增加经皮二尖瓣环中瓣置换术复杂性。
- 左心室流出道梗阻的血流动力学效应可导致严重左心室收缩功能障碍。
- 心室起搏可诱发心室非同步化，改善 LVOT 梗阻，对难治性病例有效。
- 促进房室同步化和调节 RR 间隔也可能是有效的治疗手段。

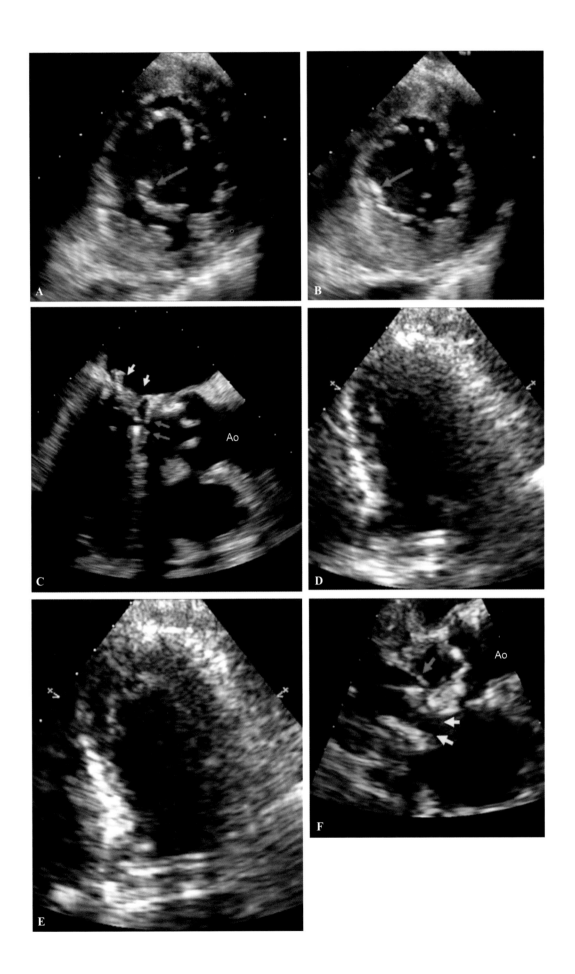

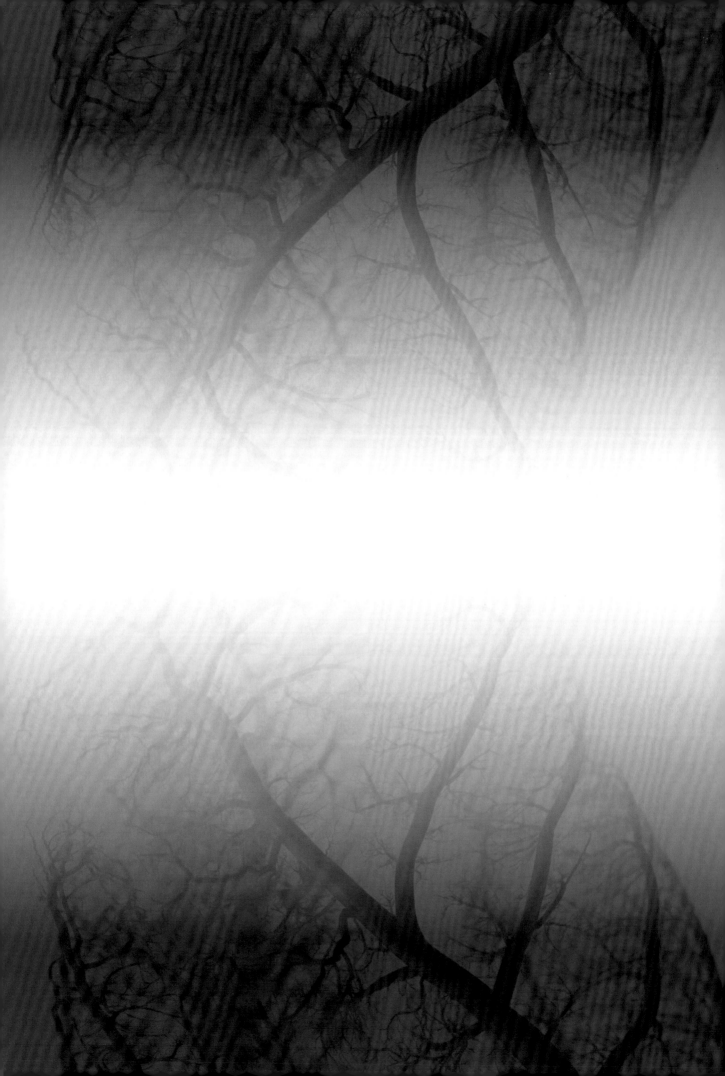

Part 4

心肌病
Cardiomyopathy

100 反常奇脉

Paul Sorajja　著
郑　璇　译

梗阻性肥厚型心肌病（HCM）患者常有反常奇脉出现，需要与心脏压塞相鉴别。在 HCM 患者中升主动脉压和左心室压需要同步评估。注意平静呼吸状态下，左心室流出道（LVOT）压差动态变化。在呼气时，胸部正压使后负荷减少，随即引起 LVOT 压差增加。相反的，吸气时，后负荷增加，流出道梗阻随之减少，引起主动脉压增加。前负荷变化不引起这些改变。在心脏压塞时，会出现奇脉，表现为吸气时主动脉压降低。这些患者的心室舒张压或动脉压可提示吸气和呼气相。

Ao. 升主动脉；LV. 左心室

要点

● 梗阻性肥厚型心肌病患者出现反常奇脉是缘于呼吸时心室后负荷的改变。

● 了解心室舒张充盈压可提示吸气相和呼气相的出现，是鉴别心脏压塞引起的奇脉与肥厚梗阻型心肌病引起的反常奇脉的关键。

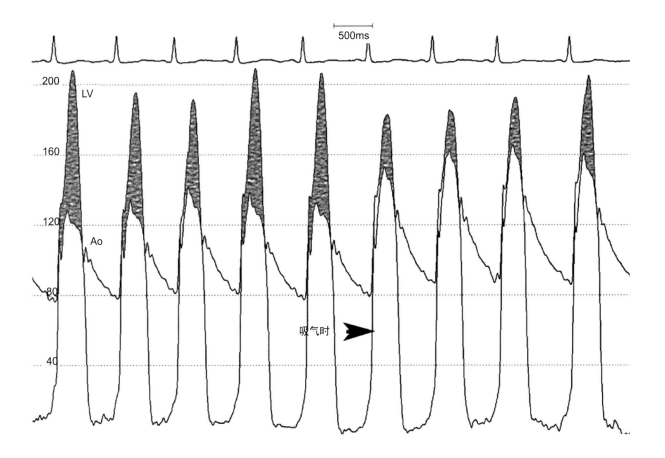

肥厚型心肌病介入行二尖瓣修复治疗

Paul Sorajja 著

郑 璇 译

患者，77 岁，女性。因梗阻性肥厚型心肌病（HCM）相关严重临床症状，药物无法缓解，入院治疗。最初建议她行室间隔乙醇消融术，但患者最终决定接受新的治疗方法，该方法利用 MitraClip（Abbott Vascular, Santa Clara, CA）介入行二尖瓣折叠术治疗梗阻性肥厚型心肌病。

图 A，术前经胸超声（TTE）胸骨旁长轴切面显示心肌，含室间隔（VS）重度肥厚。

图 B，TTE 心尖长轴切面收缩期图像显示二尖瓣（箭头）收缩期前向运动（SAM）和左心室流出道（LVOT）梗阻。

图 C，LVOT 压差最大 146mmHg。

图 D，经食管超声（TEE）提示继发于 SAM 的二尖瓣重度反流（MR，箭头）。

图 E，经房间隔穿刺，置入 1 枚 MitraClip（箭头）。

图 F，左心房 3D TEE（外科医师视角）显示 MitraClip 在 A_2–P_2 处形成组织桥。

图 G，TEE 舒张末期彩色血流图像提示位于 A_2–P_2 的钳夹（箭头），LVOT 血流正常，残余 SAM 消失。

图 H，TEE 彩色血流成像瓣叶结合处切面提示钳夹到位后 MR 完全消失（箭头）。

图 I 和图 J，术前和钳夹置入后有创血流动力学提示 LVOT 压差和左心房压力显著降低。热稀释法计算心输出量，在介入瓣膜折叠术后立即由 3.3L/min 升至 5.0L/min。

Ao. 升主动脉；CO. 心输出量；LA. 左心房；LAP. 左心房压；LV. 左心室；RV. 右心室；VS. 室间隔

要点

- 介入行二尖瓣叶折叠术可以用于治疗 HCM 药物疗效不佳出现 LVOT 功能性梗阻。这种方法与治疗退行性二尖瓣反流患者的方法类似。与酒精性室间隔消融术相比，这种方法钳夹可收回，可重置，具有避免心肌梗死和起搏器置入的优势。

- 当考虑解剖适应证时，理想的指征包括 LVOT 梗阻和二尖瓣重度反流。瓣叶折叠术可以处理这些病理改变，进而改善相关临床症状。

- 梗阻性肥厚型心肌病患者出现继发二尖瓣反流，其心房可能相对较小。在进行钳夹输送和调整过程中需考虑到这一点。

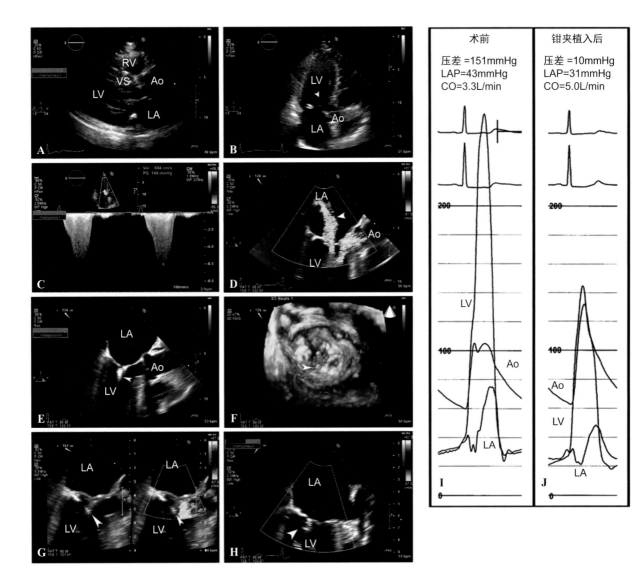

102 **肥厚型心肌病介入治疗后再发梗阻**

Paul Sorajja 著

郑　璇　译

患者，82岁，女性。成功利用 MitraClip 行介入瓣膜折叠术治疗梗阻性肥厚型心肌病（HCM），术后 9 个月因药物无法缓解的临床症状再次入院。

图 A，经食管超声（TEE）显示置入钳夹无移位（箭头），在其附近血流正常（箭）。

图 B，左心房 3D TEE（外科医师视角）显示在二尖瓣 A2-P2 处放置的 MitraClip 及相应的组织桥（箭头）。然而，进一步检查提示，由于二尖瓣 A_1 处的收缩期前向运动（SAM），患者出现残余左心室流出道（LVOT）梗阻。

图 C，TEE 舒张末期图像提示舒张期 LVOT 通畅（箭）且无 SAM 征（箭头）。

图 D，然而，收缩期血流加速时 SAM 出现（箭头）。侧面瓣口太小，无法进行再次介入折叠术。患者 MV 平均跨瓣压差 4mmHg。因此，患者接受了室间隔乙醇消融术。

图 E，冠状动脉造影提示左冠前降支远端一处大的间隔支（箭头）。

图 F，进行常规室间隔乙醇消融术，1.7ml 无水乙醇注入左冠前降支间隔支用于消融（箭头）。

图 G，术前心脏超声造影显示冠状动脉间隔支远端供应的心肌区域离 LVOT 梗阻部位太远（箭）。

图 H，因此，重新在远端分支置入球囊导管，在该处注射造影剂显示位置适宜消融。

图 I，术前，LVOT 压差为 140mmHg，左心房平均压 32mmHg。

图 J，室间隔乙醇消融术后，LVOT 压差降至 10mmHg，左心房平均压随之降至 22mmHg。

Ao. 升主动脉；LA. 左心房；LAP. 左心房压；LV. 左心室；LVOT. 左心室流出道；VS. 室间隔

要点

- 尽管梗阻性肥厚型心肌病患者可利用 MitraClip 成功行介入二尖瓣折叠术，但仍可能出现残余二尖瓣收缩期前向运动，从而引起显著 LVOT 梗阻。由于二尖瓣开口较小，不可能再放入额外钳夹，因此这类患者处理起来非常棘手。

- 在部分患者中，室间隔乙醇消融术可用于治疗利用 MitraClip 行介入二尖瓣折叠术后引起的残余 LVOT 梗阻。

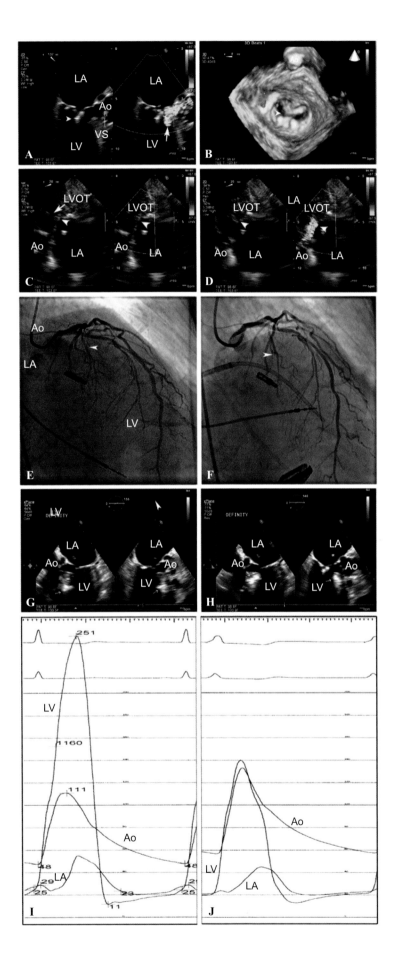

103 复杂的室间隔乙醇消融术

Ryan K. Kaple　Srihari S. Naidu　著

郑　璇　译

患者，68 岁，男性。患有梗阻性肥厚型心肌病，出现心力衰竭，心功能为纽约心功能评级 Ⅱ 级，反复出现先兆晕厥。该患者既往行冠状动脉旁路移植术并二尖瓣瓣环成形术。现有室间隔增厚，舒张末期室间隔厚 2.6cm。

图 A 和图 B，静息状态下左心室流出道（LVOT）压差仅 10mmHg，激惹后压差增至 180mmHg 伴有二尖瓣前瓣叶收缩期前向运动。

图 C 和图 D，冠状动脉造影显示第一间隔支前，左前降支（LAD）远端显著粥样硬化，该处已行左乳内动脉旁路移植术。第一间隔支开口处也存在显著病变。于该处行室间隔乙醇消融术。

图 E 和图 F，因血管有前后并行病变，尝试在间隔支置入球囊未成功。在 LAD 远端和间隔支开口处用 2.5mm×6.0mm Sprinter 球囊（Medtronic Inc., Mounds View, MN）行球囊扩张。

图 G 至图 I，随后，交换导丝置入 2.0mm×10mm 同轴交换 Flextome 切割球囊（Boston Scientific, Maple Grove, MN）。心脏超声下通过球囊内腔注入心肌造影剂，确认该分支供应肥厚部位。注入 3.0ml 乙醇，从而消除静息及激惹状态下压差。术后经食管超声提示二尖瓣收缩期前向运动（SAM）消失，室间隔基底部运动不协调亦消失。

术后 2 个月及 2 年超声随访显示残余 LVOT 压差和 SAM 均消失，2 年后室间隔厚度仅 1.6cm（图 J）。

要点

- 无论是否合并冠状动脉疾病（CAD），梗阻性肥厚型心肌病可引起二尖瓣重度反流（MR）。在具备外科手术适应证的患者中，评估室间隔肥厚程度的同时仔细评估二尖瓣反流程度有助于决定是否需同期行二尖瓣手术。
- 由于二尖瓣瓣叶位置变化，外科二尖瓣成形术可能引发或加重 LVOT 梗阻。
- 在合并严重 CAD 时，可能需要球囊成形术帮助到达间隔支。
- 当间隔支直径≥2mm 时，无须额外支撑导管，可使用切割球囊辅助固定球囊和导管。

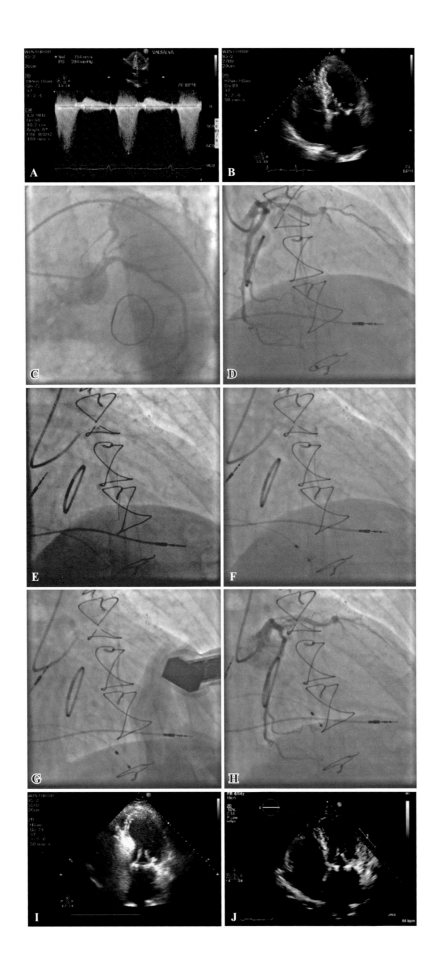

104 室间隔乙醇消融术中异常心肌显影

Paul Sorajja　著

郑　璇　译

患者，74岁，女性。因重度梗阻性肥厚型心肌病，症状明显，至心导管室行室间隔乙醇消融术。

图A，标准0.014in软头导丝（箭）进入最远端间隔支，随后置入1枚1.5mm同轴交换球囊，扩张至3atm（标准大气压）。导丝随即撤出。

图B，在经食管超声下（TEE），经球囊注入心脏超声造影剂（Definity）。心脏超声显示与二尖瓣收缩期前向运动和左心室流出道梗阻密切相关的室间隔心肌显影（箭）。

图C，然而，继续成像发现乳头肌内下侧出现增强显影（箭）。

图D，进一步成像显示整个乳头肌内下侧延伸至左心室游离壁全部显影（箭）。鉴于可能出现乳头肌梗死，随即中止室间隔乙醇消融术。

Ao. 升主动脉；LA. 左心房；LV. 左心室

要点

- 心脏超声造影对于成功施行室间隔乙醇消融术非常重要。心脏超声造影的使用减少了非目标心肌的梗死范围，并帮助避免梗死发生。

- 室间隔乙醇消融术中，心脏超声造影不仅对室间隔进行全面检查，对左右心室和乳头肌也进行全面评估。一旦造影剂从球囊导管注入，心脏超声需一直监测到冲洗球囊（如用乙醇或盐水冲洗）。

- 当与左心室流出道梗阻无关的室间隔出现造影剂增强，或心室游离壁或乳头肌出现增强时，不宜施行室间隔乙醇消融术。

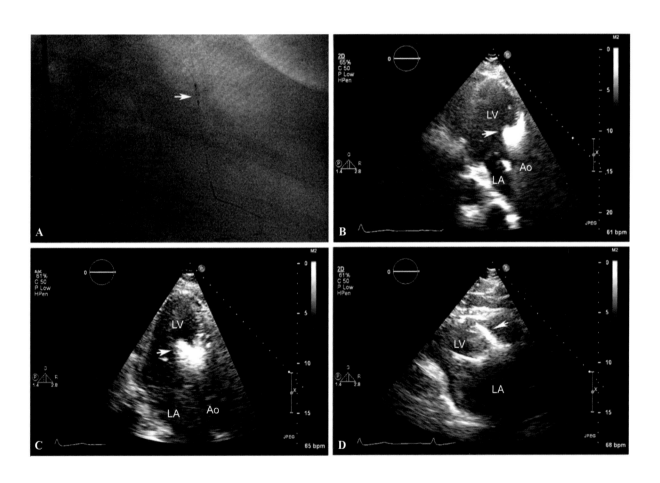

105 室间隔乙醇消融术的患者选择

Paul Sorajja 著

郑 璇 译

选择合适的患者，是利用室间隔乙醇消融术成功治疗梗阻性肥厚型心肌病（HCM）的关键。尤其这些患者常常合并二尖瓣疾病，也需要外科手术治疗。

图 A 至图 C，患者，71 岁，女性。有 12 年 HCM 病史。在过去 1 年中，她出现严重的运动后呼吸困难，β 受体阻滞药无法缓解。她的经食管超声显示左心室肥厚（星号），二尖瓣隔瓣连接处（箭头）收缩期前向运动（SAM）。然而，血流彩色图像显示她的二尖瓣反流（MR）方向为前向（箭），提示 MR 不继发于 SAM，而是由于瓣膜本身疾病造成。进一步经食管超声确认存在瓣叶后方脱垂。因此，她不适合行室间隔乙醇消融术，而转为外科治疗。

图 D 至图 F，患者，65 岁，女性。出现 HCM 相关症状，药物不能缓解。经食管超声提示室间隔肥厚（星号），隔瓣连接处 SAM 征（箭头）。血流彩色图像提示 MR 喷射血流向后（箭），为典型继发于 SAM 的 MR。该患者随即接受室间隔乙醇消融术。

Ao. 升主动脉；LA. 左心房；LV. 左心室；RV. 右心室

要点

- 对于选择合适 HCM 患者行室间隔乙醇消融术，仔细全面评估二尖瓣瓣膜疾病非常重要。
- 患者出现继发于 SAM 征的 MR，典型 MR 血流喷射方向应为后内侧。当 MR 血流喷射不是该方向时，应高度怀疑瓣膜自身疾病，需外科手术治疗。

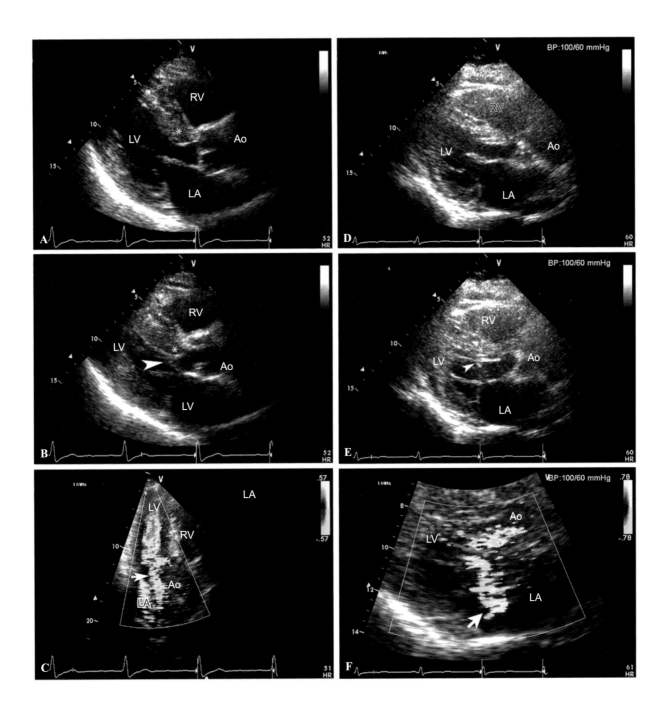

肥厚型心肌病中评估主动脉狭窄

Paul Sorajja **著**

郑 璇 **译**

患者，71岁，女性。因主动脉狭窄和肥厚型心肌病（HCM）出现呼吸困难。

图A至图D，在经胸超声下，室间隔肥厚（室间隔厚度，2.1cm），主动脉瓣钙化，轻度二尖瓣收缩期前向运动（箭头）。超声评估左心室流出道（LVOT）和主动脉瓣跨瓣压差，平均压差为33mmHg，峰值流速3.7m/s。因主动脉瓣跨瓣超声信号无法与瓣下压差相区别，该患者LVOT严重程度无法确定。随即，患者在导管室行有创血流动力学评估。

图E，有创血流动力学评估在房间隔穿刺下进行，通过穿刺在左心室顶置入单孔楔形球囊（BW）导管。这种漂浮导管无侧孔，从而可稳定测量顶部压力。在升主动脉（Ao）置入猪尾导管测压。多功能导管用于在左心室底部，紧邻主动脉瓣下准确测压。

图F，左心室顶部，底部和升主动脉压力监测。平均主动脉瓣跨瓣压差为32mmHg，LVOT梗阻相关跨瓣压差峰值为22mmHg。

图G，然而，在室上速发生后，LVOT动力性压差明显升高至105mmHg，提示存在LVOT梗阻。

Ao. 升主动脉；AV. 主动脉瓣；BW. 楔形球囊；LA. 左心房；LV. 左心室；MP. 多功能；Pig. 猪尾导管；RA. 右心房；RV. 右心室；VS. 室间隔

要点

- 当患者出现主动脉狭窄伴梗阻性肥厚型心肌病时，依靠超声评估这两种疾病的严重程度极具挑战。尤其当需要行心肌切除术治疗肥厚型心肌病时，这种理解非常重要，因为该手术过程需要极高的专业技术能力。

- 因为在心导管室，能在静息和激惹状态下进行不同水平的监测，有创血流动力学检测用于评估主动脉狭窄并发HCM相关LVOT梗阻的严重程度非常准确。

- 房间隔穿刺减少了导管操作的心电改变，为测压提供准确可靠的手段。房间隔穿刺鞘的侧臂也可用于测量左心房压力（未展示）。另一种可供选择的办法是用2根多功能导管，1根在楔形球囊导管置于左心室顶部时用于测压。

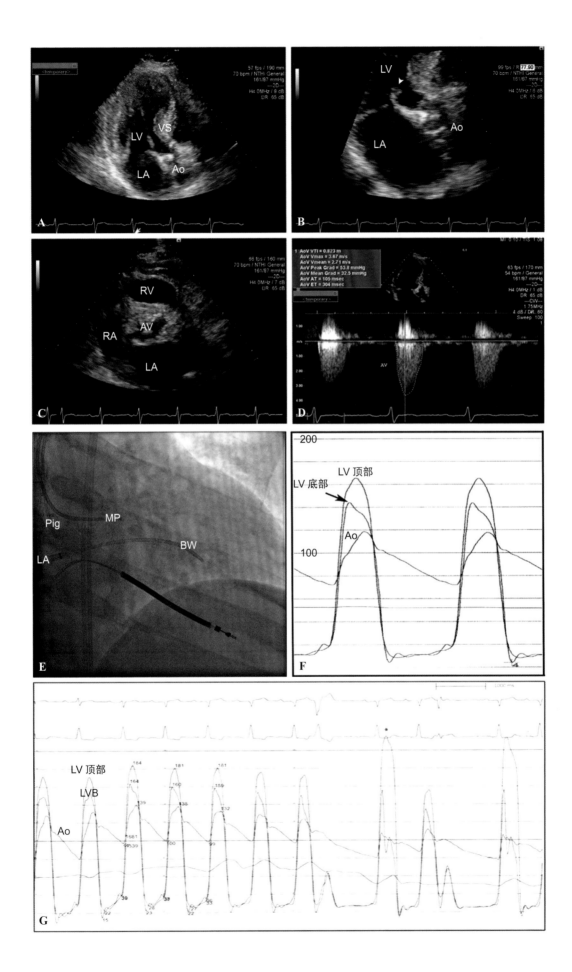

Adnan K. Chhatriwalla　著

郑　璇　译

107 在缺血性心肌病患者中利用经导管降落伞封堵术行左心室减容

患者，56岁，女性。因前壁心肌梗死和缺血性心肌病出现持续性呼吸困难。无论何种药物治疗，患者心功能均为Ⅲ级（纽约心功能评级）。

图A，左心室造影显示心尖室壁瘤（箭头）。随即行经导管左心室减容。

图B，输送鞘由主动脉瓣逆行退入左心室（LV）顶部（白箭头），1枚85mm降落伞装置（Cardiokinetix, Menlo Park, CA）送入鞘顶端。

图C，随后调整鞘管，使降落伞底部（黑箭头）接触LV顶。随着出鞘，降落伞逐渐张开。

图D，在降落伞完全出鞘后，球囊充气用于打开降落伞（箭头）。

图E，接下来，收回球囊，重复心室造影显示LV心尖室壁瘤封堵成功（箭头）。

图F，在超声中也可看到降落伞在LV顶部准确置入（箭头）。术后，患者症状缓解，维持NYHA心功能Ⅰ级。

要点

• 介入左心室减容可帮助左心室形态恢复，并改善症状和心功能。

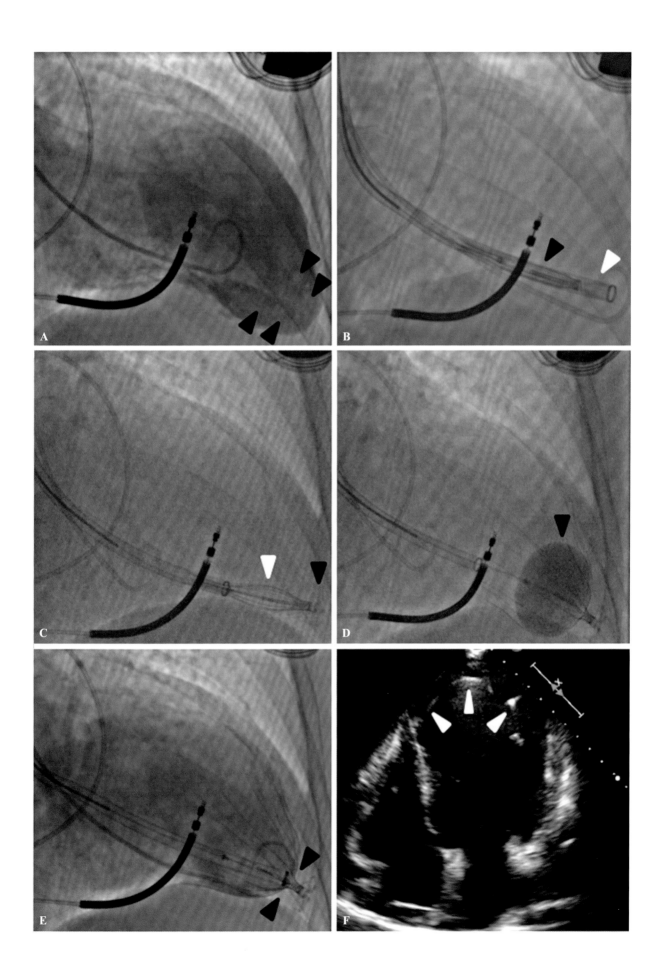

Part 5

先天性畸形、假性动脉瘤与分流
Congenital Abnormalities, Pseudoaneurysms, and Shunts

108 动脉导管未闭封堵术

Ziyad Hijazi　Wail Alkashkari　著
颜梦欢　邱丘　译

患者，28 岁，女性。3.5 岁发现心脏杂音。25 岁怀孕流产后，诊断为动脉导管未闭（PDA）。随后第二次流产，患者要求进一步评估和治疗。患者主诉呼吸急促、疲乏。血压 111/47mmHg，左锁骨下方有连续性机器样杂音。

图 A，超声心动图显示，大 PDA，左向右分流，肺动脉跨瓣压差 70mmHg（箭）。

图 B，左心室功能正常（射血分数，65%），但 M 型超声心动图显示，左心室舒张末期内径扩大到 71mm。心导管检查结果显示，Qp：Qs=2：1，平均右肺动脉楔压 14mmHg，右肺动脉压力 61/34mmHg（平均压 47mmHg），降主动脉压力 135/52mmHg（平均压 80mmHg）。以上结果表明，其肺动脉压力略低于体循环压力的 1/2，肺血管阻力＜5Wood 单位。

图 C，降主动脉血管造影校准（箭）显示，一个大的，D 型 PDA，最窄处直径 11mm（箭头）。

右前斜位 25° 造影，测量球囊完全膨胀（图 D，箭）及部分膨胀（图 E，箭），PDA 大小为 12mm。由于存在肺动脉高压，选择 12mm Amplatzer VSD 封堵器（St. Jude Medical，St. Paul，MN）封堵 PDA。

图 F 和图 G，应用 8Fr 长输送鞘管送入封堵器（箭）。

图 H，重复血管造影确保封堵器位置满意，经封堵器可见轻微残余分流（箭）。复查血流动力学指标，Qp：Qs下降至1.4：1，肺动脉压力降至36/20mmHg（平均压28mmHg），降主动脉压力为 144/70mmHg（平均压96mmHg）。患者次日出院，1个月后复查报告症状改善，所有检查正常。

图 I，经胸超声心动图显示，PDA 完全封堵（箭），左心室舒张末期内径减小至 55mm。

要点

- PDA 在成年患者中十分少见，可引起左心室容量超负荷。
- 准确的血流动力学及手术指征评估对于大的 PDA 封堵十分关键。
- 若存在肺高压，最好使用双盘封堵器，以最大程度减少封堵器脱落栓塞风险。

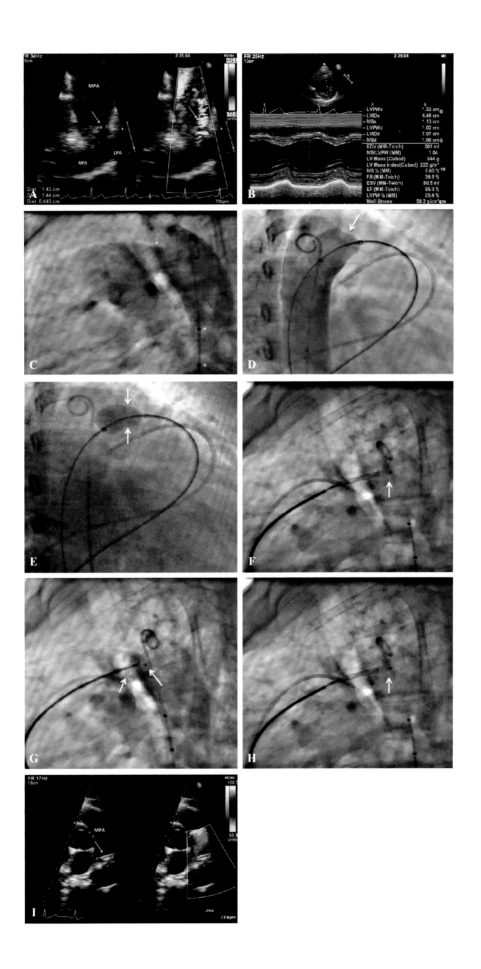

109 经房间隔穿刺途径行复杂 PFO 介入封堵术

Dominik M. Wiktor　John D. Carroll　著

颜梦欢　邱　丘　译

患者，43 岁，男性。既往反复短暂性脑缺血发作及隐源性卒中史，现维持药物治疗。经胸超声心动图检查发现存在卵圆孔未闭（PFO），遂建议行经皮 PFO 封堵术。

图 A，术前经食管超声心动图显示，卵圆孔未闭，双向分流（白箭）、长隧道状（红箭），由于原发隔较厚，超声图像亮度较高，因此隧道顺应性可能较差。穿过缺损部位，放置 20mm Gore HELEX（W.L. Gore & Assoc.，Tempe，AZ）封堵器。然而，封堵器成形不佳被撤回。

图 B，再次更换 30mm Gore HELEX 封堵器，盘面展开后隧道顺应性差，封堵器遂被撤回。

图 C，使用 30mm × 4cm NuMED PTS 测量球囊（NuMed，Hopkinton，NY）进行测量，球囊腰部确定存在顺应性差的隧道。

图 D，原发隔计划穿刺部位靠近右心房入口到 PFO 的位置（白箭）。穿刺后，穿刺鞘更换为 10Fr 80cm 的 Arrow-Flex 鞘。30mm Gore HELEX 封堵器重新放置在跨隔穿刺点。

图 E，X 线下封堵器盘扁平，位置良好。

图 F，患者出院前，经胸超声心动图肋下切面显示，左右盘面与间隔两侧吻合良好（左图），彩色多普勒未见残余分流（右图）。

LA. 左心房；RA. 右心房

要点

- 大多数 PFO 封堵可通过 PFO 本身进行标准通过和封堵术。然而，小部分缺损需要进一步操作，如经房间隔穿刺进行封堵。
- 若 PFO 隧道狭长且顺应性差（通常 > 12mm），通常须经房间隔穿刺。顺应性差的隧道可能将封堵器盘面"拉入"缺损处，造成盘面成形不良并有不同程度残余分流。
- 球囊测量有助于确定隧道的长度、形态及顺应性。

- 若需行房间隔穿刺，则原发隔穿刺部位定位应接近 PFO 入口处，以保证封堵器左心房盘面足够长以覆盖隧道的出口处。右心房盘面封堵位置对于闭合原发隔与继发隔间隔以封堵隧道入口同样重要。
- 经房间隔穿刺行 PFO 封堵术后残余分流发生率仍在增加。优化经房间隔穿刺部位及选择合适封堵器大小是关键的技术考虑。
- 选择心内超声心动图或经食管超声心动图用于确保 PFO 边缘无残余分流。

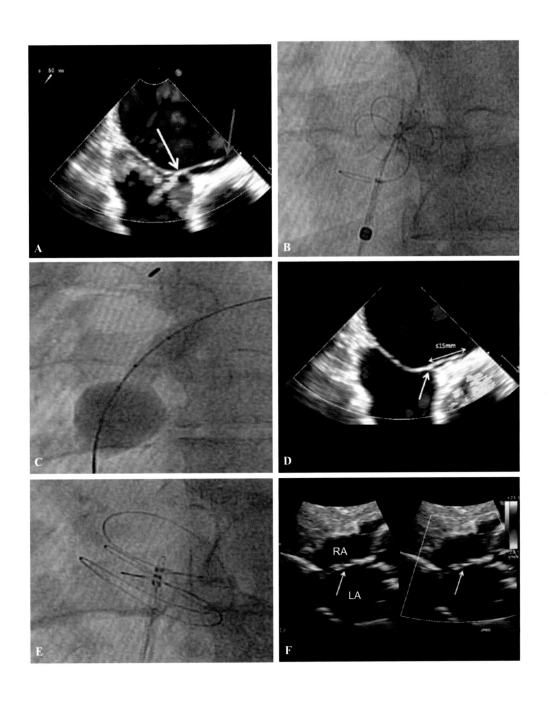

110

顺时针操作 ASD 封堵术

Matthew J. Price　著

颜梦欢　邱　丘　译

患者，48 岁，男性。出现劳力性呼吸困难，右心扩大。

经二维（图 A）及三维（图 B）经食管超声心动图（TEE）检查发现继发孔型房间隔缺损（ASD），且房间隔（IAS）较软，主动脉后缘缺损。

由于输送鞘与 IAS 平面形成的角度太窄（图 C），最初尝试使用 28mm Amplatzer 房间隔封堵器（ASO）（St. Jude Medical, St. Paul, MN）失败，导致（图 D）封堵器左心房盘面从主动脉后方边缘欠佳处滑入右心房（双箭）。

图 E 和图 F，更换 30mm ASO 封堵器，逆时针方向大幅旋转输送鞘使其垂直 IAS，封堵器位置良好，封堵成功（图 G 和图 H）。

Ao. 升主动脉；ASD. 房间隔缺损；ASO.Amplatzer 间隔封堵器；IVC. 下腔静脉；LA. 左心房；RA. 右心房；SVC. 上腔静脉

要点

- 当左心房（LA）内输送鞘未与 IAS 平面足够垂直时，左心房侧封堵器在打开时通常会滑入右心房，因此经导管封堵继发孔型 ASD 合并主动脉后方无边时极具挑战。
- 大幅顺时针旋转标准输送鞘可使输送鞘远端垂直于 IAS 平面，从而使封堵器左心房盘面平行于 ASD。通过这种操作，输送系统从 IAS 撤回并释放右心房盘面时，封堵器盘面将"紧抓"主动脉。

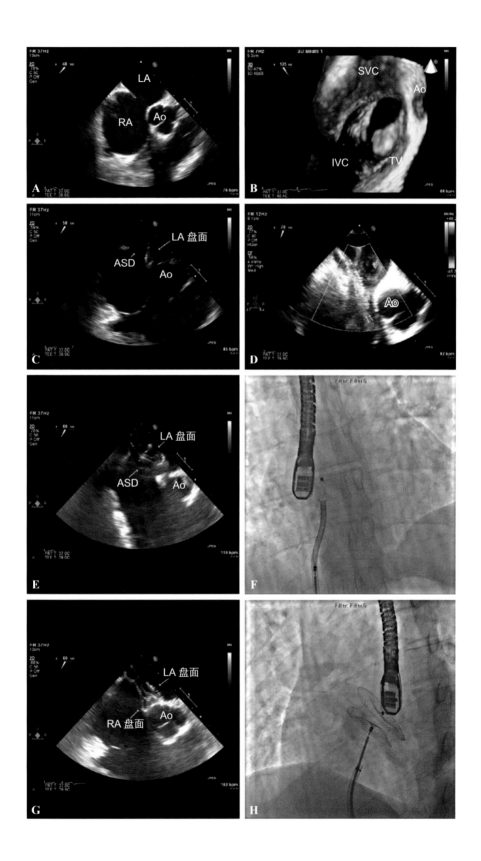

111

测量球囊导管用于 ASD 封堵术

Matthew J. Price 著

颜梦欢　邱　丘　译

患者，37 岁，女性。出现活动后呼吸困难，右心扩大。

经二维（图 A）及三维（图 B）经食管超声心动图（TEE）检查显示，缺损为一大的继发孔型 ASD，主动脉后方无边。

图 C，因左心房盘面在主动脉后缘缺损处（箭）落入 RA，最初尝试应用 26mm ASO 封堵器失败。

图 D 和图 E，建立另一静脉通道，测量球囊导管沿输送鞘管前进，略微膨胀，推动并调整封堵器左心房盘面，使其平行于 IAS 平面（或鞘管更加垂直于 IAS）。

图 F，成功封堵，封堵器位置、形态良好。

Ao. 升主动脉；ASD. 房间隔缺损；ASO. Amplatzer 封堵器；IVC. 下腔静脉；LA. 左心房；RA. 右心房；SVC. 上腔静脉

要点

- 对于需要 ASD 封堵且边缘不良的患者，仅顺时针旋转可能无法完成封堵。
- 本病例中，测量球囊导管可通过另一条静脉输送鞘进入 LA，沿左心房盘面操作导管，使其偏离主动脉并平行于 IAS 平面，同时撤回封堵器输送鞘管并展开右心房盘面。

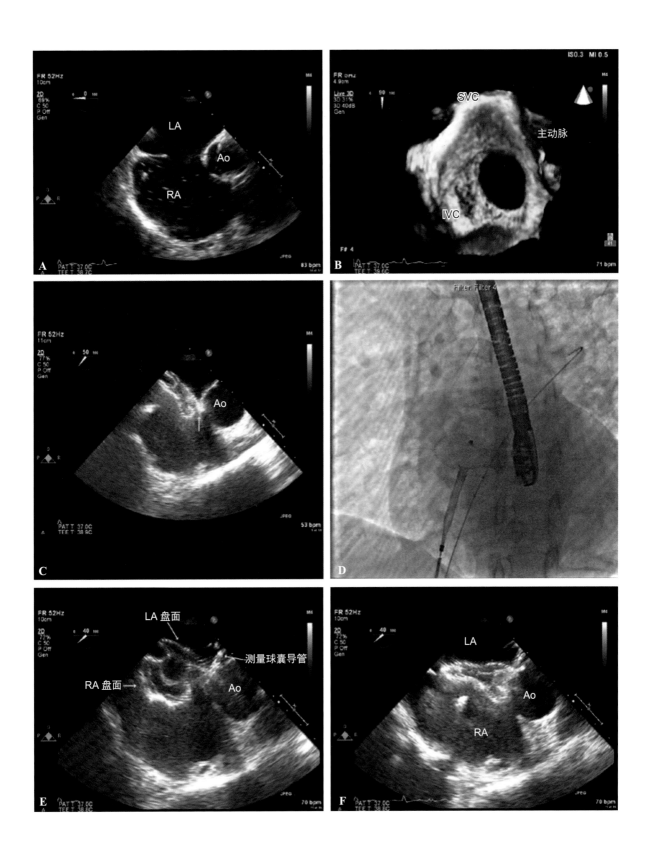

112 输送鞘远端曲度与边缘不佳的 ASD 封堵

Matthew J. Price　著

颜梦欢　译

患者，34 岁，女性。右心扩大，Qp：Qs=1.9：1。

图 A，心内超声（ICE）结果显示，继发型 ASD，主动脉边缘条件欠佳。

图 B，经 10Fr Swartz Left（SL）–2 输送鞘送入 20mm ASO 封堵器，封堵器远端与左心房盘面轴线对齐，并平行于 IAS。

图 C 和图 D，这种操作下，封堵器可一次放置到位，无须再次定位。

Ao. 升主动脉；ASD. 房间隔缺损；ASO. Amplatzer 间隔封堵器；IVC. 下腔静脉；LA. 左心房；RA. 右心房；SVC. 上腔静脉

要点

● 需要 ASD 封堵且边缘条件欠佳的患者，可选择远端弯曲度不同的输送鞘送入封堵器，所选择的输送鞘曲度需保证封堵器可平行于房间隔，如 SL–2 或 Hausdorf 输送鞘。

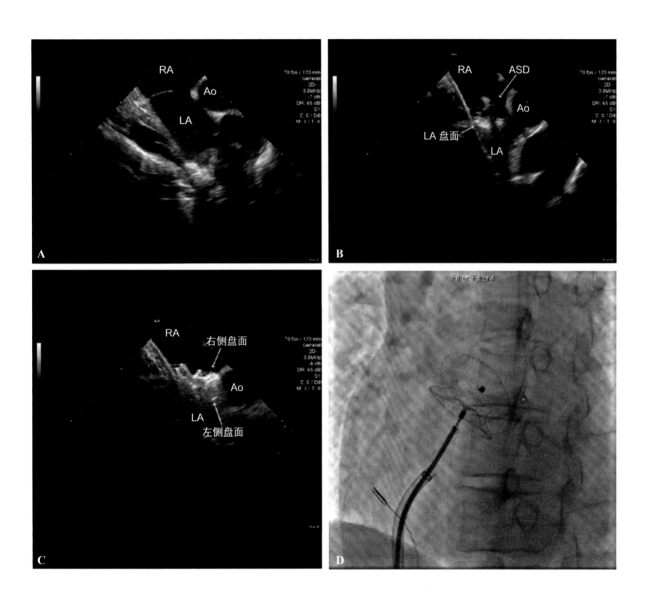

利用 Cardioform 封堵器行卵圆孔未闭封堵

Mario Gössl 著

颜梦欢 译

患者，49 岁，男性。突发急性脑血管疾病，并伴右手无力急性发作。磁共振成像检查结果提示，疑似左侧大脑中动脉多发性脑梗死，未见颅内或颅外动脉狭窄。进一步综合评估，排查房性心律不齐及凝血功能异常，最终明确诊断为卵圆孔未闭（PFO）引起的隐源性卒中。

图 A，应用 Gore Cardioform 封堵器（Gore，Flagstaff，AZ）封闭 PFO，手术采用局部麻醉，心内超声（ICE）引导下进行。经右侧股静脉，送入 11Fr 输送鞘。经左侧股静脉送入 30cm 长、9Fr Cook 鞘用于心内超声成像，静脉肝素抗凝（目标范围为 250 ～ 300s）。

图 B，心内超声显示房间隔（星号）存在 PFO 并双向分流（箭）。边缘厚度可，无其他隔膜，无明显隧道。因此，选择 25mm Gore Cardioform 封堵器。

图 C，采用 0.038in 直导丝（星号）及 6Fr 多功能冠状动脉导管通过 PFO，随后交换导丝为自制左心房曲向的 0.035in Amplatzer 加硬导丝。以 Amplatzer 导丝为支撑，Gore Cardioform 封堵器输送系统进入左心房，随后移除导丝。

图 D 和图 E，将 Gore Cardioform 封堵器手柄向左滑动（图 J），放出封堵器左盘。超声下可见伞盘中心锚点逐渐退出输送鞘（箭），直至左心房盘面完全展开（星号）。

图 F 和图 G，随后，回拉输送系统直至感觉房间隔处的轻微阻力。继续向左转动手柄，展开封堵器右心房盘面（星号）。一旦术者在 ICE 下确认封堵器位置，即锁定装置进行无张力评估，此时右手保持手柄稳定，左手紧握并向右移动封堵器锁定装置。封堵器仍通过回收钢缆锁定在输送装置上。随后，按下开关，旋转并拉动钢缆锁扣，收回钢缆。

图 H 和图 I，透视及 ICE 影像显示已释放的 Gore Cardioform 封堵器（星号），确认封堵器已固定，位置良好，无残余分流。

LA. 左心房；RA. 右心房；SVC. 上腔静脉

要点

- 在美国，针对隐源性卒中的 PFO 封堵术已经 FDA 批准。
- PFO 封堵中的 ICE 影像有助于术中清醒镇静。

- Gore Cardioform 封堵器目前有直径 15mm、20mm、25mm 及 30mm 的规格，推荐缺损尺寸与 Cardioform 封堵器尺寸比应 > 1 : 1.75。
- Gore Cardioform 封堵器（ePTFE 膜覆于铂芯镍钛合金的五线框架）的顺应性与易操作性可以确保术中的安全性及有效性。

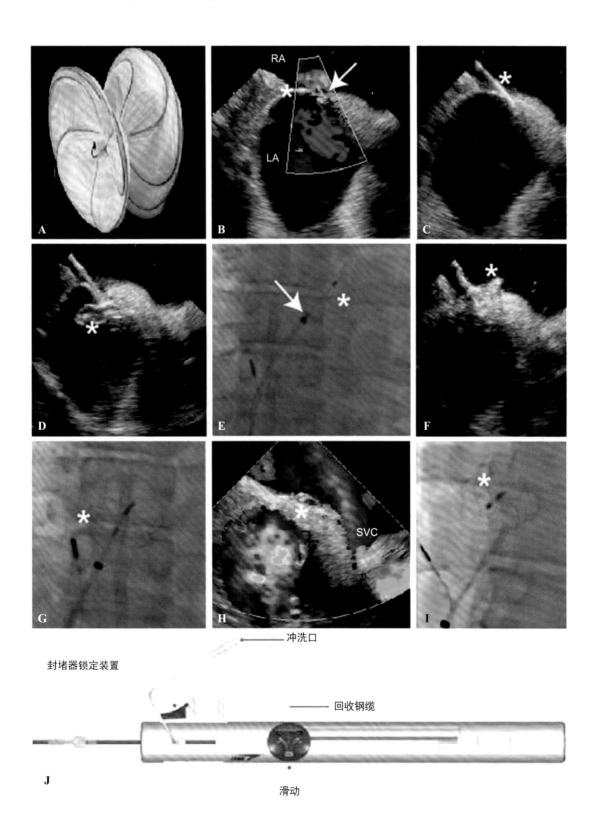

114 经导管置入开孔支架治疗先天性主动脉狭窄

Jason H. Anderson　Allison K. Cabalka　著

颜梦欢　译

患者，36 岁，男性。因先天性主动脉狭窄导致高血压而接受介入治疗。建立股动脉入路，放置 2 个 Perclose Proglide 装置（Abbott, Chicago, IL）。血流动力学评估显示峰值间收缩期压差为 48mmHg。

经升主动脉行三维旋转血管造影（3DRA）（右心室率起搏心率每分钟 200 次，造影剂 50ml 以 8ml/s 的速度注入），显示（图 A）主动脉弓横径 22mm（箭），（图 B）缩窄处最小直径 8mm×10mm（箭），降主动脉狭窄后扩张达到 25mm。利用 0.035in Amplatz 超硬交换导丝（Medtronic, Minneapolis, MN）跨过主动脉狭窄处，血管鞘交换为 12Fr Mullins 鞘管（Medtronic, Minneapolis, MN）。

图 C，36mm 支架内 LD Max 金属裸支架（ev3 Endovascular Inc, Plymouth, MN）覆于 18mm×4cm BIB 球囊（B. Braun Medical Inc., Bethlehem, PA）（箭），在 3D RA/X 线透视下于体内释放。

图 D，采用 22mm×4cm Tyshak 球囊（B. Braun Medical Inc.）（箭）在支架近端及远端扩张。

图 E，采用 14mm×3cm Z–med Ⅱ 球囊（B. Braun Medical Inc.）（箭）于右锁骨下动脉内进行扩张。

图 F，支架置入后 3DRA 显示，支架与血管壁贴壁良好，无造影剂外渗，无头臂干分支血流影响（箭）。无残余峰值收缩期压差出现。

要点

- 开孔支架主动脉弓顺应性更好。每个孔均可单独扩张以防止影响头臂动脉分支。
- 覆膜支架适用于伴有主动脉瘤或有血管并发症的高危患者。

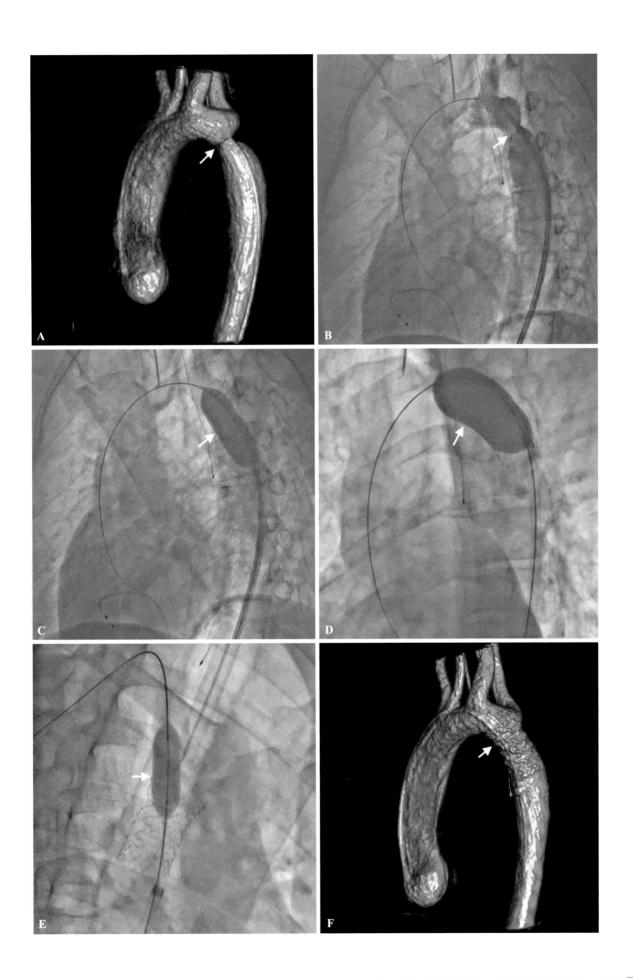

115 经导管封堵心肌梗死后室间隔穿孔

Jason H. Anderson　Paul Sorajja　Allison K. Cabalka　著

颜梦欢　译

患者，81岁，女性。因心肌梗死后室间隔穿孔（原文为室间隔缺损，译者注）出现劳力性呼吸困难入院。患者心肌梗死为前壁心肌梗死。选择股动脉和右侧颈静脉入路。

图 A，心室造影显示，心尖室间隔穿孔巨大，多处血流进入右心室（箭）。

图 B，经食管超声心动图显示，左心室面测量穿孔入口 14mm（箭）。0.035in 弯头导丝（Terumo Medial Corp.，Somerset，NJ）经 6Fr Amplatz 左侧导管进入主肺动脉。

图 C，经右侧颈内静脉抓捕导丝建立动静脉轨道（箭）。

导管推入右心房以放置第二根 0.035in Amplatzer "面条" 导丝（St. Jude Medical，St. Paul，MN），建立另一条动静脉轨道。

图 D，9Fr Amplatzer TorqVue 输送鞘（St. Jude Medical）穿过 "面条" 导线，到达左心室心尖（箭）。

图 E，18mm Amplatzer 室间隔缺损（VSD）封堵器（St. Jude Medical）在 VSD 处打开（箭），移除超滑导丝。

图 F，重复左心室血管造影，显示轻微左向右残余分流，封堵器位置稳定。

图 G 和图 H，封堵器成功释放。

常规随访中，患者症状消失，仅存在微小的、无血流动力学意义的残余分流，左心房及左心室大小正常。

LV. 左心室；RV. 右心室

要点

- 鞘管弯折将增加输送的复杂性，可能需要重新建立动静脉导丝轨道。
- 在允许的情况下，建议在心肌梗死后 3～4 周行 VSD 介入封堵术，心肌纤维化的改善利于封堵器置入。

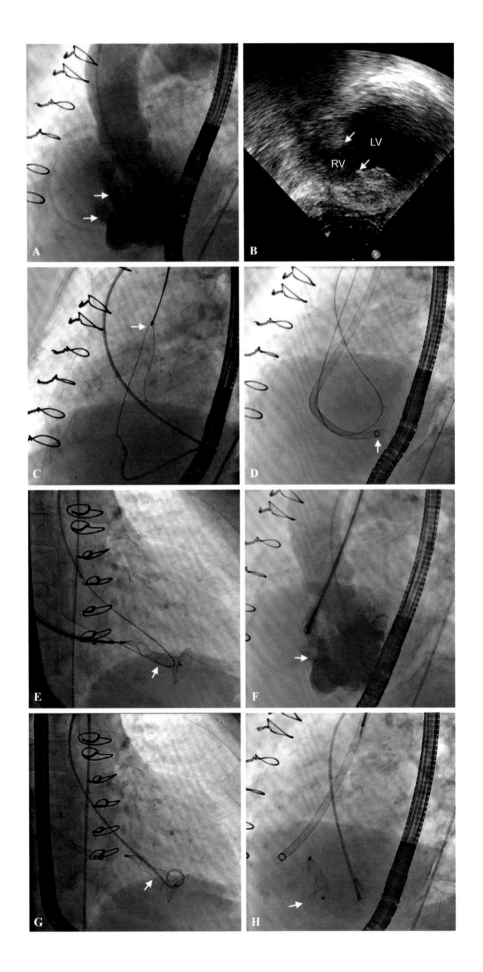

116 外科术后室间隔缺损的介入治疗

Paul Sorajja　Mario Gössl　Marcus Burns　Richard Y. Bae　著
颜梦欢　译

患者，70岁，男性。室间隔心肌切除及主动脉瓣置换术后即出现心源性休克。主动脉瓣使用 27mm Edwards Magna 人工瓣膜膜置换（Edwards Lifesciences，Irvine，CA）。二次手术中发现病变无法修复，启动体外膜肺氧合（ECMO）治疗。

图 A，经食管超声心动图（TEE）显示，心脏底部存在巨大室间隔缺损（VSD），（图 B）并伴有大量心内分流（箭头）。最初是由右心室（RV）经右颈内静脉进入，但输送鞘无法通过，且导丝无法通过主动脉人工瓣进行后续捕捉。

图 C，更换 Amplatz 左导管逆行过主动脉人工瓣，随后更换 Judkins 右冠导管（JR）送入超滑导丝（W）经左心室进入右心室（箭头）。

图 D，预先经右颈内静脉至肺动脉置入 15mm 鹅颈导管，捕捉随后进入的导丝（箭头）。

图 E，导丝撤回建立动静脉轨道（箭头）。尝试使用 9Fr 输送鞘放置 18mm Amplatzer VSD 封堵器（St. Jude Medical，St. Paul，MN），但有明显残余分流。随后收回封堵器，应用 12Fr DrySeal 鞘管（W.L. Gore & Associates，Flagstaff，AZ）经颈内静脉沿超滑导丝送入。

图 F，使用 9Fr 输送鞘（箭头）再次将 18mm VSD 封堵器置于缺损处（箭）。12Fr DrySeal 鞘管既无法同时容纳封堵器输送导丝和 8Fr 输送鞘，因此（图 G）输送鞘逆行退回主动脉瓣上（箭），输送导丝（DC）仍连接于 18mm 封堵上（箭头）。半释放 16mmVSD 封堵器（图 H），随后完全释放（图 I）（箭头）。

图 J，X 线透视下 18mm（箭）及 16mm（箭头）封堵器位置。

图 K，释放后 TEE 显示，封堵器位置良好（箭头）。

图 L，存在封堵器相关轻 – 中度残余分流。进一步影像学检查显示，存在连枷三尖瓣，反流情况无改变，可能与导管操作有关（未展示）。患者组织灌注有所改善。然而，ECMO 脱机后，因二尖瓣收缩期前运动及血流动力学不稳定，患者出现严重左心室流出道阻塞。患者随后接受了外科二次肌切除术 + 三尖瓣置换术 +VSD 修补术。

AV. 主动脉人工瓣；DC. 输送导丝；LA. 左心房；LV. 左心室；RV. 右心室；W. 导丝

要点

- 由于 VSD 病变本身的结构特殊，VSD 介入封堵术极具挑战。此种情况，需考虑使用多个封堵器。
- 腱索缠绕和损伤是 VSD 封堵术的常见并发症。
- 建立轨道可为输送导管的顺行和逆行提供支撑，也可作为锚定点最大限度地减少导丝重新通过。

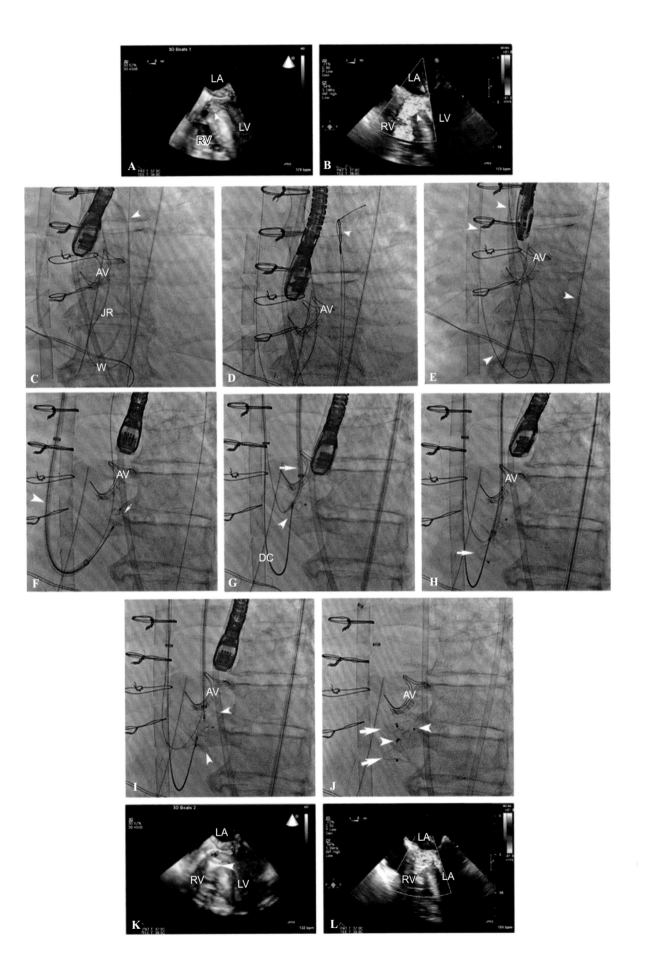

117 室间隔缺损封堵

Ziyad Hijazi　Wail Alkashkari　著
颜梦欢　译

患者，37岁，女性。既往行法洛四联症外科手术，近期接受经导管肺动脉瓣生物瓣修复术，拟行室间隔缺损（VSD）介入封堵术。肺动脉瓣置换前，在双平面（右前斜位25°，左前斜位60°/头位15°）行左心室（LV）造影。结果显示，存在膜周部 VSD，缺损大小为 8～10mm（图 A，箭）。肺动脉瓣置换后，5Fr Judkins 导管经 0.035inTerumo 弯导丝从 LV 进入 VSD 处。在主肺动脉处捕捉导丝，并经右侧股静脉出体外建立通道。通过此导丝，插入 9Fr 输送鞘管放置于升主动脉。将 12mm Amplatzer Muscular VSD 封堵器（St. Jude Medical，St. Paul，MN）送入输送鞘。在升主动脉中部分打开左心室盘面（图 B，箭）后，回撤整个装置（鞘管/封堵器），至鞘管到达主动脉瓣下，完全打开左心室盘面。经食管超声心动图（TEE）和左心室造影显示，盘面位置良好，远离主动脉瓣（图 C，箭）。在 VSD 处展开封堵器腰部，随后在右心室展开右心室盘面（图 D，箭）。右心室盘面呈"眼镜蛇状"。多次调试封堵器后仍存在形状异常，这可能是由于输送导丝牵拉所致。经 TEE 及放射线确认封堵器位置良好，释放封堵器。右心室盘面立即恢复正常形状。最终的左心室造影显示，封堵器位置良好（箭），微量残余分流（图 E）。撤回导管，使用八字缝合闭合静脉伤口，手压左侧股动脉止血。1 周后，复查 TEE 显示封堵器位置良好，无残余分流（图 F 和图 G，箭）。

LA. 左心房；LV. 左心室；RV. 右心室

要点

- 法洛四联症外科术后残余 VSD 十分常见，可以经导管封堵治疗。
- 使用 Amplatzer Muscular VSD 封堵器时，应注意确定 VSD 与主动脉瓣距离 ≥ 2mm。
- 应经超声心动图确定封堵器对主动脉瓣功能无影响。

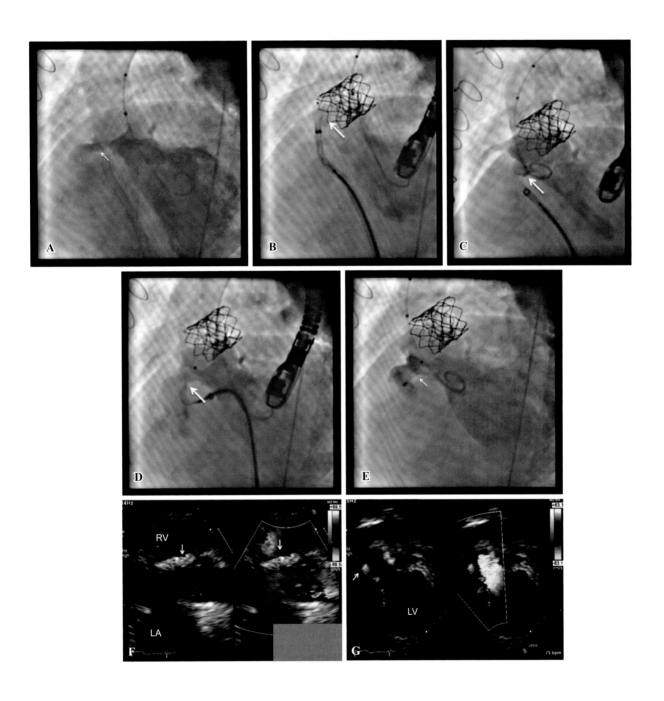

118 介入封堵心肌梗死后室间隔穿孔

O. Alsanjari   A. Myat   David Hildick–Smith   著

颜梦欢   译

患者，66岁，女性。因 ST 段抬高型心肌梗死合并室间隔穿孔（译者注：原文为室间隔缺损，VSD）入院。

经食管超声心动图（TEE）显示，VSD 较大，存在血流动力学异常，左向右分流（图 A 和图 B）。

左心室造影确认室间隔穿孔（图 C，箭），患者随后进行介入封堵术。

患者全身麻醉，TEE 引导下猪尾导管经右侧股动脉通过缺损。导丝（Terumo，Somerset，NJ）进入肺动脉后回撤进入右心房（RA），经 RA 到达下腔静脉准备进行抓捕。将抓捕器置于猪尾导管附近，撤去导丝，将 Amplatzer Noodle 导丝（St. Jude Medical，St. Paul，MN）穿过猪尾导管进行抓捕，建立轨道。使用 10Fr 导管输送 24mm Amplatzer 心肌梗死后室间隔封堵器（St. Jude Medical，St. Paul，MN；图 D 至图 F）。

封堵器与左心室缺损吻合良好，但在右心室一侧呈"眼镜蛇状"。深思熟虑后，在该形态下释放封堵器（图 G）。

封堵后存在一定残余分流，但我们接受这一结果，期望封堵器能够自我调整达到满意形态。

术后第一天及术后 1 周复查超声心动图（图 H）显示，右心室盘面仍存在变形，但术后 1 个月复查超声心动图显示右心室盘面与缺损部位完全吻合。

AV. 主动脉瓣；LA. 左心房；LV. 左心室；MV. 二尖瓣；RA. 右心房；RV. 右心室；VSD. 室间隔缺损

要点

- 对于急性室间隔穿孔介入封堵术，根据缺损大小，封堵器型号至少要增加 100%。
- 左心室盘面一般成形良好，但右心室盘面可能不规则，但在封堵数周后它会重塑。

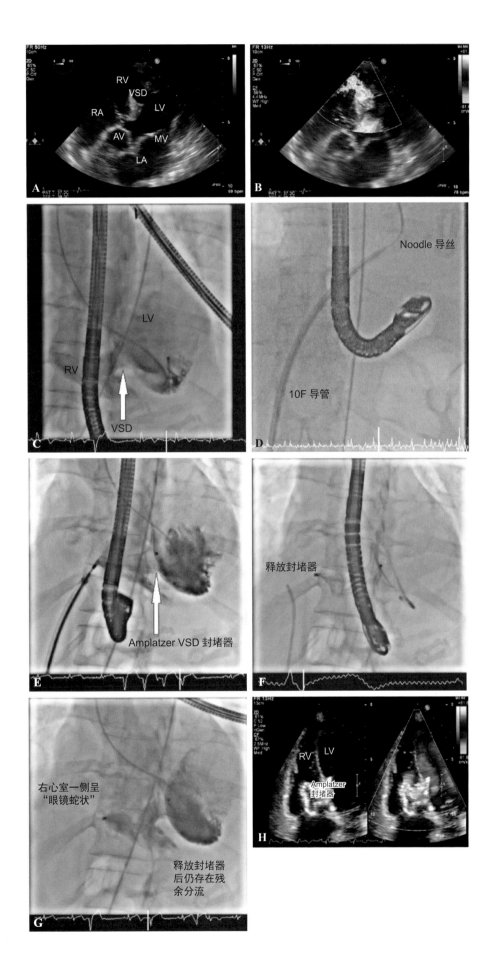

119 经右颈内静脉行卵圆孔未闭封堵术

Anil Poulose　Paul Sorajja　**著**

颜梦欢　**译**

患者，47 岁，女性。有下腔静脉阻塞史，因不明原因脑卒中行卵圆孔未闭（PFO）封堵术。

图 A，在 X 线透视和心脏超声心动图引导下，经右侧颈静脉，使用 5Fr 多功能导管（箭）及超滑导丝（箭头）通过 PFO。

图 B，由于顺行输送导管时，导丝滑落至左心室（LV）（箭头），8Fr 输送导管未能成功就位。

图 C，使用相同的 8F 输送导管（箭），置入 6Fr Judkins 右冠状动脉导管（箭头）以输送柔软的冠状动脉导丝，随后将冠状动脉导管进一步推入左心房并更换导丝为硬导丝。

图 D，尽管在左心房内放置了硬导丝，但输送导管时仍出现导丝和装置脱入 LV（箭头）。

图 E，采用 1 根 8.5Fr、小弯、可控 Agilis 指引导管（SGC）（St. Jude Medical，St. Paul，MN）在左心房内放置 Amplatz 加硬导丝（箭头）。

图 F，通过导管导丝配合，可控指引导管经加硬导丝进入左心房（箭头）。

图 G，移除导丝，将导管保留于左心房（箭头）。

图 H，展开 25mm 的 Cribriform 封堵器（St. Jude Medical，St. Paul，MN）左心房盘面（箭头）。

图 I，右心房盘面逐渐放出（箭）。

图 J，最终释放封堵器（箭头）。

SGC. 可控指引导管

要点

- 由于从上腔静脉进入房间隔角度大，导管经此路径穿过 PFO 极具挑战。
- 在此情况下，使用可控导管提高了其与导丝的配合度，以安全进入左心房。
- 可控导管的内径通常较大，足以输送封堵器（如＞8Fr）。

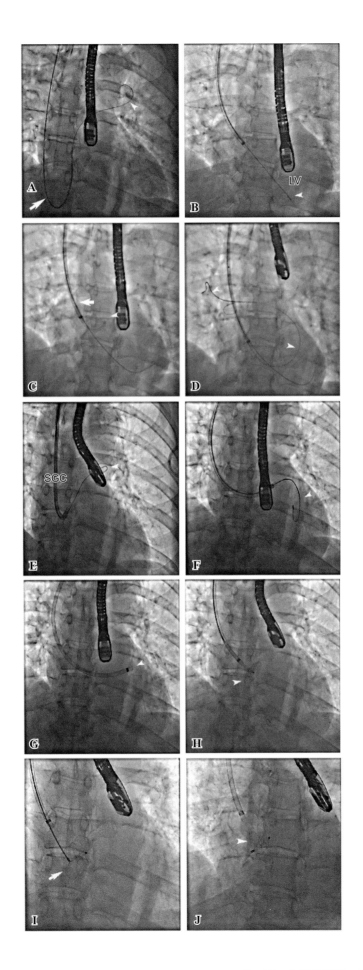

120 肺动脉生物瓣置换术后梗阻的治疗

Wail Alkashkari　Gurdeep Mann　Ziyad M. Hijazi　著

颜梦欢　译

患者，37 岁，女性。患有法洛四联症及肺动脉瓣缺失，25 岁时接受跨环补片瓣膜修复术及室间隔缺损（VSD）修补术。2 年后，由于严重的肺动脉瓣关闭不全及 VSD 残余分流，患者再次手术，在右心室和肺动脉之间放置 22mm 的 Contegra 生物瓣。患者术后感觉良好，1 年前出现气短症状。外院检查发现，Contegra 生物瓣严重梗阻并存在 VSD 残余分流；Contegra 生物瓣球囊成形术失败。经胸超声心动图显示，跨瓣压差为 80mmHg。其他影像学检查显示，室缺修补补片上方边缘有中量残余分流。

计算机断层扫描血管造影成像在斜矢状面和近轴面（箭，图 A 和图 B），测量 Contegra 生物瓣最小直径为 13mm。

三维容积成像显示流出道梗阻（箭，图 C 和图 D）和肺动脉扩张。

经右股静脉置入 16Fr 鞘管，左股动脉置入 5Fr 鞘管行心导管。由于存在 VSD 残余分流，Qp∶Qs 为 1.9∶1。肺动脉压力正常（22/9mmHg；均值 17mmHg）。Contegra 生物瓣跨瓣压差为 43mmHg，RV∶DAO（降主动脉）压力比为 0.74∶1。

初始 Contegra 生物瓣造影显示，主肺动脉和肺动脉分支重度扩张。最窄处直径为 13mm（箭，图 E 和图 F）。

同时行球囊扩张及升主动脉造影检测冠状动脉与右心室流出道（RVOT）的距离，结果显示在安全距离范围内（＞ 10mm）（箭，图 G 和图 H）。

0.035in 的 Lunderquist 导丝置于左肺动脉后，将 14Fr Mullins Cook 鞘管置于 Contegra 生物瓣上方主肺动脉中（图 I 至图 L）。39mm 长覆膜 CP 支架覆于 22mm BIB（双球囊导管）上，在 Contegra 生物瓣处展开固定，以形成一个支点。重复主肺动脉造影结果显示，支架位置良好，无并发症。

移除长 Mullins 鞘管，将 Lunderquist 导线保留在原位置。16Fr 的 Edwards e 型鞘插入右股静脉。23mm Edwards Sapien XT 瓣膜（Edwards Lifesciences, Irvine, CA）置于 CP 支架中部（图 M 和图 N）。

重复血流动力学评估显示，跨瓣压差为 12mmHg，RV∶DAO 压力比为 0.38∶1。最终造影结果显示，无肺动脉瓣关闭不全及并发症（图 O 和图 P）。

Ao. 升主动脉；LA. 左心房；LPA. 左肺动脉；LV. 左心室；RPA. 右肺动脉；RV. 右心室

要点

- 评估肺动脉瓣置入术中冠状动脉与 RVOT 的距离十分重要。约 5% 的患者冠状动脉起源异常，说明他们不适合行经导管肺动脉瓣置换术（tPVR）。

- 设置支点并不是 Edwards Sapien 人工瓣治疗的绝对要求，但由于人工瓣短小，支点的位置能够帮助准确定位。

- 不强行要求使用覆膜支架。但在进行 tPVR 时，如果出现生物瓣膜夹层或撕裂，则需要立即使用覆盖支架／生物管道进行应急处理。

- 超硬导丝对于 tPVR 非常重要。将导丝置于左肺动脉可提供辅助。

- 缓慢释放人工瓣膜，可在支点范围内准确定位瓣膜位置。

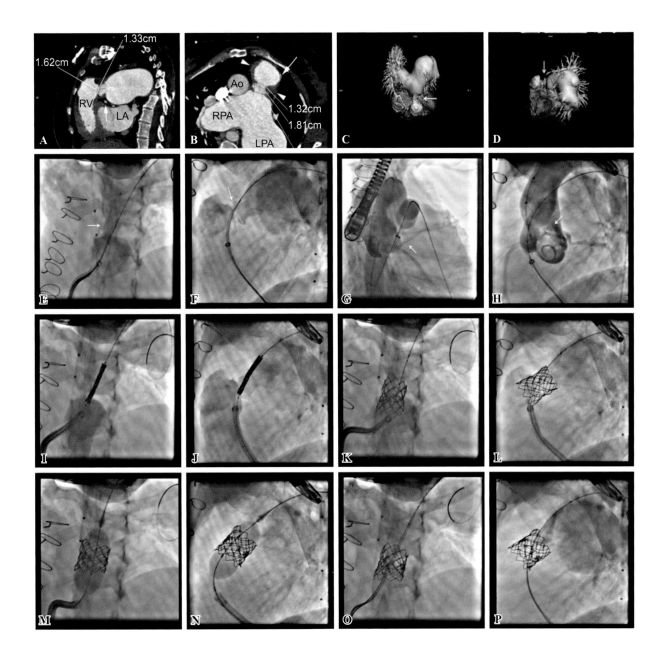

121 使用 Watchman 的左心耳封堵术

Jay Thakkar　Jacqueline Saw　著

余　洁　周红梅　译

患者，79 岁，男性。持续性非瓣膜性房颤患者，在接受华法林治疗时出现自发性蛛网膜下腔出血，随后康复。其 CHADS2 评分为 4 分，CHADS –Vasc 评分为 5 分，转行左心耳封堵术（LAA）。

图 A 和图 B，基线影像学检查排除 LAA 血栓并评估 LAA 解剖。术前心脏 CT 血管成像（CCTA）显示其具有挑战性的上前向（反曲）鸡翅样 LAA 解剖。

图 C，对于 Watchman 装置（Boston Scientific，Natick，MA），需利用经食管超声（TEE）测量需在 0°、45°、90° 和 135° 切面测量 LAA 开口最大直径，并测量 LAA 深度。本例 LAA 开口最大直径为 27.8mm，最大深度为 29mm。手术在全身麻醉和 TEE 指导下进行。建立右股静脉通路。采用 SL1 鞘和 BRK–XS 穿刺针在卵圆窝的后下方行房间隔穿刺，使同轴鞘进入反曲的 LAA。活化凝血时间（ACT）维持在 250s 以上，平均左心房压 > 12mmHg（便于准确测量 LAA）。根据 CCTA，为反曲的 LAA 预先选取了一个 14Fr 的前曲鞘，并通过超硬 Amplatz 导丝向左上肺静脉推进。

图 D，然后使用 6Fr 金标猪尾将鞘推进 LAA，并进行造影。

图 E，输送鞘伸入 LAA 远端，逆时针旋转保持前上方向。

图 F，在 LAA 近端置入 1 枚 33mm Watchman 封堵器，牵拉试验显示固定良好。也进行 PASS 标准验证，包括位置良好（P）、稳定（A：牵拉稳定），尺寸（图 G，S：压缩 8% ～ 20%）和密封（图 H，S：封堵器周围间隙 < 5mm）。

图 I，释放封堵器，最后 3D TEE 显示位置良好。术中患者耐受性良好，于术后第二天行经胸超声心动图后出院。

要点

- 经皮 LAA 封堵术可以安全进行（围术期主要并发症的风险 < 1.5%，包括缺血性卒中、心脏压塞、封堵器栓塞），它是一种可替代非瓣膜性房颤患者长期抗凝的方法。
- 除了 TEE，CCTA 是一个非常有用的术前补充检查手段，特别适用于解剖复杂的情况。
- 封堵器置入应符合 PASS 标准。

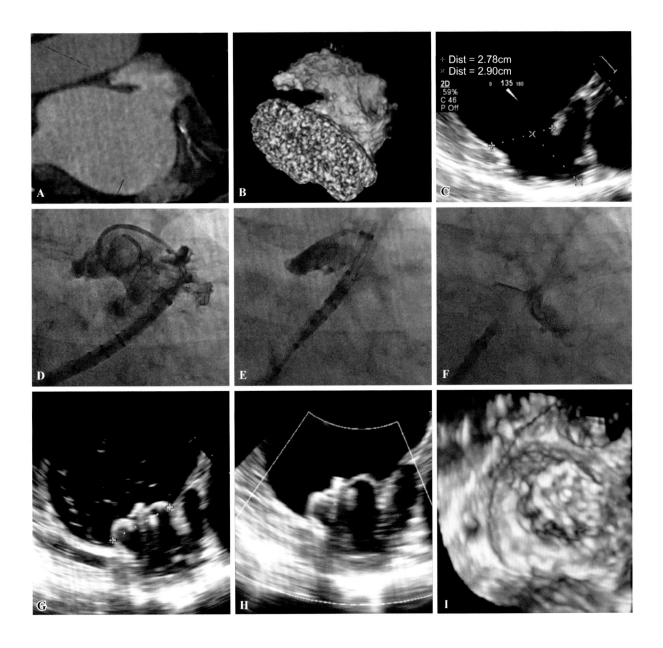

122 鸡翅样左心耳的治疗

Matthew J. Price 著
余　洁　周红梅 译

　　患者，73 岁，男性。既往有心房颤动病史，房颤 CHA$_2$DS$_2$VASC 评分为 5 分，HAS–BLED 评分为 4 分，接受左心耳（LAA）封堵术。经食管超声心动图（TEE）引导下，在房间隔（IAS）下后方进行了房间隔穿刺（TSP）。LAA 是前上结构，因此下后方 TSP 通常可为输送封堵器提供同轴入路。

　　图 A，在 TSP 穿刺过程中，IAS 的上下轴由 TEE 双腔切面确定，前后轴由基底短轴确定（箭）。用 6Fr 的猪尾导管通过双弯 Watchman 输送鞘（Boston Scientific，Natick，MA），穿过房间隔到达 LAA。

　　图 B，在右前斜位进行 LAA 造影，显示 LAA 呈"鸡翅"样解剖结构。

　　图 C，输送鞘通过猪尾导管到达 LAA，但由于左心耳的朝向与 TSP 位点有关，尽管积极逆时针旋转鞘管，仍不能充分进入 LAA。

　　图 D，因此，在起始穿刺点的下方和稍后方再次行 TSP（箭）。

　　图 E，通过前弯输送鞘行 LAA 造影，证实鞘与 LAA 是同轴的，这种同轴（图 F）使输送鞘送至足够深度，便于输送所需的 24mm 封堵器。对于此病例而言，鸡翅样左心耳的颈部提供了足够的深度，使得 Watchman 封堵器还没有深入进到鸡翅本身就完全展开了。后者可能与并发症有关，包括在封堵器推进过程中输送鞘变直而发生 LAA 撕裂。然后，使用标准手法展开封堵器，行牵拉试验，透视和造影（图 H）显示封堵器位置良好，完全封堵 LAA（图 H）。

　　图 G，TEE 显示封堵器充分压缩（最低为 14%），没有残余漏，然后释放封堵器。

　　图 I，最后行造影确定封堵效果。

IVC. 下腔静脉；SVC. 上腔静脉

要点

- 下后方 TSP 是手术成功的关键，因为它提供了与 LAA 同轴的通路。

- 如果不能在起始穿刺点迅速完成同轴入路且充分推进输送鞘，可考虑选择另一个位置再次行 TSP。

- 虽然用 LAA 封堵器封闭"鸡翅"样左心耳是有挑战性的，但当 LAA 有足够的深度接近翅膀"肘部"时，就很简单了。

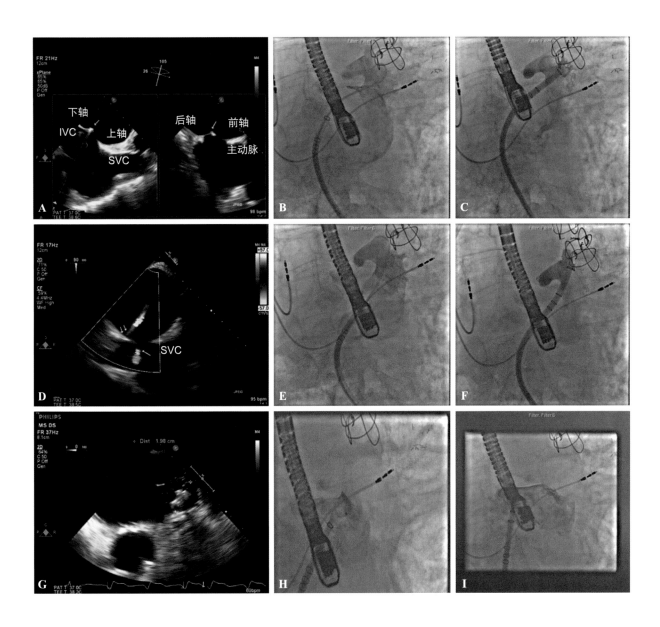

123 左心耳封堵的治疗经验

Jason H. Rogers　Gagan D. Singh　Thomas W. Smith　著

余　洁　译

患者，82岁，男性。患有阵发性心房颤动（CHA$_2$DS$_2$-VASc评分5分），因无法长期口服抗凝，建议行Watchman（Boston Scientific, Maple Grove, MN）左心耳（LAA）封堵。初始经食管超声心动图（TEE）测量LAA如下：0°，21.4mm（开口直径）×25.0mm（深度）；45°，16.2mm×29.4mm；90°，19.2mm×27.0mm；135°，20.1mm×16.3mm。

图A，135°切面显示左心耳后叶优势型，因此，选择了一个单弯导引鞘，它的朝向与后方的左心耳有更好的同轴性。

图C，常规在下后方行房间隔穿刺（TSP），通过5Fr猪尾导管注射造影剂确定左心耳后叶优势型。

图D，单弯导引鞘通过猪尾进入LAA，但导引鞘是指向上的，且进入的角度与LAA不同轴（箭）。因此，不能进入足够的深度。

图B，在起始穿刺点更前和更上的位置再次行TSP，找到一个更好的角度进入LAA。

图E，单弯鞘与左心耳保持同轴性（箭），在LAA进入足够深度便于输送Watchman。

图F，重新定位后，成功于LAA入口置入1枚27mm的Watchman封堵器，封堵完全且封堵器位置良好。

患者无并发症，办理出院。6周的随访中，TEE显示左心耳完全闭合。

要点

- Watchman LAA封堵的常规TSP位置在卵圆窝的下后方。
- 虽然大多数情况下使用双弯导引鞘，但是在后向左心耳中，单弯导引鞘可以保证更准确的同轴性。
- 为更好地对准后向左心耳，前上向的位置（在卵圆窝中上、中下方和中前、中后方）更有优势。

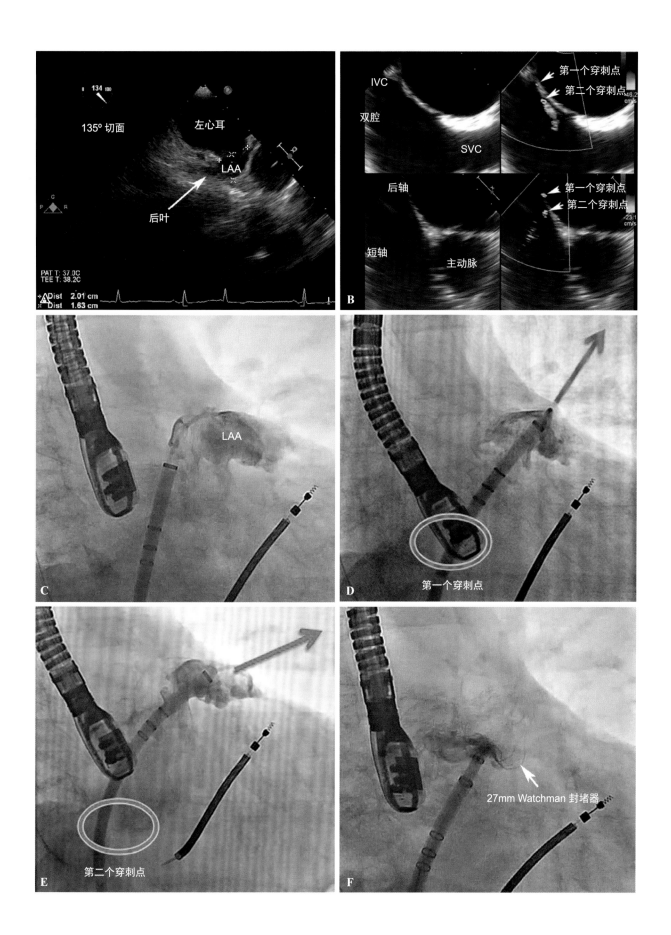

124 左心耳封堵术后残余漏的治疗

Patrick Boehm　Stefan Bertog　Laura Vaskelyte　Ilona Hofmann
Jennifer Franke　Rahul Sharma　Sameer Gafoor　Horst Sievert　著
余　洁　译

　　患者，74 岁，男性。既往有高血压、心房颤动和三次脑血管事件。建议使用 Watchman 封堵器（Boston Scientific，Natick，MA）行左心耳封堵。他的危险评分为 CHADS$_2$=4，CHADS$_2$VASc=5，HAS-BLED=4。左心耳是三叶结构，尾叶几乎是独立的起源。

　　图 A，造影显示左心耳最大直径 22.8mm，置入 1 枚 27mm 封堵器。在 45d 的随访中，无明显的临床栓塞事件发生。

　　图 B，经食管超声心动图在 0° 切面显示有一个残余漏（箭），开口直径 5mm，深度 16mm。由于患者有残余漏相关出血和卒中风险，建议行残余漏封堵。在心脏导管室，建立右股静脉通路，在经食管超声心动图（TEE）引导下，行房间隔穿刺。

　　图 C 和图 D，用 6Fr 多功能导管进入残余漏部位，造影确定残余漏的严重程度。

　　图 E，在残余漏部位置入 1 枚 10mm 的 Amplatzer Vascular Plug Ⅱ 封堵器（St. Jude Medical，St. Paul，MN）。

　　图 F 至图 H，封堵器成功地覆盖了残余漏。术后服用 3 个月的双重抗血小板药物（阿司匹林 81mg 和氯吡格雷 75mg），然后长期服用阿司匹林。

要点

- 在 45d 的随访中，TEE 显示近 50% 患者有经皮左心耳封堵术后残余漏。残余漏＞5mm，建议加强抗凝。
- 操作技术的改进，设备的更新及超声心动图的可视化已减少残余漏发生。然而，因残余漏与左心耳相通，有潜在引发血栓风险。对于这类出现残余漏的患者，封堵残余漏是安全有效的。这可以通过采用可靠的超声引导、准确的通路及适当的封堵器来实现。

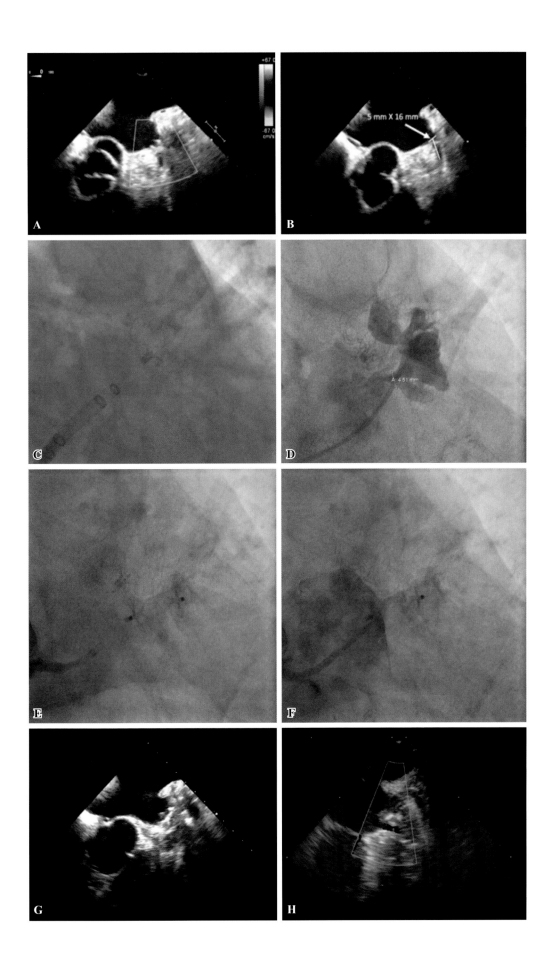

125 升主动脉多发假性动脉瘤的封堵

Paul Sorajja 著

余 洁 译

患者，54岁，男性。诊断有2个大的主动脉假性动脉瘤。既往因霍奇金淋巴瘤行胸部放射线治疗导致心脏瓣膜病，接受过多次开胸手术。在最后一次手术中，他的主动脉瓣被1枚18mm的ATS机械瓣行二次替换。由于严重的钙化不能行主动脉根部扩大，因此行动脉内膜剥脱术来清除升主动脉和主动脉弓近端大量的钙化灶。术后，他出现难治性慢性贫血。CT胸部轴位（上）和冠状位（下）显示纵隔腔内主动脉严重钙化且有一个大的假性动脉瘤。

图A，升主动脉造影显示右侧有一个假性动脉瘤（箭头）。

图B，用6Fr Judkins右冠状动脉导管到达假性动脉瘤起点（JR），然后通过0.014in的冠状动脉导丝（箭头）和快速交换导管（QC）（Spectranetics，Colorado Springs，CO）。

图C，送入0.018in导丝（箭头）（Terumo，Somerset，NJ）。

图D，通过导丝，将6Fr Shuttle鞘（Cook Medical，Bloomington，IN）送入假性动脉瘤内。

图E和图F，更换为9Fr的Flexor Shuttle鞘，置入1枚38mm的Amplatzer房间隔封堵器（箭头）（St. Jude Medical，St. Paul，MN）。

图G，第二个假性动脉瘤用同样的方式，采用0.014in的Judkins右冠状动脉导管，0.014in冠状动脉导丝，导入6Fr Shuttle鞘。

图H，置入1枚8mm II型Amplatzer血管栓（箭头）（St. Jude Medical，St. Paul，MN）。

图I，最后释放2枚封堵器（箭头）。

图J，术毕主动脉造影显示假性动脉瘤闭合。

要点

- 常用于冠状动脉术中的导管和导丝可以用于假性动脉瘤。使用软的冠状动脉导丝可使冠状动脉导管更容易操纵。

- 一旦进入假性动脉瘤，就可以更换导管，如快速交换导管，置入加硬导丝。加硬导丝可用于各种类型的输送鞘，以便置入封堵器。

- 任何持续的血流都会使假性动脉瘤保持通畅，因此治疗假性动脉瘤的关键在于使其完全闭合。在这个病例中，第一个假性动脉瘤非常大，需要1个38mm的封堵器才能使其完全闭合，而对于第二个假性动脉瘤，1个8mm血管栓就足够了。

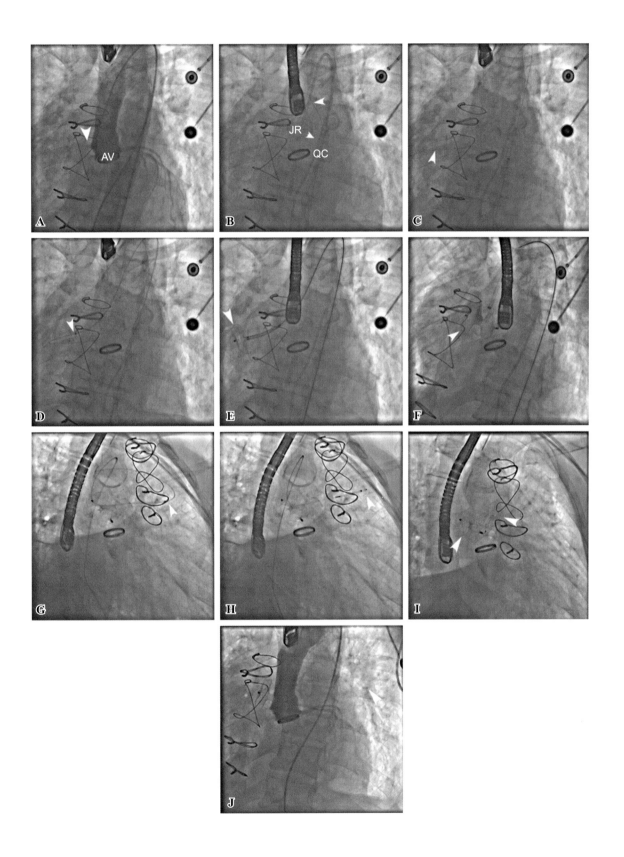

126 经心尖左心室假性室壁瘤封堵

Paul Sorajja　著

余　洁　译

患者，86岁，男性。既往因主动脉狭窄接受经导管血管腔内自膨支架术，在临床随访中发现他有一个大的左心室假性室壁瘤。

图 A 和图 B，经胸超声心动图多普勒彩色血流成像显示有一个大的假性室壁瘤（P）起源于左心室（LV）心尖下壁。

图 C，在超声引导下，在左胸前用微穿刺针穿刺假性室壁瘤，将 0.035in Glidewire 导丝头端塑形（箭头）（Terumo, Somerset, NJ）。

图 D，导丝穿过左心室、主动脉瓣和降主动脉，用 15mm 的圈套器抓捕导丝（箭头），并经左股动脉拉出体外。

图 E，通过左股动脉，用长 90cm 的 8Fr Flexor Shuttle 鞘（Cook Medical, Bloomington, IN）作为指引导管（GC）经轨道逆行，经过 LV 进入假性室壁瘤。撤除轨道，将微导管留在假性室壁瘤内。然后，置入一个 12mm 的 Amplatzer 室间隔缺损封堵器（St. Jude Medical, Fridley, MN）（箭头）。

图 F，释放封堵器（箭头）。在微导管内置入导丝后，撤出微导管，然后置入 6Fr 鞘至假性室壁瘤内。

图 G，通过鞘置入一个 12mm 的 II 型 Amplatzer 血管栓（St. Jude Medical, Fridley, MN）（箭头），并在鞘的侧孔注射造影剂（S）。

图 H，最后释放血管栓（箭）和封堵器（箭头）。

图 I，术中经胸超声心动图示导管（箭）在左心室，封堵器远端盘面（箭头）在假性室壁瘤内。

图 J，术后经胸超声心动图显示封堵器两盘面分别在左心室游离壁两侧（箭），多普勒彩色显像上显示假性室壁瘤内无血流信号。

要点

- 由于左心室假性室壁瘤靠近皮肤，所以可直接穿刺置管。这种方法最大限度地降低了导丝在左心室的逆向操作及缠绕二尖瓣腱索的风险。
- 建立轨道使得导管可以很容易地进入假性室壁瘤。选择逆行通路可以避免封堵器远端盘面与二尖瓣的潜在相互作用。
- 通过鞘的侧孔注入造影剂，可经动脉鞘使用血管栓封闭入路。

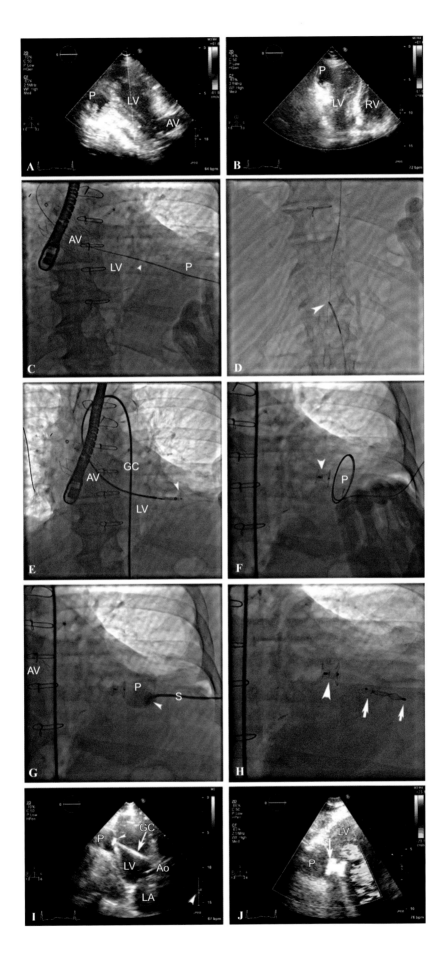

127 经心室治疗肺动脉生物瓣置换术后反流

Paul Sorajja　Marko Vezmar　Charles M. Baker　John R. Lesser

Barry Cabuay　Marcus Burns　Vibhu Kshettry　著

余　洁　译

患者，44 岁，男性。在接受法洛四联症治疗及多次心脏外科手术，包括肺动脉瓣膜生物瓣置换术，三尖瓣机械瓣膜置换术（共开胸 5 次），后出现难治性右心衰竭。患者同时患有先天性再生障碍性贫血，依靠泼尼松和定期输血治疗。超声心动图显示重度肺动脉狭窄（压差 49mmHg）和中至重度肺动脉瓣反流，伴有明显的右心室扩大。经过深思熟虑后，选择经导管治疗该患者肺动脉瓣反流。

术前进行计算机断层扫描，利用冠状位（图 A）和轴位（图 B）成像来确定导管和肺动脉瓣方向对齐（箭）。右心室（RV）明显移位至左胸腔。行胸骨左缘切口，暴露 RV。局部带垫片缝线荷包缝合后，穿刺 RV 并放置 6Fr 鞘。楔形球囊导管内放入标准导丝，然后置入猪尾导管。

图 C，行主动脉造影以确保肺动脉瓣膜与冠状动脉之间有足够的距离。

图 D，术前肺动脉造影有助于确定瓣膜置入的位置。

图 E，使用 30mm Z-med（B Braun, Bethelem, PA）进行球囊瓣膜成形术，同时行主动脉造影，以确保在随后的介入操作过程中冠状动脉是通畅的。

图 F，用 Lunderquist 加硬导丝(Cook Medical, Bloomington, IN)将楔形球囊导管置入右肺动脉，然后放置 18Fr Cook 鞘（Cook Medical, Bloomington, IN）。

图 G，将 30mm 的 Palmaz-Schatz 支架手工在 Melody BiB 球囊（Medtronic Inc., Minneapolis, MN）上成形，球囊不带鞘跨过肺动脉瓣膜（箭）。随后在 Palmaz-Schatz 支架内置入一个 29mm 的 Sapien XT 人工瓣膜（S, Edwards Lifesciences, Irvine, CA）。

图 H，由于接入点同轴，不需要预弯输送系统（箭头）。用 30mm 的 True 球囊（Bard Peripheral Vascular, Inc., Tempe, AZ）后扩 Sapien 人工瓣膜。

图 I，最终跨人工瓣膜(箭)压差只有 13mmHg。超声心动图和肺动脉造影显示无肺动脉瓣反流。

Ao. 升主动脉；B. 经导管球囊瓣膜成形术；LCA. 左冠状动脉；PA. 肺动脉；RA. 右心房；RCA. 右冠状动脉；RV. 右心室；RVOT. 右心室流出道；S. Sapien 人工瓣；Sh. 鞘；TV. 三尖瓣机械瓣膜；W. 导丝

要点

- 对于合适的患者（三尖瓣机械瓣），经心室肺动脉瓣置换术是可行的。术前仔细设计，使导管与置换的肺动脉瓣保持最大同轴性，有助于减少输送导管的弯曲。

- 在介入治疗过程中，必须注意避免影响到冠状动脉。这可以通过术前计算机断层扫描血管造影术确定，也可以在肺动脉瓣成形术同时进行主动脉造影确定。

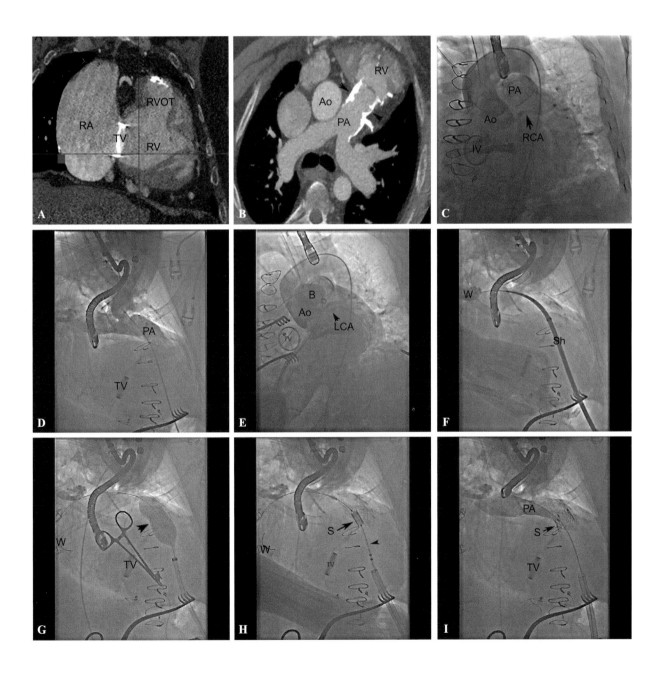

128 左向右心房分流器治疗射血分数保留型心力衰竭

Rami Kahwash　Scott M. Lilly　著
余　洁　译

患者，72 岁，女性。既往有高血压和糖尿病病史，3 年来逐渐出现疲劳感和运动能力下降。体格检查提示双肺底湿啰音和轻度下肢水肿。超声心动图提示左心室射血分数正常，以及与舒张功能障碍一致的血流动力学改变，未见明显的瓣膜异常。脑钠肽轻度升高。尽管逐渐升级药物治疗，优化容量和适当控制血压，但患者仍有症状（纽约心功能分级 Ⅲ 级）。一项有创性血流动力学研究证实了运动引起的肺毛细血管楔压升高（＞ 25mmHg），右心房压（约 15mmHg）相对稳定。她被招募参加 REDUCE –LAP HF Ⅱ 研究，该研究旨在评估左向右心房分流器治疗有症状的射血分数保留型心力衰竭的临床疗效和安全性。随机分组后，她接受了心房内分流器（IASD）（Corvia Medical，Tewkesbury，MA）的置入。分流器置入房间隔，目的是使血液从左心房流向右心房从而降低左心房压力。

图 A，分流器是双盘设计，跨越房间隔，中间有一个开口（"桶状"）。

图 B 至图 D，患者在清醒镇静状态下，透视和心内超声心动图引导下，使用 16Fr 鞘和 0.035in 导丝从股静脉置入分流器（箭）。

测量肺毛细血管楔压和肺动脉压力，静息压力（图 E；左侧为基线，右侧为 IASD 术后）和运动后压力（图 F；左侧 = 基线，右侧 =IASD 术后）在 IASD 置入术后均降低。

LA. 左心房；PA. 肺动脉；RA. 右心房；PCWP. 肺毛细血管楔压

要点

- 目前，IASD 治疗射血分数保留型心力衰竭正在研究中。分流器是在左心房和右心房之间建立一个通道，可减少左心房和肺静脉压力，旨在减少劳力性呼吸困难症状。

- 在选择有运动导致肺毛细血管楔压升高证据的患者中，IASD 可以改善症状和心功能储备。

- 放置 IASD 是在透视和心内超声心动图的指导下，经股静脉使用导管完成的。

- 经房隔穿刺后，通过 0.035in 导丝输送 IASD，然后顺序打开左盘面和右盘面，最后释放分流器。

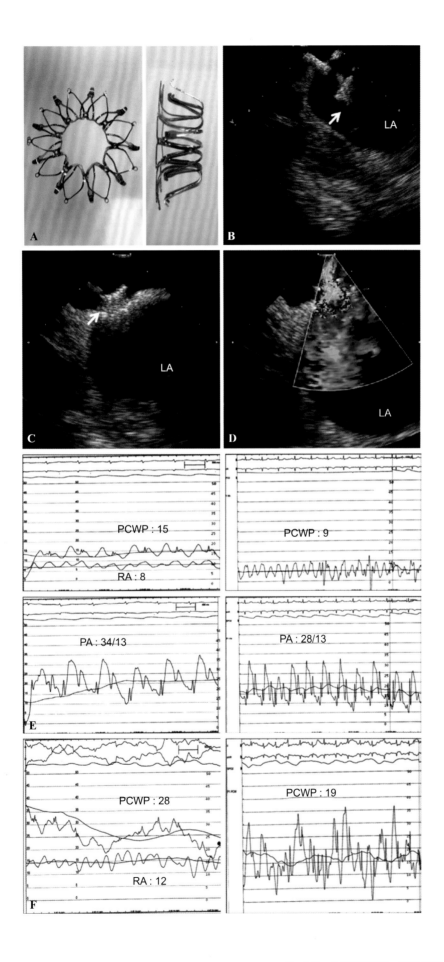

129 偏心型房间隔缺损的封堵

Ganesh Athappan   Paul Sorajja   著

余 洁 著

患者，54 岁，女性。患有大继发孔型房间隔缺损（ASD），建议行经皮介入封堵术。超声心动图显示一个大 ASD，左向右分流，右心室明显扩大。缺损为高度偏心型。

图 A，经食管超声心动图显示，ASD 在短轴测量长 18mm（箭）。

图 B，缺损的前后缘有足够的距离（箭）。

图 C，然而，在长轴切面，ASD 长 27mm，且下缘（箭头）距离明显不足。

图 D，多普勒彩色血流显像显示大量分流。

图 E，心脏计算机断层扫描显示下缘为 5 ～ 7mm（箭）。经股静脉入路，常规利用嵌顿球囊导管和直导丝穿过 ASD，然后更换加硬导丝和测量球囊。由于 ASD 为偏心性，使用 26mm 球囊出现残余分流。我们担心在短轴切面 ASD 封堵器的盘面展开和释放会受到限制。因此，我们最初放置 24mm 和 26mm 的 Amplatzer ASD 封堵器（St. Jude Medical，St. Paul，MN），都出现残余流量。然后我们使用了 28mm 的 Amplatzer ASD 封堵器封堵成功。

图 F 和图 G，在短轴切面封堵器的腰部被 ASD 挤压（箭头），可能是位置不佳。注意封堵器腰部的相对宽度。

图 H，然而，在彩色血流显像上，发现封堵器盘面足够宽，足以阻塞分流。

图 I，术后 CT 成像显示封堵器置入成功。

Ao. 升主动脉；AV. 主动脉瓣；LA. 左心房；LV. 左心室；RA. 右心房；RV. 右心室；SVC. 上腔静脉

要点

- 偏心型 ASD 的治疗具有挑战性，因为短轴可能会压迫封堵器，导致封堵器盘面不能完全贴附于房间隔。
- 当缺损边缘不足时，更加具有挑战性。
- 对于这类缺损的治疗，选择既能阻塞分流同时又能保持稳定的最小型号封堵器是很重要的。

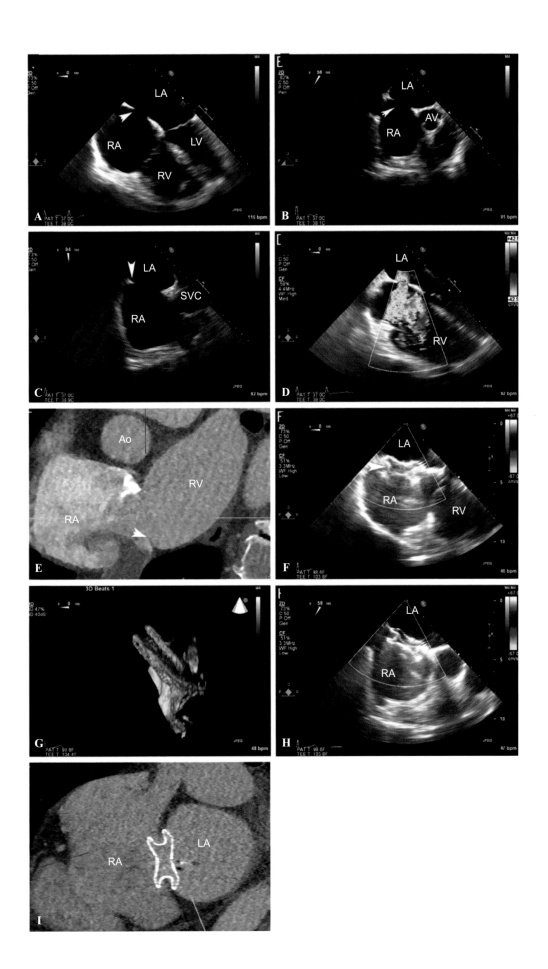

Part 6

三尖瓣疾病
Tricuspid Disease

130 利用 Pledget 行经导管三尖瓣环成形术治疗重度三尖瓣反流

Ivandito Kuntjoro　　Gorav Ailawadi　　D. Scott Lim　　著
吴　洋　译

患者，65 岁，男性。因持续的重度三尖瓣反流导致反复发作右心衰竭入院。既往利用 MitralClip（Abbott Vascular, Santa Clare, CA）成功行经导管二尖瓣修复。

经食管超声心动图显示目前有重度三尖瓣反流，伴有轻度残余二尖瓣反流（图 A）及三尖瓣环严重扩张（图 B）。

图 C，经颈静脉路径，将 Trialign 导管（Mitrialign, Tewksbury, MA）置于三尖瓣环下方（图 D）以输送导丝穿过三尖瓣环。导丝头端从右心房侧进行捕获。

图 E，输送导管沿捕获的导丝进入，置入第一枚 Pledget（箭），重复上述步骤送入第二枚 Pledget。

图 F，随后 2 个 Pledget（箭）被折叠在一起，目的是为了减小瓣环的大小。

图 G，最后，血管造影显示 2 枚锁在一起的 Pledget（箭）并且未对右冠状动脉血流造成影响。

图 H，示意图用于展示最终结果。

图 I 和图 J，瓣环尺寸明显缩小，从而改善三尖瓣瓣叶对合，并减少了三尖瓣反流（图 I，术前；图 J，术后）。

RA. 右心房；RV. 右心室；TA. 三件瓣环

要点

- 使用 Pledget 的经导管三尖瓣瓣环成形术是治疗功能性三尖瓣反流的一种可行的治疗方法。
- 为达到最佳治疗效果，可能需要多枚 Pledget 置入。

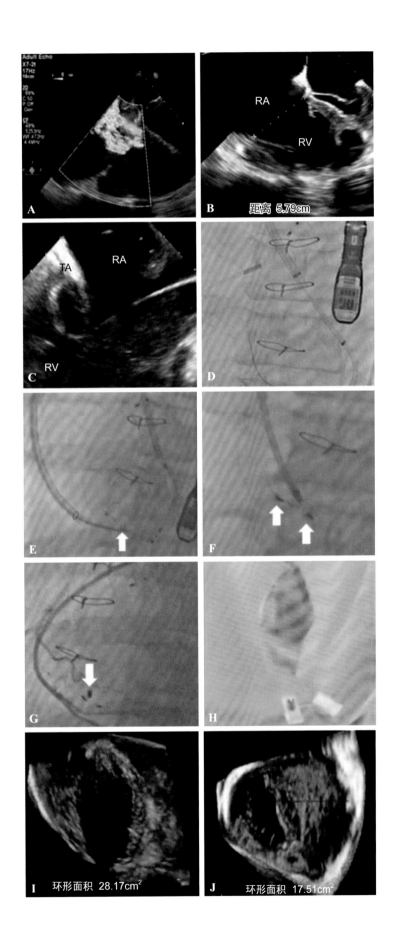

Tanya Dutta　Hasan Ahmad　Martin Cohen　Gilbert H. L. Tang　著

吴　洋　译

患者，85岁，女性。身体虚弱，出现重度二尖瓣反流合并巨量三尖瓣反流及相关症状。既往病史包括冠状动脉旁路移植术、房颤、高血压和慢性肾脏疾病。由于她的年龄、虚弱的身体状况以及严重的并发症，手术风险极高，因此决定对其进行分期的经导管修复治疗。起初，通过放置2枚MitraClip（Abbott Vascular, Santa Clara, CA）进行经导管二尖瓣修复术，使二尖瓣反流从4+降低到1+。房间隔穿刺部位用封堵器进行封堵。

术后患者仍有三尖瓣反流症状（箭），三尖瓣反流在（图A）经食管中段切面和（图B）经胃切面超声明显可见。

图C，三维成像确认三尖瓣隔瓣大小合适。采用经股动静脉，利用MitraClip，超适应证治疗三尖瓣反流。

图D，经食管中段切面和相应的X平面超声成像用于确认钳夹是否对齐（箭）。

图E，在同一平面中进行瓣膜捕获（箭）。

钳夹的位置在经胃短轴切面（图F，箭）和透视下均可见（图G，箭）。

图H和图I，在前间隔联合处释放1枚钳夹，以减少三尖瓣反流（箭）。在随访过程中，患者有残余的重度三尖瓣反流，但她的临床症状有所改善（纽约心功能分级Ⅰ/Ⅱ级），且药物可控。

A. 前方；Ao. 升主动脉；ASO. 房间隔封堵器；LA. 左心房；P. 后方；RA. 右心房；RV. 右心室；S. 间隔；SGC. 可控指引导管

要点

- 对于三尖瓣反流并经导管修复治疗的患者，采用三维成像（用于确定适合的瓣叶大小）、经胃切面（用于进行钳夹位置调整）和食管中部切面（用于捕获瓣叶和释放钳夹）非常重要。
- 轻度的三尖瓣反流减少即可显著改善患者的临床症状。

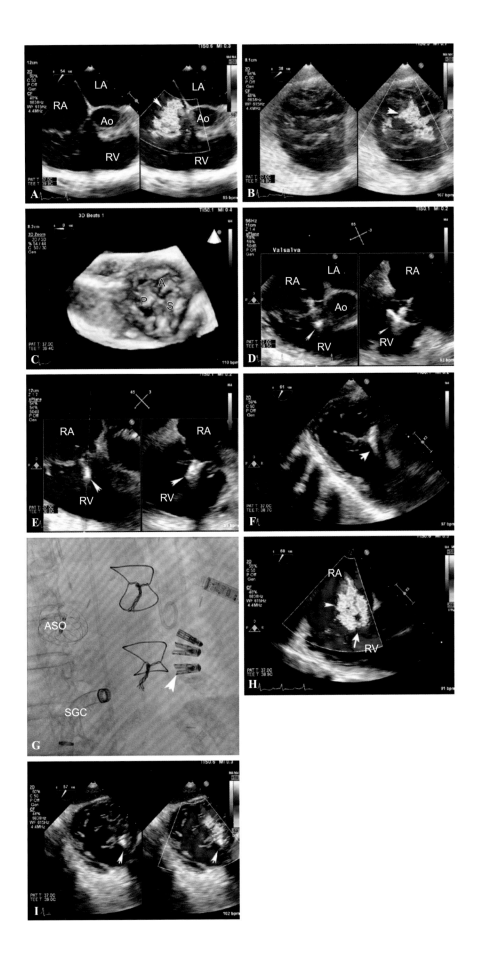

Paul Sorajja 著

吴 洋 译

患者，79 岁，女性。因药物难治性右心衰竭而入院。她患有多种合并疾病，并已用 MitraClip（Abbott Vascular，Santa Clara，CA）行经导管二尖瓣瓣膜修复。

图 A，经食管超声心动图（TEE）显示重度三尖瓣反流（箭头）。

图 B，3D TEE 图像从右心房面视角（RA）显示三尖瓣的隔瓣（S）、前瓣（A）和后瓣（P）。

图 C，可控指引导管（SGC）（箭）置于右心房，朝向三尖瓣后瓣和隔瓣。此方位透视图存图供参考。

图 D，随后，将 SGC 转向垂直，以允许成形夹导管输送系统（CDS）在没有张力的情况下进入右心房。一旦 CDS 突出（箭头），即将 SGC 返回到标记位置，以穿过三尖瓣瓣叶。

图 E，然后将钳夹（箭头）进一步穿过后瓣和隔瓣（箭），而无须在套管中调整。

图 F，经胸超声心动图心尖旁切面用于观察钳臂（箭头）向三尖瓣叶回撤的情况。

图 G，松开夹持器，然后合上钳臂（箭）。评估瓣叶插入情况（箭）。

图 H，最终的超声心动图图像显示三尖瓣上展开的钳夹（箭）。

图 I，透视图像显示在闭合钳臂前钳夹（箭头）的位置。

图 J，透视检查显示展开的钳夹（箭）。

图 K，3D TEE 图像显示钳夹在三尖瓣后瓣和隔瓣上展开（箭）。

图 L，钳夹置入后三尖瓣反流程度已降低至中度（箭）。

放置钳夹前后的有创血流动力学评估（图 M）显示右心房压显著迅速下降（图 N）。

A. 前；Ao. 升主动脉；LA. 左心房；LV. 左心室；P. 后；RA. 右心房；RV. 右心室；S. 间隔

要点

- 在这项技术中，用 MitraClip 修复三尖瓣，只有通过使用正负旋钮和顺时针 / 逆时针旋转调整 SGC 运动才能实现转向。
- 这种方法避免了需要 "Miss-Key" 的设备，也不需要使用可控套管。
- 由于残余三尖瓣反流的评估具有挑战性，因此测量右心房压力的变化是具有临床意义的。

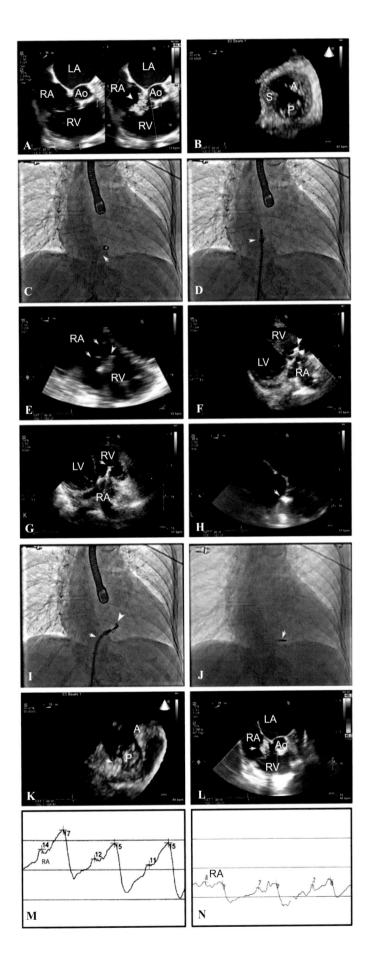

133 应用 FORMA 修复系统经导管行三尖瓣修复

Lluis Asmarats　François Philippon　Josep Rodés–Cabau　著

吴　洋　译

患者，82岁，女性。6个月前曾接受过主动脉瓣置换术和冠状动脉旁路移植术，现出现呼吸困难加重（心功能Ⅲ级）。

图A，经胸超声心动图显示，右心室（RV）瓣环扩张和瓣叶对合不良导致功能性三尖瓣反流。根据心脏小组的决定，该患者不能手术（风险评估系统显示 Logistic EuroSCORE 60.7%，EuroSCORE Ⅱ 18.9%），考虑用 FORMA 修复系统经导管行三尖瓣修复（Edwards Lifesciences，Irvine，CA）。

图B，术前CT证实严重的三尖瓣环扩张（舒张直径 51mm×42mm；面积 16.7cm^2）。手术在全麻下进行，采用透视和经食管超声心动图（TEE）联合指导。经由左腋窝静脉路径，置入 24Fr 指引鞘。

图C，RV心室造影（右前斜位，30°），确定三尖瓣环平面和目标锚固区，该区域位于垂直于瓣膜环中心的右心室顶点。

图D，在右心室内置入可控球囊输送导管，至右心室心尖的室间隔处释放锚定（图E）。随后取出可控导管。

图F，沿轨道将 15mm 间隔装置送至三尖瓣环，该装置是一种依靠泡沫充盈的顺应性高分子球囊，为自身瓣叶接合提供了平台。该装置送至三尖瓣环，旨在将其置于 30%/70%（分别为右心房和右心室）的理想定位。放置后，该设备近端锁定在锁骨下区域，其余的部分置于皮下囊袋。经皮三尖瓣置换术后，患者平均右心房压由基线时的 12mmHg 降至 6mmHg。

图G和图H，术后经胸超声心动图显示轻度三尖瓣反流（心功能Ⅱ/Ⅳ）。手术无并发症发生，患者术后 5d 出院。在 2 年的随访中，她的病程保持平稳，仅有一些纽约心功能分级Ⅱ级相关症状。

要点

- 应用 FORMA 修复系统经导管行三尖瓣修复可考虑用于治疗具有极高手术风险或禁止手术的严重功能性三尖瓣反流患者。
- 术前仔细评估，包括 CT、经胸超声心动图和 TEE，对评估静脉通路、右心室解剖和同轴锚位的最佳投影至关重要。

- 在右心室顶点固定传送轨道，应在心室造影（通常为右前斜30°）和TEE（90°～120°经胃底切面）下进行。补充左前斜40°投影可能有助于确定可控导管的最佳室间隔定位。

- 尽管三尖瓣反流部分缓解，但治疗后，早期和中期患者的临床心功能、生活质量都有改善，再住院率降低。

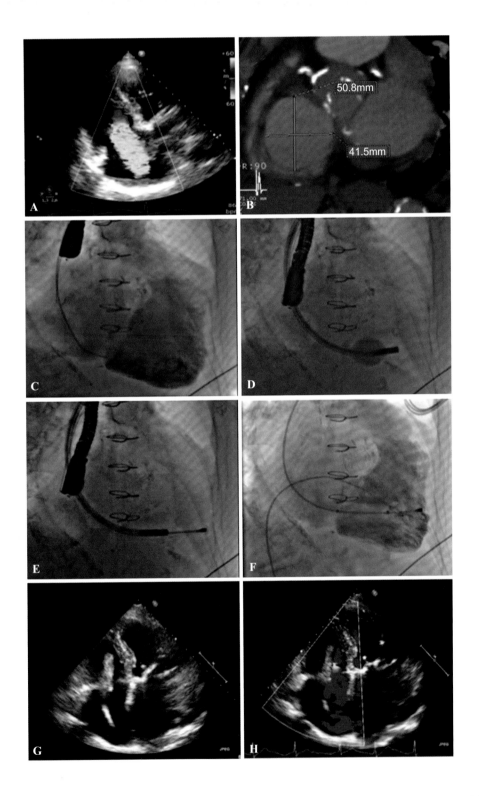

134　经心尖三尖瓣环中瓣置入

Evaldas Girdauskas　　Eva Harmel　著

吴　洋　译

患者，57 岁，女性。进行性右心衰竭加重，有三瓣手术史（主动脉瓣置换、二尖瓣再次置换、三尖瓣成形术），因急性失代偿性心力衰竭、心源性恶病质和多器官衰竭体征入院。她的三尖瓣手术包括一个 32mm 的 Carpentier-Edwards-Classic 成形瓣环（Edwards Lifesciences, Irvine, CA）。超声心动图显示由于瓣叶活动受束缚所致重度三尖瓣反流，伴有肺动脉高压（60mmHg+ 右心房压）和右心室收缩功能下降（TAPSE，10mm）。术前 CT 扫描显示心脏扩大，右心室严重扩张和肥厚，其心尖紧邻左胸骨旁胸壁。鉴于这种解剖结构，选择左前微创胸廓切开经心尖路径进行三尖瓣环中瓣置入。

图 A，选择 29mm Sapien XT 人工瓣（Edwards Lifesciences，Irvine，CA）置入。利用位于上腔静脉的 Amplatz 加硬导丝（Boston Scientific，Maple Grove，MN），Sapien 人工瓣在成形瓣环内对齐。

图 B 和图 C，在快速心室起搏的情况下，释放人工瓣，同时注入 2ml 含造影剂生理盐水。术后超声心动图检查显示效果极佳，跨瓣平均压差为 3mmHg，并且没有明显的残余瓣周漏或瓣膜反流。

要点

- 对于某些高危患者，经右心尖入路是三尖瓣环中瓣置入的一种可行方法。
- 选择合适的人工瓣大小对于所有瓣膜环中瓣手术都至关重要，并且需根据成形瓣环的内环直径来选择。

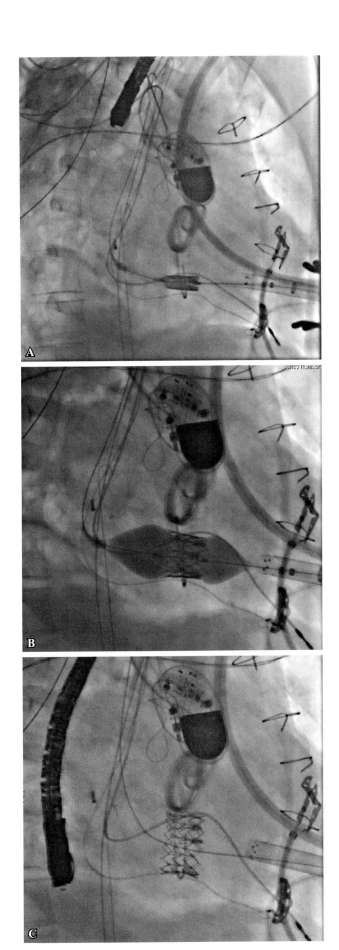

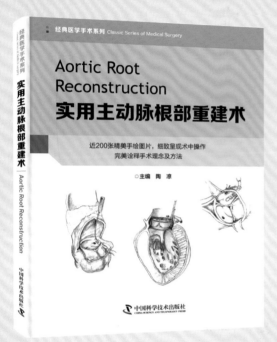

实用主动脉根部重建术

定　价：158.00 元（大 16 开精装）

主　编：陶　凉

作者从事儿童及成人心脏手术多年，对主动脉根部病变的治疗有一定的体会。通过学习前辈的经验和总结自己的体会，将主动脉根部重建理念外衍，形成了一套临床实用、效果明显的技术和理念，对主动脉根部进行功能性解剖，根据病变部位进行分型，并施以不同的治疗方法。术中介绍的手术理念和方法，每一步的操作及注意事项都非常详细，还配有图片及说明，这些精美的图片都是术中直接拍照后结合作者经验一张一张临摹而成的，便于读者学习掌握并应用于临床操作。本书图文并茂，简明易懂，特别适合心脏外科医生和医学生阅读参考。

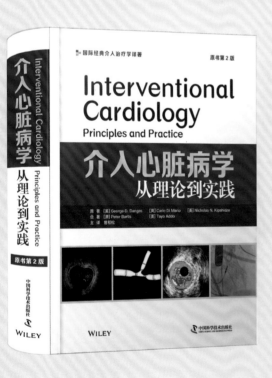

介入心脏病学　从理论到实践

引进地：美国 WILEY 出版社

定　价：498.00 元（大 16 开精装）

原　著：[美] George D. Dangas 等

合　著：[澳] Peter Barlis 等

主　译：曾和松

本书引进自美国 WILEY 出版社，是一部全面、独特的介入心脏病学参考书。本书为全新第 2 版，由美国冠状动脉造影和介入协会主席 George D. Dangas 组织全球近百名介入权威、知名教授在第 1 版基础上全面修订而成。

全书共 84 章，涉及原理与技术、介入药理学、高血压和结构性心脏病、血管疾病的介入治疗四个部分。每个部分对从基本概念到各领域的当代热点和新进展都有介绍，不仅详细介绍了介入技术的具体步骤及相关适应证、并发症与禁忌证，还采用了近几年来的重要临床研究来佐证不同介入治疗方法及不同器械的临床效果，让读者在了解具体规范化操作流程的同时，又不失"整体观"，提示了临床研究的重要性与必要性。

本书内容翔实、阐述系统，非常适合初学者了解介入领域的基本技术和概念，同样也适合有一定基础的专业人士自我提升及拓展技能。